Prof. Dr. Henning Wackerhage | M. Sc. Marie Heiber

Starke MUSKELN IM ALTER

Bibliografische Information der Deutschen Nationalbibliothek
Die Deutsche Nationalbibliothek verzeichnet diese Publikation in der Deutschen Nationalbibliografie. Detaillierte bibliografische Daten sind im Internet über http://d-nb.de abrufbar.

Für Fragen und Anregungen
info@rivaverlag.de

Wichtige Hinweise
Dieses Produkt ist für Lernzwecke gedacht. Es stellt keinen Ersatz für eine individuelle medizinische Beratung dar und sollte auch nicht als solcher benutzt werden. Wenn Sie medizinischen Rat einholen wollen, konsultieren Sie bitte einen qualifizierten Arzt. Der Verlag und die Autoren haften für keine nachteiligen Auswirkungen, die in einem direkten oder indirekten Zusammenhang mit den Informationen stehen, die in diesem Buch enthalten sind.

Ausschließlich zum Zweck der besseren Lesbarkeit wurde auf eine genderspezifische Schreibweise sowie eine Mehrfachbezeichnung verzichtet. Alle personenbezogenen Bezeichnungen sind somit geschlechtsneutral zu verstehen.

Originalausgabe
2. Auflage 2023

Türkenstraße 89
80799 München
Tel.: 089 651285-0
Fax: 089 652096

Redaktion: Susanne Schneider
Umschlaggestaltung: Manuela Amode, München
Alle Fotos auf dem Umschlag und im Innenteil von Nils Schwarz, nilsschwarz.com, außer:
Cuthbertson et al (2005): 25; evoletics – ein Produkt der science on field GmbH: 77, 89, 93, 117; Irwin Rosenberg: 6; Shutterstock/Africa Studio: 220; Shutterstock/Alex Brylov: 231; Shutterstock/Andrew Rybalko: 45 (1. re. o.); Shutterstock/Antares0: 45 (2. li. o.); Shutterstock/Barks: 27; Shutterstock/BeataGFX: 45 (Mi.); Shutterstock/Danielala: 45 (1. re. u.); Shutterstock/Ground Picture: 10, 228, 234; Shutterstock/hvostik: 64; Shutterstock/i-po: 45 (1. li. u.); Shutterstock/Lemurik: 45 (2. li. u.); Shutterstock/logika600: 45 (1. li. o.); Shutterstock/Matthias Enter: 37; Shutterstock/MattLphotography: 45; Shutterstock/Miceking: 45 (2. re. u.); Shutterstock/Microgen: 19; Shutterstock/nadianb: 217; Shutterstock/Nicoleta Ionescu: 45 (2. re. o.); Shutterstock/Oksana Mizina: 219; Shutterstock/Robert Kneschke: 34; Shutterstock/Roomanald: 232; Shutterstock/Zivica Kerkez: 208; Shutterstock/Zoran Pucarevic: 222; Suetta et al: »J cachexia sarcopenia muscle« (2019, Vol. 10/6, Seiten 1316-1329): 21, 22, 23; Prof. Henning Wackerhage: 49, 109
Models: Irene und Johannes Schmitthenner, Ulrike Schuhmacher
Layout: Katja Muggli, www.katjamuggligrafikdesign.de
Satz: Daniel Förster, Belgern
Druck: Firmengruppe APPL, aprinta Druck, Wemding
Printed in Germany

ISBN Print 978-3-7423-2245-6
ISBN E-Book (PDF) 978-3-7453-2031-2
ISBN E-Book (EPUB, Mobi) 978-3-7453-2030-5

Prof. Dr. Henning Wackerhage | M. Sc. Marie Heiber

Starke MUSKELN IM ALTER

Wie Sie **Sarkopenie** vorbeugen, Stürze verhindern und lange mobil bleiben

riva

Inhalt

Sarkopenie – eine unterschätzte Krankheit und neue Therapieansätze

Vorwort von Prof. Dr. Irwin Rosenberg,
emeritierter Professor der Tufts University in Boston/USA

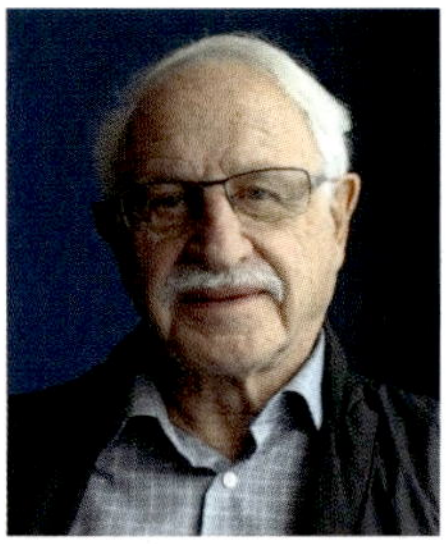

Stellen Sie sich vor, es gäbe eine weitverbreitete Krankheit, die vor 33 Jahren entdeckt wurde und für die es eine bewährte Behandlung gibt, die bei richtiger Anwendung heilend wirken könnte. Stellen Sie sich weiter vor, dass trotz der zentralen Rolle, die diese Krankheit für das Fortschreiten chronischer Krankheiten im Alter und für die persönliche und gesellschaftliche Belastung weltweit spielt, die meisten Ärzte diese Krankheit oder ihre Behandlung nicht studiert haben. Trotz des Aufkommens eines eigenen diagnostischen Codes, der weltweit Anwendung findet, haben Gesundheitseinrichtungen weder routinemäßig auf diese Krankheit getestet noch den Patienten besagte bewährte Behandlung angeboten. Aufgrund dieses Versäumnisses, auf der Grundlage von Erkenntnissen zu handeln, sind nun bis zu 50 Prozent der älteren Erwachsenen von dieser unbehandelten Krankheit betroffen, die Gebrechlichkeit und Behinderung deutlich beschleunigt, zu einer höheren stationären Aufnahme in Pflegeheimen führt und ein bis zu 200 Prozent höheres Sterberisiko bedeutet. Entscheidend ist, dass diese Lücke in der Diagnose und Versorgung unverhältnismäßig viele ältere Menschen in ländlichen Gebieten betrifft, die im Vergleich zu ihren Altersgenossen in den Großstädten bereits ein höheres Risiko für Behinderungen und vorzeitige Sterblichkeit haben. Dies ist vor allem durch einen schlechteren Zugang zur Gesundheitsinfrastruktur und zu Pflegekräften bedingt, aber auch durch weniger Bewegung und schlechtere Ernährung. Es gibt eine solche Krankheit. Ich habe 1988 für diese Krankheit den Namen Sarkopenie (griechisch *sarx* für »Verlust« und *penia* für »Fleisch«) vorgeschlagen.[1] Es handelt sich um eine Krankheit, bei der im Laufe des Lebens 40 bis 50 Prozent der Muskelmasse verloren gehen können, was zu einer immensen Beeinträchtigung von Kraft und Funktion führt. Es gibt keine medikamentöse Behandlung für Sarkopenie, aber es gibt ein bewährtes Gegenmittel: progressives Krafttraining, eine Behandlungsmethode, die von Prof. Maria Fiatarone Singh und William Evans bei über 80-Jährigen benutzt und in dem Buch *Biomarkers*[2] vorgestellt wurde. Leider wird Sarkopenie nur selten diagnostiziert. Selbst wenn dies der Fall ist, werden stattdessen manchmal unspezifische sanfte Übungen mit niedriger Intensität empfohlen. Das können und müssen wir besser machen.

Muskelaltern – ein weitreichendes Problem mit einer einfachen Lösung

Wussten Sie schon? Deutschland ist mit Portugal, Italien und Japan eines der Länder mit der statistisch ältesten Bevölkerung der Welt.[3] Diese Tatsache bedeutet, dass es immer mehr Menschen gibt, die sich in ihrem dritten Lebensabschnitt befinden und endlich Zeit für die schönen Dinge im Leben haben. Es bedeutet aber auch, dass das Risko für altersbedingte Erkrankungen, wie beispielsweise Demenz, zunimmt. Zu diesen altersbedingten Veränderungen zählt auch das Altern unserer Muskulatur. Was sich harmlos anhört – Muskelaltern, auch Sarkopenie genannt –, hat weitreichende Folgen für jeden Einzelnen und die Gesellschaft.

Warum ist Sarkopenie ein Problem? Muskeln machen im Durchschnitt etwa 30 bis 40 Prozent unserer Körpermasse aus. Wir brauchen unsere Muskeln zum Sprechen, Atmen, Stehen, Gehen, Tanzen und um Stürze zu vermeiden. Wenn wir älter werden, dann verlieren wir Muskelmasse, Kraft und wir werden vor allem langsam. Viele Menschen, insbesondere diejenigen, die keine guten Muskelgene geerbt haben und die nichts gegen das Muskelaltern tun, brauchen dann irgendwann Hilfe. Eine derartige Hilfe kann ein Rollator sein oder sie müssen ins Alters- oder Pflegeheim. Wenn dies passiert, dann verliert der- oder diejenige viel an Lebensqualität. Da es in Deutschland immer mehr alte Menschen und immer weniger junge Menschen gibt, wird eine ausreichende Versorgung und Pflege zudem oft schwierig.

Es gibt aber eine gute Nachricht: Im Gegensatz zu anderen Altersproblemen kann man mit einem altersgerechten Krafttraining und einer aufbauenden Ernährung die Muskelmasse und -funktion bis ins hohe Alter auf einem guten Niveau halten. Der Autor des Vorworts, Prof. Dr. Irwin Rosenberg, hatte bereits vor über 20 Jahren in seinem Buch[4] geschrieben: »Natürlich werden wir alle älter. Der Rückgang der Körperfunktionen [...] hängt aber zu einem großen Teil von den Effekten von Inaktivität, unzureichender Ernährung und Krankheiten ab und vieles davon kann vermieden werden.« Die Forschung in den Folgejahren hat Irwin Rosenberg bestätigt und gezeigt, dass auch über 90-Jährige mit Training und einer aufbauenden Ernährung ihre Muskelmasse und Kraft erhalten und verbessern können. Und außerdem sieht man mit mehr Muskeln gerade im Alter besser aus!

Dies passt zu unseren Erfahrungen, denn als Sportlehrer haben wir mit eigenen Augen gesehen, wie sehr man das Muskelaltern verzögern kann, wenn man etwas dagegen tut.

Ein gutes Beispiel sind meine Eltern, mit denen ich mich oft über diese Themen unterhalten habe und die es durch geeignetes Training und eine gesunde Ernährung geschafft haben, mit einer hohen Lebensqualität alt zu werden. So hat mein Vater noch zwei Wochen vor seinem Tod mit Mitte 80 Schnee geschippt und meine Mutter fährt mit über 80 Jahren noch Fahrrad und kann dadurch auch ihr Leben intensiver leben als Freundinnen und Freunde, die ihre Mobilität verloren haben, unter anderem weil sie ihre Muskulatur vernachlässigt haben.

All diese Erfahrungen haben uns gezeigt, dass Sarkopenie – anders als andere Altersphänomene – effektiv vermieden und behandelt werden kann. Leider fehlte aber bisher eine motivierende Anleitung dazu. Daher haben wir uns entschieden, dieses Buch zu schreiben, um Sie zu motivieren, aktiv zu werden und etwas für Ihre Muskulatur und damit für Ihre Gesundheit und Ihr Wohlbefinden zu tun.

Altersgerechtes Krafttraining für jeden

Mit diesem Buch möchten wir jedem Einzelnen von Ihnen die Wichtigkeit eines altersgerechten Krafttrainings für Ihre Gesundheit mit auf den Weg geben. Zugleich ist es uns ein großes Anliegen, Ihnen die Bedeutung bewusst zu machen: Krafttraining ist für jeden, egal in welchem Alter, mit welchem Trainingsstand, ob mit oder ohne Erfahrung. Nach einem umfassenden Theorieteil, in dem das Phänomen der Muskelalterung umfassend dargelegt ist, stellen wir Ihnen zahlreiche Übungen vor, mit denen Sie gleich in die Praxis starten können. Sie lernen Schritt für Schritt, was Krafttraining in Ihrem Körper bewirkt, wie ein Krafttraining aufgebaut ist und welche Übungen für welche Muskeln gewählt werden. Wir haben hierbei vor allem Übungen ausgesucht, die den Alltagsbewegungen am nächsten kommen und die daher für jeden umsetzbar sind.

Wenn Sie ein Problem beheben möchten, dann ist es gut, wenn Sie das Problem verstehen. In Kapitel 1 erklären wir, warum Muskeln altern und was der Begriff »Sarkopenie« eigentlich bedeutet. Sie erfahren, wie Sarkopenie als Krankheit diagnostiziert werden kann und welche Ursachen zugrunde liegen. In der Praxis wird die Diagnose »Sarkopenie« noch selten gestellt, doch wir erwarten, dass immer mehr Hausärzte, Orthopäden und Fachleute im Gesundheitswesen gezielt darauf achten werden, ob bei Senioren Sarkopenie vorliegt. Wünschenswert wäre dann, dass diese Spezialisten das Wissen, das wir in diesem Buch vermitteln, entsprechend weitergeben.

In Kapitel 2 beschreiben wir das Fundament, das Ihren Körper stark macht: ein altersgerechtes Krafttraining, das heißt Muskeltraining, das Ihre Muskulatur vergrößert, stärkt und verjüngt. Jedes sichere Training verlangsamt das Altern. Sie werden stärker und schneller, wenn Sie beim Training hohe Widerstände, wie zum Beispiel das eigene Körpergewicht, überwinden. Dies gilt nicht nur für Männer, sondern insbesondere auch für Frauen. Moderne Seniorinnen trainieren selbstverständlich mit Gewichten, da sie die positiven Effekte auf Muskulatur und Knochen kennen, die wir in Kapitel 1 beschreiben.

Und los geht's! In Kapitel 3 geht es in die Praxis. Marie Heiber und Stephan Geisler haben Krafttrainingsprogramme für drei Gruppen zusammengestellt und die Trainingsprogramme und Übungen ausführlich beschrieben. Im Fitnessstudio der Technischen Universität München am Olympiapark sind die Fotos entstanden, die Ihnen anschaulich zeigen, wie die Übungen aussehen.

Ein solides Fundament in Form eines Krafttrainings ist die wichtigste Maßnahme, um Sarkopenie vorzubeugen oder sie zu stoppen oder gar rückgängig zu machen. Dieses Fundament kann durch eine gezielte Ernährung weiter verbessert werden. Daher beschreiben wir in Kapitel 4, wie Sie mit einer aufbauenden Ernährung den Erhalt von Muskelmasse und Kraft unterstützen können. Hier besprechen wir insbesondere, wie viel Protein beziehungsweise Eiweiß in der Nahrung sein sollte.

Viele wissen, dass Krafttraining und eine aufbauende Ernährung das Muskelaltern aufhalten können, schaffen es aber nicht, ihr Verhalten zu ändern. Anders ausgedrückt: Viele schaffen es nicht, den inneren Schweinehund zu besiegen. Hierzu haben in den letzten Jahren Psychologen intensiv geforscht, denn sich eine Veränderung zu wünschen, ist das eine. Das andere und weitaus schwieriger Umzusetzende ist, das eigene Verhalten tatsächlich zu ändern und seinen Lebensstil langfristig umzustellen. In Kapitel 5 geben wir Ihnen Tipps, wie Sie solche Hürden überwinden können: Hier helfen Spaß am Training, kleine Belohnungen und Freunde, mit denen Sie gemeinsam trainieren.

Unser Buch soll Ihnen das nötige Wissen, das richtige Handwerkszeug und viel Motivation liefern, um etwas gegen das Muskelaltern zu tun, damit Sie auch im Alter mit viel Lebenslust und Mobilität Ihr Leben genießen können. Wir freuen uns, Sie auf dem Weg in ein fitteres und vor allem kraftvolleres Leben begleiten zu dürfen.

Wir wünschen Ihnen gutes Gelingen beim Training!

Henning Wackerhage und Marie Heiber

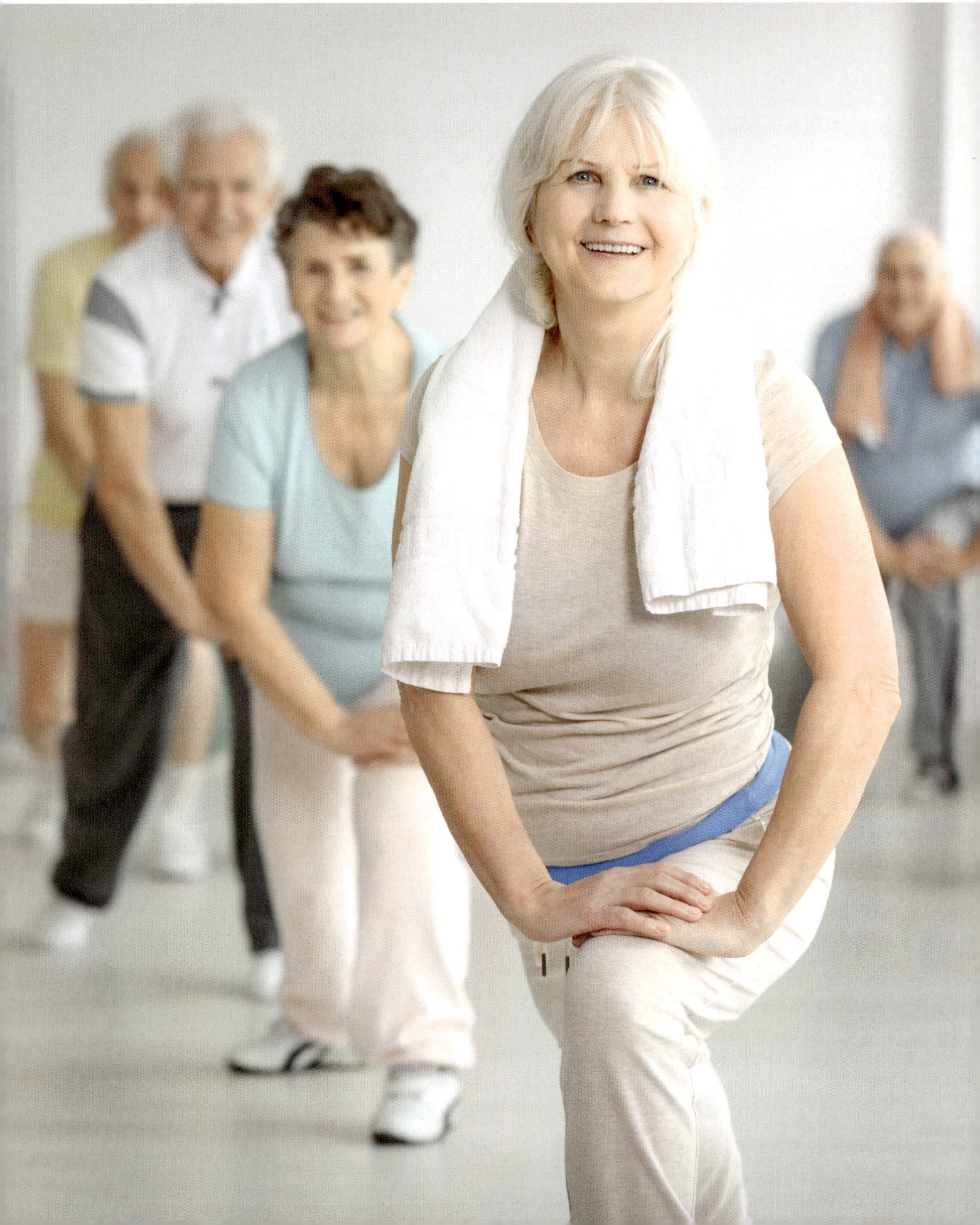

Kapitel 1

WAS SARKOPENIE VERURSACHT UND WIE SIE SICH AUSWIRKT

Was ist Sarkopenie?

Der Begriff »Sarkopenie« ist einigen von Ihnen vielleicht schon einmal begegnet, denn dieser Begriff wird jetzt immer mehr verwendet. Vielleicht ist Ihnen auch bekannt, dass es sich dabei um Muskelschwund und einen Rückgang der Muskelfunktion handelt, der mit steigendem Alter zunimmt, wenn man nichts dagegen unternimmt. Aber was sich genau dahinter verbirgt, wie er zustande kommt und was Sie dagegen tun können, ist vielen weniger bekannt. Ziel dieses Kapitels ist es deshalb, Sarkopenie und die Ursachen zu beschreiben. Dabei werden wir uns den folgenden Fragen widmen: Warum altern Muskeln? Ist Sarkopenie ein Altersphänomen oder eine Alterskrankheit? Wie beeinflusst das Altern der Muskeln die Gesundheit und was können Sie im Alltag dagegen tun?

Mit der Sarkopenie verhält es sich wie mit der Demenz vor 20 Jahren. Damals wurden Senioren als vergesslich bezeichnet, heute haben sie Demenz oder Alzheimer. Dadurch, dass Demenz als eigene Krankheit beschrieben wurde und diese auch benannt wurde, verbesserte sich für die Betroffenen der Zugang zum Gesundheitssystem. Ähnlich werden heute Senioren mit Muskelproblemen vielleicht als »wackelig auf den Beinen« beschrieben. Hier stellt sich die Frage, ob dies in der Zukunft routinemäßig als Sarkopenie beschrieben werden wird und – sofern Sarkopenie als Krankheit anerkannt wird – den Betroffenen dann auch der Zugang zum Gesundheitssystem und damit eine Therapie gewährt wird. Wir kennen die Antwort nicht, doch es gibt eine gute Nachricht: Die meisten Menschen können Sarkopenie mit einem altersgerechten Krafttraining und einer muskelaufbauenden Ernährung effektiv vermeiden und behandeln.

Wenn die geburtenreichen Jahrgänge in die Jahre kommen

Wussten Sie, dass Deutschland eine der ältesten Bevölkerungen weltweit hat? Das heißt, dass das Durchschnittsalter besonders hoch ist und weiterhin steigen wird; wir sind eine alternde Bevölkerung. Über 20 Prozent der Bevölkerung sind über 65 Jahre alt und im Durchschnitt liegt die Lebenserwartung derzeit bei 81 Jahren. Bei Frauen beträgt die durchschnittliche Lebenserwartung 83,4 Jahre, bei Männern liegt die durchschnittliche Lebenserwartung bei 78,5 Jahren.[5] Dies ist zu einem Teil dem heutigen Gesundheitswesen geschuldet. Es gibt bessere Behandlungsmethoden, modernere Verfahren, mehr wissenschaftliche Erkenntnisse als noch vor 50 oder 100 Jahren. Eine wichtige Rolle spielen aber auch Umweltfaktoren, Hygiene, eine veränderte Berufswelt, die Ernährung und die persönlichen Lebensumstände eines jeden Einzelnen. Zudem ist die Geburtenrate mit 1,5 Kindern pro Frau nicht besonders hoch. Die geburtenreichen Jahrgänge stellen jetzt den großen Teil der älteren Bevölkerung dar, was sich in dem genannten hohen Durchschnittsalter der Bevölkerung widerspiegelt. Zusammen führen die steigende Lebenserwartung und die niedrige Geburtenrate dazu, dass in Deutschland die Zahl der Senioren immer noch ansteigt und die Zahl der jungen Menschen im Verhältnis dazu sinkt. Das Statistische Bundesamt hat im September 2021 errechnet, dass die Zahl der über 67-Jährigen von heute 16 Millionen bis 2035 auf 20 Millionen steigen wird.[6]

Die Zunahme der Senioren in der Bevölkerung bedeutet, dass diese zukünftig eine noch wichtigere Rolle in allen Lebensbereichen spielen werden. Wenn der Lebensalltag bei bester Gesundheit noch individuell gestaltet werden kann, sind Senioren auch ein bedeutender wirtschaftlicher Faktor, sei es beim Reisen oder für altersspezifische Produkte. Es kann aber auch das Gegenteil der Fall sein: Mit dem Alter nimmt das Risiko für Herz-Kreislauf-Erkrankungen, Krebs, Diabetes mellitus Typ 2, Demenz und Osteoporose zu. Dies wiederum bedeutet mehr Kosten für das Gesundheitssystem, eine reduzierte Lebensqualität und im fortgeschrittenen Alter womöglich die Einweisung in ein Senioren- oder Pflegeheim. Die gesamtgesellschaftliche Aufgabe wird sein, den in Deutschland lebenden Senioren eine möglichst hohe Lebensqualität zu bieten, damit diese so lange wie möglich gesund, mobil und unabhängig leben können. Wie das erreicht werden kann? Vor allem mit Prävention durch körperliches Training und eine gesunde Lebensweise.

Woher der Begriff »Sarkopenie« kommt

Manchmal muss man ein neues Wort erfinden, um auf etwas Wichtiges aufmerksam zu machen. Eine derartige Worterfindung ist der Begriff »Sarkopenie«, den 1988 Irwin H. Rosenberg auf einer wissenschaftlichen Konferenz in Albuquerque, New Mexico, zum ersten Mal vorgeschlagen hatte. Hier beschreibt Irwin Rosenberg, wie er auf die Idee kam, das Altern von Muskeln als Sarkopenie zu bezeichnen:

»1988 organisierten wir ein Treffen zur Gesundheit und Ernährung von Seniorinnen und Senioren in Albuquerque, New Mexico. Ich wurde gebeten, die Forschungsergebnisse zusammenzufassen. […] Es gibt wahrscheinlich kein auffälligeres Altersphänomen als den Abbau von Muskelmasse, der Bewegung, Mobilität, Energieumsatz, Nahrungsaufnahme, Nährstoffstatus, Unabhängigkeit und Atmung beeinflusst. Ich spekulierte dann, warum dies so wenig beachtet wurde, und schlug vor, dass wir diesem Phänomen einen Namen geben, damit es ernst genommen wird. […] Ich schlug vor, dass der Name dieses Phänomens aus dem Griechischen abgeleitet werden sollte und dass es entweder Sarcomalacia oder Sarkopenie genannt werden sollte. […] Ich erinnere Sie daran, dass sarx *im Griechischen Fleisch ist und* penia *Verlust bedeutet. Was ist Sarkopenie? Ist es der Altersverlust von Muskelmasse und Muskelfunktion? Ist es eine Krankheit? Oder ist es ein Prozess des normalen Alterns?«*[7]

Die Europäische Arbeitsgruppe zu Sarkopenie

Im Jahr 2010 veröffentlichte eine Arbeitsgruppe, die sich mit dem Thema Sarkopenie beschäftigt, die erste allgemeingültige Definition für Sarkopenie im europäischen Raum. Sie wurde gemeinsam von der Europäischen Gesellschaft für geriatrische Medizin, der Europäischen Gesellschaft für klinische Ernährung und Stoffwechsel, der internationalen Gesellschaft für Gerontologie und Geriatrie in Europa sowie der internationalen Gesellschaft für Ernährung im Alter initiiert und besteht aus einem Team von Wissenschaftlern. Unter anderem sind die Mediziner Alfonso J. Cruz-Jentoft und Mauro Zamboni, die beide im Bereich der Geriatrie forschen, Teil des Expertenteams. Sie untersuchen vor allem altersbedingte Anpassungen von Muskeln, Fett und Knochen sowie mögliche Interventionen, die Menschen bis ins hohe Alter fit und gesund halten. Die Arbeitsgruppe erarbeitet Definitionen und Richtlinien zum Thema Sarkopenie. Damit Ärzte und Wissenschaftler Sarkopenie sicher diagnostizieren können, brauchen sie zuerst ein gemeinsames Verständnis, was Sarkopenie ist und wie man sie am besten erkennen kann. Diese Grundlage wird von den Experten in der Europäischen Arbeitsgruppe zur Sarkopenie erarbeitet. Zudem ist es das Ziel der Arbeitsgruppe, die neusten Erkenntnisse aus der Wissenschaft zu bewerten und auf deren Grundlage Empfehlungen für Ärzte, Wissenschaftler, Kliniken und Betroffene zu geben.

Heute wird die genaue Bedeutung des Begriffes »Sarkopenie« immer noch diskutiert. In diesem Buch benutzen wir Sarkopenie pragmatisch, um zwei Dinge zu bezeichnen:

1. Sarkopenie als Altersphänomen: Sarkopenie bezeichnet den Verlust von Muskelmasse und Muskelfunktion beim normalen Altern.
2. Sarkopenie als Alterskrankheit: Sarkopenie ist darüber hinaus auch die Bezeichnung für eine Erkrankung, die von Ärzten diagnostiziert werden kann. Dazu gibt es einen sogenannten ICD-Code, eine Nummer im Internationalen Katalog der statistischen Klassifikation von Krankheiten. Die Europäische Arbeitsgruppe zur Sarkopenie definiert Sarkopenie wie folgt: »Sarkopenie ist eine fortschreitende und generelle Skelettmuskelerkrankung [im Alter], die mit einer erhöhten Wahrscheinlichkeit von Stürzen, Knochenbrüchen, körperlichen Behinderungen und Sterblichkeit einhergeht.«[8]

Wie Sarkopenie diagnostiziert wird

Die wichtigste Frage, die sich Ihnen stellt, ist sicherlich, welche Anzeichen es für Sarkopenie gibt und wie Ärzte diese erkennen und diagnostizieren können. Leider wird Sarkopenie derzeit nur selten diagnostiziert und spezifisch behandelt. Dies liegt vor allem daran, dass die Europäische Arbeitsgruppe zur Sarkopenie erst im Jahr 2019 vorgeschlagen hat, wie Sarkopenie genau diagnostiziert werden soll.[9] Im Verlauf der Diagnosestellung kommen verschiedene Methoden zum Einsatz, so zum Beispiel die DXA (Dual-Energy X-Ray-Absorptiometrie), CT (Computertomografie) und MRT (Kernspintomografie). Mit diesen drei bildgebenden Verfahren werden die Muskelanteile im Körper sichtbar gemacht. Alternativ kann auch mit der BIA (bioelektrische Impedanzanalyse die Körperzusammensetzung, das heißt der jeweilige Anteil von Muskel- und Fettmasse im Körper sowie deren Verhältnis zueinander, bestimmt werden.

Das Ziel dieser Tests ist es zu untersuchen, ob sich Muskelprobleme von Personen auf eine etwaige zu niedrige Muskelmasse zurückführen lassen, womit eine eingeschränkte Funktionalität einhergeht, und diese wiederum die Fähigkeit, ein unabhängiges Leben zu führen, beeinträchtigt. Im Prinzip ist eine Diagnose relativ einfach, wie im folgenden Diagramm dargestellt ist.[10]

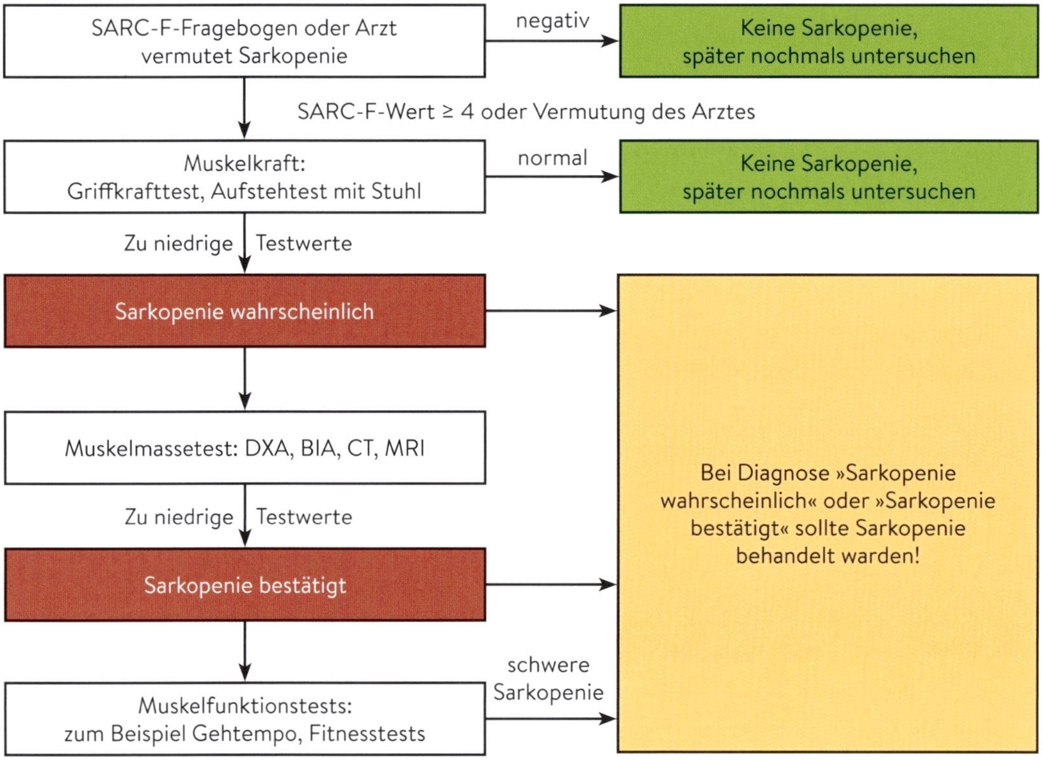

Der Weg zur Diagnosestellung Sarkopenie erfolgt in mehreren Stufen und unter Zuhilfenahme verschiedener Diagnosetools und bildgebender Verfahren.

Schritt 1: Der SARC-F-Fragebogen

Eine standardisierte Sarkopenie-Untersuchung beginnt mit dem aus fünf Fragen bestehenden SARC-F-Fragebogen,[11] der für die deutsche Version sprachlich leicht modifiziert wurde.[12] Nach Beantwortung der Fragen zählen Sie die Punkte zusammen.

Sarkopenie lässt sich in zwei Schritten diagnostizieren. Zunächst sollte der aus fünf Fragen bestehende Fragebogen ausgefüllt werden, der von dem Psychologen Theodore K. Malmstrom und seiner Arbeitsgruppe im Jahr 2013 entwickelt und in den Folgejahren im Rahmen einer Studienarbeit der Arbeitsgruppe um Stephane M. Schneider bestätigt wurde.[13] Der Fragebogen wurde für die deutsche Version sprachlich leicht modifiziert, um sicherzugehen, dass der Fragebogen auch für deutsche Senioren verständlich ist. Im zweiten Schritt erfolgt eine Reihe körperlicher Tests.

<table>
<tr><th colspan="4">Der SARC-F-Fragebogen</th></tr>
<tr><th>Funktion</th><th>Frage</th><th>Antworten</th><th>Punkte</th></tr>
<tr><td rowspan="3">Kraft</td><td rowspan="3">Wie schwer fällt es Ihnen, ein Gewicht von circa 5 Kilogramm zu heben und zu tragen?</td><td>nicht schwer</td><td>0</td></tr>
<tr><td>etwas schwer</td><td>1</td></tr>
<tr><td>sehr schwer/nicht möglich</td><td>2</td></tr>
<tr><td rowspan="3">Gehen</td><td rowspan="3">Wie schwer fällt es Ihnen, auf Zimmerebene umherzugehen?</td><td>nicht schwer</td><td>0</td></tr>
<tr><td>etwas schwer</td><td>1</td></tr>
<tr><td>sehr schwer, ich benötige Hilfsmittel oder es ist mir nicht möglich</td><td>2</td></tr>
<tr><td rowspan="3">Aufstehen</td><td rowspan="3">Wie schwer fällt es Ihnen, vom Stuhl oder vom Bett aufzustehen?</td><td>nicht schwer</td><td>0</td></tr>
<tr><td>etwas schwer</td><td>1</td></tr>
<tr><td>sehr schwer oder nicht möglich ohne Hilfe</td><td>2</td></tr>
<tr><td rowspan="3">Treppensteigen</td><td rowspan="3">Wie schwer fällt es Ihnen, eine Treppe mit zehn Stufen zu steigen?</td><td>nicht schwer</td><td>0</td></tr>
<tr><td>etwas schwer</td><td>1</td></tr>
<tr><td>sehr schwer oder nicht möglich</td><td>2</td></tr>
<tr><td rowspan="3">Stürze</td><td rowspan="3">Wie oft sind Sie im letzten Jahr gestürzt?</td><td>kein Sturz</td><td>0</td></tr>
<tr><td>ein bis drei Stürze</td><td>1</td></tr>
<tr><td>vier oder mehr Stürze</td><td>2</td></tr>
</table>

Auswertung

Wenn Sie alle Fragen beantwortet haben, zählen Sie Ihre Punkte zusammen. Bei einem Ergebnis von null bis drei Punkten müssen Sie sich keine Sorgen machen. Selbst wenn Ihnen einmal etwas schwerfallen sollte, dann sind Sie doch so weit fit und Ihre Muskeln stark genug, um den Alltag zu bewältigen. Liegt die Punktzahl bei vier oder mehr Punkten? Falls ja, dann liegt ein erster Hinweis vor, dass Ihre Muskelfunktion nachgelassen hat und dass Sie unter Sarkopenie leiden könnten. Weitere Messungen der Muskelkraft in Form einer Handgriffkraftmessung und einzelner Funktionstests können den Verdacht erhärten (Schritt 2). Eine anschließende Messung der Muskelmasse mittels MRT oder DXA-Scan kann den Verdacht dann bestätigen (Schritt 3, Seite 19). Ist der Verdacht bestätigt und damit die Diagnose »Sarkopenie« gestellt, können weitere körperliche Tests bei einer Einschätzung des Schweregrads helfen. Jedoch steht die systematische Diagnose und Therapie von Sarkopenie in Deutschland erst am Anfang. Derzeit messen nur wenige Hausärzte die Griffkraft und noch seltener werden weitere Tests durchgeführt. Wir erwarten jedoch, dass sich dies in den nächsten Jahren ändert und dass Sarkopenie in der Zukunft immer mehr diagnostiziert und behandelt wird.

Schritt 2: Der körperliche Sarkopenietest

Wenn Sie im SARC-F-Fragebogen vier oder mehr Punkte bei Ihren Antworten erzielt haben, dann sollten Sie jetzt insbesondere mit einem altersgerechten Krafttraining beginnen, denn Ihre Probleme sind wahrscheinlich auf das Muskelaltern zurückzuführen. Im Idealfall sollten Sie zwei einfache körperliche Sarkopenietests machen, um die Vermutung zu bestätigen oder zu widerlegen, um somit die Diagnose »Sarkopenie wahrscheinlich« zu stellen oder zu verwerfen. Leider werden diese Tests derzeit nur selten angeboten. Die Tests können grundsätzlich von Ihrem Hausarzt, einem Physiotherapeuten oder einem geschulten Gesundheitstrainer durchgeführt werden. Konkret empfiehlt die Europäische Arbeitsgruppe zur Sarkopenie zwei Tests, um die Diagnose »Sarkopenie wahrscheinlich« zu stellen.

1. **Griffkrafttest:** Für diesen Test benötigen Sie ein Griffkraft-Messgerät, das Handdynamometer genannt wird. Sie nehmen das Gerät in eine Hand und pressen so fest wie möglich den Griff des Handdynanometers zusammen. Ihre Griffkraft wird direkt im Display – wie bei einer Waage – angezeigt. Liegt die Griffkraft bei Männern unter 27 Kilogramm und bei Frauen unter 16 Kilogramm, dann lautet die Diagnose »Sarkopenie wahrscheinlich«.
2. **Aufstehtest:** Setzen Sie sich auf einen stabilen Stuhl, der nicht wegrutscht. Stehen Sie aus der Sitzposition auf und setzen Sie sich wieder hin, ohne die Arme zu Hilfe zu nehmen. Wiederholen Sie den Vorgang noch viermal, sodass Sie insgesamt fünfmal aufstehen. Wenn Sie hierfür mehr als 15 Sekunden benötigen, dann lautet die Diagnose ebenfalls »Sarkopenie wahrscheinlich«.

Schritt 3: Die Messung der Muskelmasse und Bestätigung des Verdachts

Wenn sowohl Ihre Ergebnisse des Fragebogens als auch die Körpertests auf eine Sarkopenie hinweisen, kann im nächsten Schritt Ihre Muskelmasse bestimmt und auch die Muskelfunktion weiter analysiert werden. Diese Messungen geben noch mehr Klarheit, ob eine Sarkopenie vorliegt, ebenfalls kann der Schweregrad der Sarkopenie gemessen werden. Zur Bestimmung der Muskelmasse wird eine Magnetresonanztomografie (MRT) oder eine DXA-Analyse gemacht. Mit Letzterer können sowohl Muskelmasse (fettfreie Masse), die Knochendichte als auch die Fettmasse geschätzt werden. Diese bildgebenden Verfahren zeigen den Istzustand Ihrer Muskulatur, und sowohl die MRT-Bilder als auch die DXA-Bilder werden zur Diagnosestellung herangezogen, um abzuschätzen, wie viel Muskelmasse Sie derzeit insgesamt haben. Zeigen diese Messergebnisse, dass Sie nur wenig Muskelmasse haben, dann wird die Diagnose »Sarkopenie« bestätigt. Die

Kraftmessung mit dem Handdynamometer

Das Handdynamometer wird benutzt, um die Griffkraft zu messen. Dabei drücken Sie einen Griff mit aller Kraft zusammen und können im Display dann Ihre Griffkraft in Newton (Kraft in N) oder Kilogramm ablesen. Liegt die Griffkraft bei Männern unter 27 Kilogramm (265 Newton) und bei Frauen unter 16 Kilogramm (157 Newton), ist dies ein Hinweis, dass eine Sarkopenie vorliegen könnte. Allerdings ist derzeit in den wenigsten Arztpraxen ein Handdynamometer verfügbar. Jedoch erwarten wir, dass immer mehr Arztpraxen ein Handdynamometer kaufen werden, da das Phänomen Sarkopenie in der Medizin immer mehr in den Fokus rückt. Wenn kein Handdynamometer verfügbar ist, dann machen Sie alternativ den Aufstehtest (Seite 18).

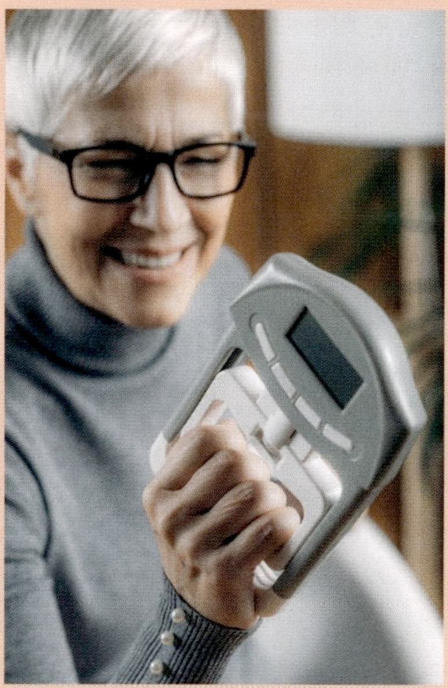

Mithilfe eines Handdynamometers ermitteln Sie Ihre aktuelle Griffkraft.

Grenzwerte liegen hier bei weniger als 5,5 Kilogramm pro Quadratmeter (kg/m^2) bei Frauen und bei weniger als 7 kg/m^2 bei Männern – immer bezogen auf die Muskelmasse pro Körperfläche. Insbesondere die DXA-Methode ist teuer und der Erkenntnisgewinn ist eher gering, denn eine schlechte Muskelfunktion und wenig Muskelmasse sind meist offensichtlich.

Wenn Sie nun die Diagnose »Sarkopenie« erhalten, dann sollten Sie sich keine Sorgen machen, denn Sarkopenie ist keine schwere Krankheit. Die Diagnose ist aber ein Warnzeichen, dass Ihre Muskulatur abbaut und nicht mehr ausreichend funktioniert. Sie sollten jetzt unbedingt mit einem altersgerechten Krafttraining etwas für Ihre Muskulatur tun, um den altersbedingten Muskelabbau zu verlangsamen, zu stoppen oder sogar rückgängig zu machen. In den Kapiteln 2 und 3 finden Sie zahlreiche Informationen, Übungen und Tipps dazu.

Warum Muskeln altern

Die Muskelmasse und die Muskelfunktion variieren in jedem Alter stark, doch tendenziell verhält es sich so, dass die durchschnittliche Muskelmasse und Muskelfunktion im Alter abnehmen. Dieser Abbau beschleunigt sich etwa ab dem 60. Lebensjahr. Doch auch wenn die Muskulatur altert, ist es von Mensch zu Mensch unterschiedlich, in welchem Umfang die Muskulatur schwindet und damit auch ihre Funktionalität nachlässt – und bei manchen eben sogar so sehr, dass von Sarkopenie gesprochen werden kann.

In jedem Alter gibt es von Natur aus unterschiedlich muskulöse und kräftige Frauen und Männer. Diese große Bandbreite wurde unter anderem in einer Studie in Dänemark bei 729 Frauen und 576 Männern im Alter von 20 bis 93 Jahren gezeigt.[14] Die Daten zu Muskelmasse, Griffkraft und Schnellkraft der untersuchten Personen sind in den folgenden Grafiken dargestellt. Sie zeigen, dass von der Muskelmasse, der Kraft und der Schnellkraft Letztere am deutlichsten und insbesondere ab etwa dem 60. Lebensjahr abnimmt. Die Grafiken zeigen aber auch, dass Muskelmasse und Kraft stark variieren. So haben manche Menschen mit über 80 Jahren mehr Muskelmasse, Muskelkraft und Schnellkraft als manche 20- bis 30-Jährigen.

Muskelmasse – Wert mit großer Aussagekraft

Die Muskelmasse – in der Grafik anhand der Arm- und Beinmuskelmasse bei Frauen und Männern im Alter von 20 bis 93 Jahren gezeigt – variiert von Mensch zu Mensch stark. Wie bereits angedeutet, nimmt die Muskelmasse mit fortschreitendem Alter durchschnittlich ab. Allerdings gibt es sowohl junge als auch alte Menschen, die überdurchschnittlich muskulös sind (in den Grafiken mit grünen Punkten dargestellt), und solche, die nur wenig Muskulatur haben (in den Grafiken mit roten Punkten dargestellt). Jedoch darf man nicht nur allein die Muskelmasse beurteilen. Der Rückgang der Muskelmasse im Alter ist zwar ein wichtiger Faktor, doch die wichtigsten Faktoren für das unabhängige Leben im Alter sind, wie stark und wie schnell die Muskeln im Alter kontrahieren können. Diese Faktoren nennt man auch Maximal- und Schnellkraft (Seite 22).

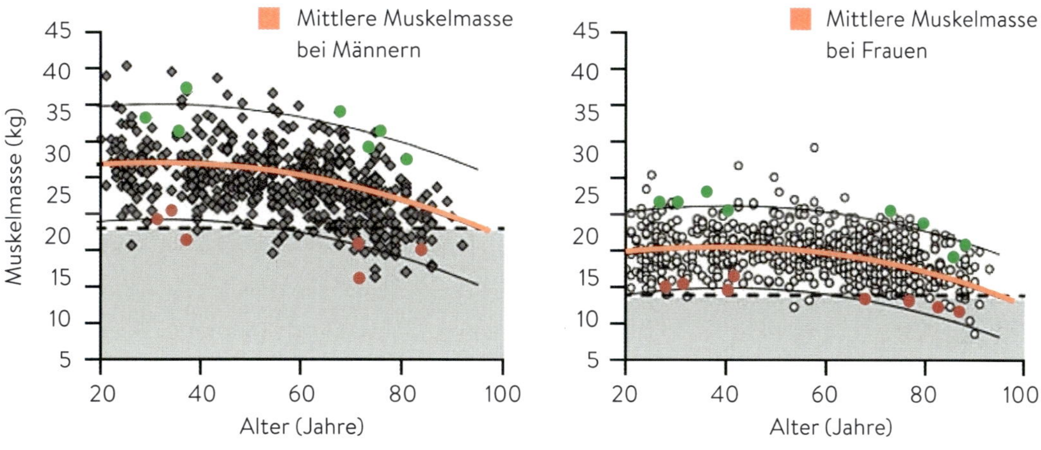

Ähnlich wie die Handgriffkraft und die Schnellkraft nimmt auch die Muskelmasse im Alter stetig ab.

Griffkraft – Stellvertreter für die Körperkraft

Unsere Handgriffkraft lässt Rückschlüsse auf die gesamte Kraft unseres Körpers zu.[15] Es wurde sogar nachgewiesen, dass eine höhere Handgriffkraft bei der Geburt mit einer größeren Muskelmasse und Körpergröße im späteren Leben assoziiert ist.[16] Damit ist sie ganz allgemein repräsentativ für die Muskulatur und Kraft eines Menschen. Außerdem wurde die Handgriffkraft von 729 Frauen und 576 Männern im Alter von

20 bis 93 Jahren ermittelt.[17] Erkennbar ist eine im Durchschnitt (orange Linie) geringere Handgriffkraft bei älteren Menschen im Vergleich zu jungen. Allerdings gibt es sowohl junge als auch alte Menschen mit überdurchschnittlicher Griffkraft (grüne Punkte) und unterdurchschnittlicher Griffkraft (rote Punkte).

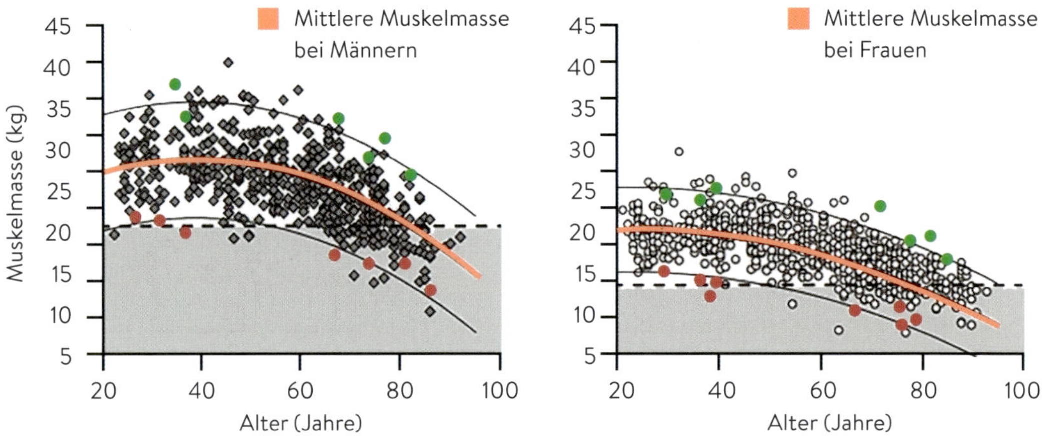

Die Messungen bei zahlreichen Probanden in unterschiedlichem Alter zeigen, dass die Handgriffkraft im Mittel mit dem Alter stetig abnimmt.

Schnellkraft – wenn es um Tempo geht

Die Fähigkeit, schnell eine Kraft zu entwickeln, wird Schnellkraft genannt. Sie wird zum Beispiel für Sprünge oder Würfe, aber auch für die Beschleunigung des eigenen Körpergewichts beim Aufstehen von einem Stuhl benötigt. Sie wird zudem gebraucht, um beispielsweise mit einer schnellen Gegenbewegung einen Sturz abzufangen. Die Schnellkraft hängt vor allem von der Aktivierung des Muskels durch das zentrale Nervensystem ab. Eine bessere und schnellere Kommunikation zwischen dem zentralen Nervensystem (Gehirn) und einem Muskel ermöglicht eine höhere Schnellkraft. Eine weitere Komponente ist die Menge an Muskelmasse, die vom zentralen Nervensystem aktiviert werden kann. Hier sind vor allem die sogenannten schnell zuckenden Muskelfasern (Typ-2a- und Typ-2x-Fasern, Kasten Seite 29) von Bedeutung. Wie der Name schon sagt, helfen diese durch Kontraktion, schnell und viel Kraft zu erzeugen. Die Messung der Schnellkraft von 729 Frauen und 576 Männern im Alter von 20 bis 93 Jahren in Dänemark zeigte im Mittel, dass die Schnellkraft bei den älteren Menschen besonders stark abnimmt (orange Linie). Allerdings gibt es auch hier sowohl junge als auch alte Menschen mit überdurchschnittlicher Schnellkraft (grüne Punkte) und unterdurchschnittlicher Schnellkraft (rote Punkte).

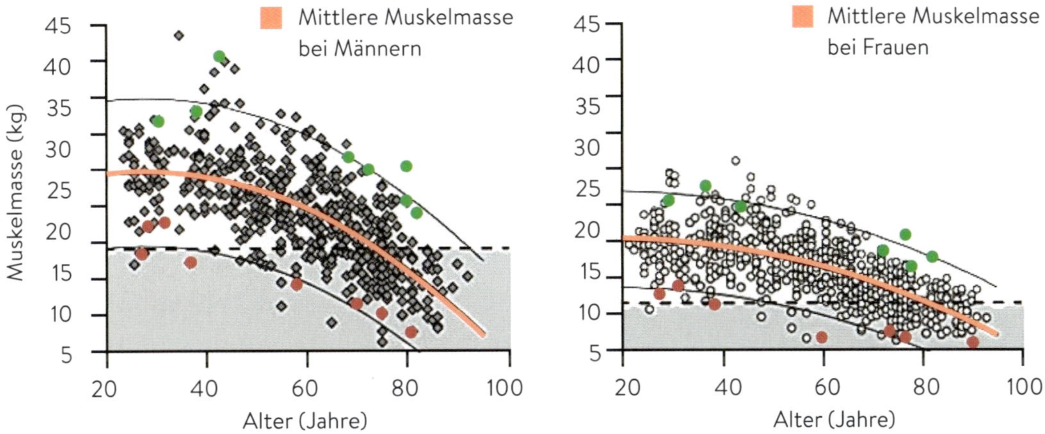

Die Messung der Schnellkraft der Beine zeigt, dass sie im Durchschnitt abnimmt, je älter die Personen sind.

Wie das Nervensystem, Bewegung, Ernährung, Entzündungen und Hormone die Muskulatur beeinflussen

Im Jahr 2013 haben Forscher mehrere Merkmale des Alterns aufgelistet. Sie beschreiben, wie sich alte Zellen und Organe von jungen Zellen und Organen unterscheiden.[18] Es konnte beobachtet werden, dass die Erschöpfung von Stammzellen, die Instabilität unseres Erbguts und Veränderungen von Aufbau- und Abbauprozessen den Alterungsprozess vorantreiben. Mehrere dieser Einflussfaktoren des Alterns tragen auch spezifisch zum Muskelaltern, also zur Sarkopenie, bei.

1. **Anabole Resistenz:** Das Muskelwachstum reagiert im alten Muskel weniger auf muskelaufbauende Reize wie Krafttraining, Nahrungsmittel oder Hormone als im jungen Muskel.
2. **Abbau des muskelaktivierenden Nervensystems:** Nicht nur das Gehirn, sondern auch die Nervenzellen, die Ihre Muskeln aktivieren, altern. Sarkopenie ist daher auch – wie Demenz – teilweise eine Alterserkrankung des Nervensystems.

3. **Wer rastet, der rostet!** Mit zunehmendem Alter bewegen sich viele Menschen weniger, und das fördert zusätzlich den Muskelabbau.
4. **Mangelernährung.** Unsere Nahrung stimuliert das Muskelwachstum. Viele Ältere haben weniger Appetit und essen zu wenig Nährstoffe, die das Muskelwachstum fördern.
5. **Zunahme leichter, chronischer Entzündungsprozesse:** Im Alter bilden sich vermehrt sogenannte stille Entzündungen im Körper. Auch diese tragen mit zum Muskelabbau bei.
6. **Verschlechterte Muskelregeneration und Fetteinlagerungen im Muskel:** Im Alter erholt sich der Muskel schlechter nach Belastungen. Zusätzlich kommt es bei einigen Menschen zu Einlagerungen von Fett und Narbengewebe, was den Muskel schwächt.
7. **Absinken der Testosteronkonzentration:** Bei manchen Männern sinkt mit zunehmendem Alter der Testosteronspiegel. Dies wird in der Medizin als Late-onset-Hypogonadismus oder Altershypogonadismus bezeichnet. Testosteron stimuliert das Muskelwachstum und daher trägt die Verringerung der Testosteronkonzentration mit zum Verlust der Muskulatur im Alter bei.
8. **Verlust von Muskelfasern beim Altern:** Muskeln setzen sich aus Muskelfasern zusammen (Seite 27). Einige Forschungsdaten deuten darauf hin, dass man beim Altern Muskelfasern verliert. Die Ursache ist nicht bekannt.
9. **Krankheiten und Krankenhausaufenthalte** beschleunigen den Verlust von Muskelmasse und -funktion, weil sie mit längeren Phasen der körperlichen Inaktivität oder sogar mit Bettlägrigkeit einhergehen.
10. **Vererbung:** Die Muskelmasse und Muskelfunktion werden in jedem Alter zu etwa 50 Prozent von unserem Erbgut beeinflusst.
11. **Das Sarkopenierisiko** hängt auch ein wenig vom Geburtsgewicht ab. Neugeborene, die leicht sind, sind im Alter oft schwächer.

Diese Auflistung zeigt, dass es viele Ursachen gibt, die Muskeln altern lassen. Aber trotz dieser verschiedenen Ursachen ist der Muskelabbau während des Alterungsprozesses – verglichen mit dem Muskelabbau bei dauerhafter Bettlägerigkeit – langsam. So verlieren Männer im Durchschnitt 0,5 Prozent und Frauen im Durchschnitt 0,4 Prozent ihrer Muskelmasse pro Jahr. Der Verlust steigt insbesondere ab etwa dem 60. Lebensjahr an und pendelt sich dann auf ein Niveau von etwa fast 1 Prozent pro Jahr bei Männern und 0,7 Prozent pro Jahr bei Frauen ein.[19]

Anabole Resistenz

Hier stellt sich die Frage: Wie reagiert das Muskelwachstum eines alten Muskels auf muskelaufbauende Reize wie zum Beispiel Krafttraining oder Aminosäuren? Um diese Frage zu beantworten, hat Prof. Dr. Mike Rennie an der Universität Dundee, Schottland, die Reaktion der Proteinsynthese auf Aminosäuren bei jungen Männern, die im Durchschnitt um die 28 Jahre alt waren, und bei Senioren, die im Durchschnitt 70 Jahre alt waren, miteinander verglichen.[20] Es stellte sich heraus, dass das Muskelwachstum ohne Gabe von Aminosäuren bei jungen und älteren Männern ähnlich war. Durch die Zufuhr von Aminosäuren stieg das Muskelwachstum bei den alten Männern jedoch weniger an als bei den jungen Männern. Selbst eine hohe Dosis von 20 Gramm essenzieller Aminosäuren erhöhte das Muskelwachstum bei den alten Männern nicht so stark wie bei den jungen Männern (Abbildung rechts). Diese Studie war eine der ersten, die zeigte, dass alte Muskeln mit weniger Muskelwachstum auf muskelaufbauende Reize reagieren als junge Muskeln. Dieser Sachverhalt wurde von Prof. Dr. Mike Rennie »anabole Resistenz« genannt.[21] Das Wort *anabol* stammt aus dem Griechischen (*anabolé* bedeutet so viel wie »aufbauen, den Aufbau betreffend«) und meint, dass die Bildung körpereigenen Gewebes gefördert wird.

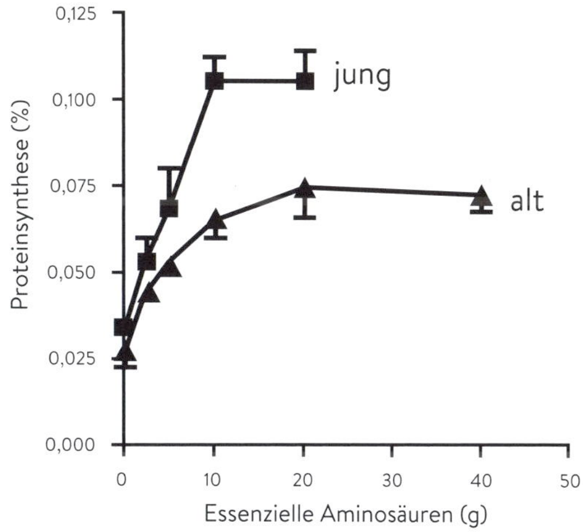

Muskelaufbauende Reize wie essenzielle Aminosäuren stimulieren die Proteinsynthese bei alten Männern weniger als bei jungen Männern.

Alterung des motorischen Nervensystems

Das motorische Nervensystem ist der Teil des Nervensystems, der Muskeln aktiviert. Wenn wir eine Bewegung ausführen, dann aktiviert das Gehirn im ersten Schritt muskelaktivierende Nervenzellen im Rückenmark. Jede dieser muskelaktivierenden Nervenzellen aktiviert zwischen 25 und 2000 Muskelfasern in einem Muskel.[22] Die Einheit einer solchen Nervenzelle und der Muskelfasern, die sie aktiviert, wird »motorische Einheit« genannt. Es stellt sich die Frage, ob sich beim Altern auch die Zahl, Größe oder Funktion dieser motorischen Einheiten reduzieren. Wie eine Studie zeigt, reduziert sich die Zahl der motorischen Einheiten im untersuchten Schienbeinmuskel mit dem Altersverlauf.[23] Sie lag bei 25-Jährigen bei 150 motorischen Einheiten, bei 65-Jährigen bei 90 motorischen Einheiten und bei über 80-Jährigen nur noch bei 59 motorischen Einheiten. Zudem waren die muskelaktivierenden Nervenzellen der über 80-Jährigen im Mittel fast 20 Prozent weniger aktiv als bei den 25-Jährigen. Dies lässt erkennen, dass im Alter weniger muskelaktivierende Nervenzellen aktiv sind.[24]

Wer rastet, der rostet!

Mit zunehmendem Alter sind immer weniger Menschen körperlich aktiv. Da körperliche Aktivität hilft, die Muskelmasse und Muskelfunktion zu erhalten, bedeutet die Abnahme der körperlichen Aktivität im Alter, dass der altersbedingte Abbau der Muskulatur verstärkt wird. Hier hat die Forschung gezeigt, dass Senioren, die weniger aktiv sind, ein höheres Risiko haben, sarkopen zu werden.[25] Jedoch reduzieren sich auch bei Seniorenathleten, die oft bis jenseits des 80. Lebensjahrs viel trainieren, die Muskelmasse und die Leistung.[26] Deshalb lässt sich Sarkopenie nicht vollständig durch Bewegungsmangel erklären.

Mangelernährung

Im Alter kann sich das Körpergewicht unterschiedlich entwickeln. Bei vielen Seniorinnen und Senioren nimmt die Muskelmasse ab und die Fettmasse erhöht sich. Als Resultat müssen dann kleinere und weniger kräftige Muskeln einen immer schwereren Körper bewegen, was zu Problemen führt. Andere haben im Alter weniger Appetit, essen weniger und nehmen insbesondere auch weniger Protein (Eiweiß) zu sich. Da Protein das Muskelwachstum stimuliert, verstärkt eine zu geringe Aufnahme von Protein den Verlust von Körpergewicht und Muskelmasse. Proteine sind, wie bereits erläutert, die Bausteine der Muskulatur, daher können Muskeln ohne sie nicht wachsen.

Stille Entzündungen im Alter

Beim Altern schüttet unser Körper vermehrt Entzündungsbotenstoffe aus, was der italienische Immunologe Claudio Franceschi als »Inflammaging«[27] oder auf Deutsch »stille Entzündungen« bezeichnet hat. Die leicht erhöhten Entzündungsbotenstoffe im Körper werden als ein möglicher Faktor diskutiert, der zum Altern, zur Zunahme von Krankheiten im Alter und auch zur Sarkopenie beiträgt.

Verschlechterte Muskelregeneration und Zunahme von Fett im Muskel

Mit zunehmendem Alter erholen sich Muskeln nach einem körperlichen Training, einer Verletzung oder nach einer längeren Immobilisierung wie zum Beispiel bei einem Kno-

Welche Rolle Satellitenzellen für den Muskelaufbau spielen

Satellitenzellen sind die Stammzellen des Muskels. Sie sitzen auf den Muskelfasern und ihre Hauptfunktion ist die Reparatur von verletzten Muskeln. Darüber hinaus bilden sie neue Zellkerne beim Muskelaufbau.

chenbruch langsamer. Hier gibt es Hinweise darauf, dass die Satellitenzellen nicht mehr so gut funktionieren wie bei jungen Menschen. Dies ist ein Problem, denn diese Satellitenzellen reparieren Muskeln, und funktionierende Satellitenzellen sind auch für das Muskelwachstum durch Krafttraining wichtig.

Ein zweites Problem ist, dass bei manchen älteren Menschen mehr Bindegewebe und Fetteinlagerungen in den Muskeln zu finden sind als bei jungen Menschen. Eine Studie zeigte, dass Menschen mit wenig Muskelmasse und viel Fettinfiltration früher sterben als Menschen mit altersgemäß normal großen Muskeln ohne Fettinfiltration.[28] Unter Fettinfiltration versteht man die Einlagerung von Fett in das Muskelgewebe. Es sammelt sich immer mehr Fettgewebe zwischen den Muskelfaserbündeln und Muskelfasern an. Gerade bei älteren Menschen ist zu beobachten, dass mehr Fett und Narbengewebe in der Muskulatur vorhanden sind, das vermutlich entsteht, wenn alte Muskeln nach Verletzungen schlechter regenerieren.

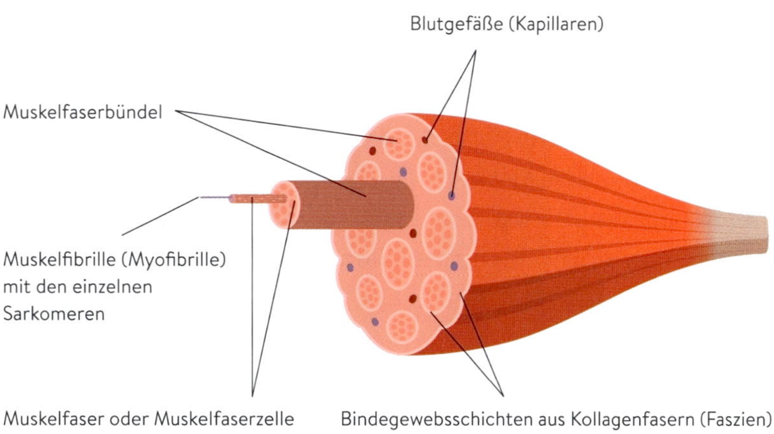

Ein Muskel besteht aus Tausenden von Muskelfasern und Blutgefäßen, die die Muskelzellen versorgen. An seinen Enden geht er in die Sehnen über.

Absinken der Testosteronkonzentration bei Senioren

Bei Männern ist Testosteron das wichtigste anabole, also muskelaufbauende, Hormon. Die muskelbildende und fettreduzierende Wirkung von Testosteron ist der entscheidende Faktor für die höhere Muskelmasse bei Männern im Vergleich zu Frauen. Ab etwa dem 30. Lebensjahr sinkt im Durchschnitt die biologisch verfügbare Testosteronkonzentration bei Männern und immer mehr Männer werden als hypogonad diagnostiziert,[29] das heißt, der Gesamttestosterongehalt liegt morgens bei weniger als 11 Nanomol pro Liter (nmol/l).[30] Dabei bedeutet »hypogonad« eine niedrige Testosteronkonzentration. Hypogonade Männer haben im Durchschnitt weniger Muskelmasse, was den Verlust von weiterer Muskelmasse und Muskelfunktion beschleunigt. In einer Studie konnte gezeigt werden, dass die Zufuhr von Testosteron bei 18- bis 34-jährigen und auch bei 60- bis 75-jährigen Männern Muskelmasse und Kraft erhöhte und die Fetteinlagerungen reduzierte.[31] Jedoch hat künstlich zugeführtes Testosteron auch negative Folgen wie eine mögliche Verdickung des Blutes und eine damit erhöhte Gefahr für Blutgerinnsel, Prostatabeschwerden, Störungen des Nervensystems sowie Kopfschmerzen und Müdigkeit. Daher wird Testosteron nicht generell für hypogonade Senioren verschrieben. Im Gegensatz zu Männern ist der Testosteronspiegel bei Frauen deutlich geringer, was die durchschnittlich geringere Muskelmasse bei Frauen erklärt.

Verlust von Muskelfasern

In den 1980er-Jahren untersuchte der schwedische Forscher Jan Lexell mit seinem Team die Oberschenkelmuskulatur von verstorbenen Männern. In ihrer Analyse teilten sie die untersuchten Körper nach deren Alter ein und konnten gravierende Unterschiede in den verschiedenen Altersgruppen feststellen. So zählten die Wissenschaftler bei der Gruppe der 15 bis 22 Jahre alten Männer zwischen 393 000 und 903 000 Muskelfasern, bei der Gruppe der 80 bis 83 Jahre alten Männer fanden sie nur zwischen 181 000 und 417 000 Muskelfasern.[32] Die Ergebnisse dieser Studie lassen vermuten, dass im Alter Muskelfasern absterben, denn die 80-Jährigen hatten im Durchschnitt nur etwa halb so viele Muskelfasern wie die 20-Jährigen. Doch diese Erkenntnis allein auf das Alter zurückzuführen, ist insofern problematisch, da berücksichtigt werden muss, dass die 80-Jährigen um 1900 geboren worden waren und die 20-Jährigen um 1960 und sich sowohl die Ernährung als auch der Grad der körperlichen Aktivität zwischen 1900 und 1960 in Schweden vermutlich stark unterschieden. Daher bleibt unklar, ob die niedrigere Zahl von Muskelfasern der 80-Jährigen auf den Alterungsprozess zurückzuführen oder mit den verschiedenen Lebensumständen des Aufwachsens zu erklären ist.

Muskelfasern für langsame und schnelle Bewegungen

Muskeln bestehen aus Tausenden von Muskelfasern, die bis zu 20 Zentimeter lang sein können. Menschen haben drei verschiedene Muskelfasern:

- **Langsam zuckende Typ-1-Muskelfasern/Slow-Twitch-Muskelfasern (FT1-Fasern:** Dieser Muskelfasertyp ist immer aktiv, wenn ein Muskel Kraft produziert, also auch beim Stehen, Gehen und so weiter.
- **Intermediäre Typ-2a-Muskelfasern:** Wenn Muskeln mehr Kraft produzieren, wie zum Beispiel beim Laufen oder Bergauf-Radfahren, dann werden diese Muskelfasern zu den Typ-1-Muskelfasern »dazugeschaltet«, um höhere Kräfte zu produzieren.
- **Schnell zuckende Typ-2x-Muskelfasern/Fast-Twitch-Muskelfasern (FT2-Fasern):** Diese Muskelfasern sind die »Turbo«-Muskelfasern und werden vor allem bei Sprüngen oder beim schweren Heben zu den Typ-1- und Typ-2a-Muskelfasern dazugeschaltet.

Talentierte Ausdauersportler haben typischerweise einen hohen Prozentsatz von Typ-1-Muskelfasern und gute Sprinter oder Springer haben einen hohen Prozentsatz von Typ-2a- und Typ-2x-Muskelfasern.

Außerdem zeigte sich, dass die langsamen Muskelfasern, die sogenannten Slow-Twitch-Muskelfasern, bei den jungen und alten Männern gleich groß waren, dass aber die schnellen Muskelfasern, Fast-Twitch-Muskelfasern, bei den älteren Männern im Durchschnitt ein Viertel kleiner waren als bei den jungen Männern. Passend dazu fand ein anderes Forscherteam, dass ältere Menschen weniger muskelaktivierende Nervenzellen haben als jüngere Menschen.[33] Diese besonderen Nervenzellen aktivieren die Muskelfasern. Die Forscher postulieren, dass diese Nervenzellen absterben und mit ihnen die Muskelfasern, die von diesen sogenannten Motoneuronen aktiviert werden. Diese These konnte jedoch nicht immer von anderen Studien verifiziert werden.

Typische Alterskrankheiten

Demenz, Augenkrankheiten, Herzversagen, Parkinsonsche Krankheit und Osteoathrose: Die Wahrscheinlichkeit von Krankheiten steigt mit zunehmendem Alter an.[34] Wer sich zum Beispiel eine Hüftfraktur, also einen Bruch, zuzieht, mit einem Oberschenkelhalsbruch im Krankenhaus liegt oder Herzversagen erleidet, bewegt sich automatisch weniger, weil man in der Genesungsphase nach einem Knochenbruch weniger aktiv ist und/ oder vielleicht neue Ängste vor einem erneuten Unfall mit ähnlichen Konsequenzen entstehen. In diesen Situationen ist es wahrscheinlich, dass zusätzlich zu den natürlichen Alterungsprozessen aufgrund der krankheitsbedingten reduzierten Bewegung weitere Muskelmasse verloren geht. Oft kommt eins zum anderen: Die Muskelmasse schwindet, aufgrund von Osteoarthrose – die häufigste degenerative Gelenkerkrankung, bei der die Gelenkknorpel schwinden – schmerzt die Bewegung und der Körper wird schwach und gebrechlich. Die britische Professorin Avan A. Sayer hat hierzu die Daten von fast einer halben Million Briten im Alter von 40 bis 70 Jahren analysiert. Sie fand heraus, dass 44,5 Prozent der Briten in diesem Alter an mehreren Krankheiten litten und dass bei Menschen mit mehreren Krankheiten das Sarkopenierisiko doppelt so hoch war als bei Menschen, die keine Vorerkrankungen aufwiesen.[35] Generell gilt: Je älter ein Mensch ist und je mehr Krankheiten er hat, desto wahrscheinlicher ist Sarkopenie.

Was uns körperlich prägt: die Genetik

Merkmale wie Körpergröße, Körpergewicht, sportliches Talent, Intelligenz sowie Krankheitsrisiken hängen sowohl von der Genetik, also der Vererbung durch Mutter und Vater, als auch von Umweltfaktoren wie Ernährung, körperlicher Aktivität und Lebensbedingungen ab. Die Körpergröße ist beispielsweise zu über 90 Prozent vererbt. Auf der anderen Seite hängen bestimmte Erkrankungen wie etwa Lungenkrebs deutlich von Umweltfaktoren wie Rauchen ab. Wie sieht es mit der Sarkopenie aus? Ist die Diagnose »Sarkopenie« in einem bestimmten Alter vor allem vererbt oder hängt Sarkopenie vor allem von Training, Ernährung, also überwiegend vom Lebensstil, ab? Leider ist die Frage der Vererbung von Sarkopenie noch nicht abschließend beantwortet worden. Es gibt jedoch grobe Schätzungen für die Vererbbarkeit von Muskelkraft. Hier wird anhand von Messungen der Kraft von Zwillingen geschätzt, dass die Muskelkraft zu etwa 50 bis 60 Prozent vererbt ist.[36] Dies bedeutet, dass muskulär starke Eltern ihre Kraft zumindest teilweise an ihre Kinder vererben. Diese sogenannte genetische Prädisposition (genetische Voraussetzung) bedingt zum Teil, wie stark oder muskulös sie werden. Natürlich spielen auch externe Faktoren wie Ernährung, Bewegung und Training eine Rolle dabei, wie stark und fit Sie in Ihrem späteren Leben sind. Zusammengefasst kann man sagen: Kommen zu ungünstigen Genen noch ein inaktiver Lebensstil und eine Mangelernährung hinzu, ist die Wahrscheinlichkeit sehr hoch, dass diese Menschen schon früh sarkopen werden. Andersherum können ungünstige »Kraftgene« aber auch durch einen aktiven Lebensstil, Krafttraining und eine muskelaufbauende Ernährung teilweise ausgeglichen werden.

Sarkopenie – mit der Geburt vorhersagbar

Im Jahr 2006 publizierte die britische Professorin Avan A. Sayer die Beobachtung, dass Personen im Alter von 60 bis 70 Jahren, die bei ihrer Geburt ein geringeres Geburtsgewicht hatten, weniger Handgriffkraft aufwiesen als Gleichaltrige mit höherem Geburtsgewicht.[37] Avan Sayer beantwortete damit die rhetorische Frage »Beginnt Sarkopenie mit der Geburt?« mit »Ja«. Wie ist dies zu erklären? Sowohl die Genetik der Eltern als auch die Ernährung der Mutter beeinflussen, wie gut ein Baby in der Gebärmutter wächst, und damit auch, wie stark sich die Muskeln entwickeln. Dies ist das Startkapital an Muskulatur, das mit dem Erwachsenwerden weiter steigt und dann im Alter absinkt. Babys, die bei der Geburt schwerer sind, haben mehr Muskelstartkapital als Babys, die leichter sind.

Sarkopenie hat also nicht nur eine Ursache, sondern viele Ursachen. Alte Muskeln reagieren weniger auf Muskelwachstumsreize, die Aktivierung der Muskelfasern durch das Nervensystem funktioniert schlechter. Alte Muskeln regenerieren langsamer und lagern vermehrt Fett ein, außerdem weisen sie einen höheren Anteil an Narbengewebe auf. Möglicherweise gehen mit dem Altern Muskelfasern verloren, weil sie nicht mehr so sehr gefordert und damit gebraucht werden, wenn sich der Körper weniger und weniger intensiv bewegt. Auch die häufigeren Krankheiten und Krankenhausaufenthalte beschleunigen Sarkopenie durch längere Ruhezeiten oder Phasen von Bettlägerigkeit, und wer Sarkopenie-Genvarianten erbt, hat wiederum ein erhöhtes Risiko, sarkopen zu werden.

Warum Sarkopenie problematisch ist

Wenn bei Ihnen Sarkopenie diagnostiziert wurde, dann gibt es eine gute Nachricht: Sarkopenie tut nicht weh. Trotzdem verursacht Sarkopenie viele Probleme, die sich teilweise nur indirekt zeigen. Einige der Probleme werden bereits in der Definition des Begriffs von der Europäischen Arbeitsgruppe zur Sarkopenie erwähnt: »Sarkopenie [geht] mit einer erhöhten Wahrscheinlichkeit von Stürzen, Knochenbrüchen, körperlichen Behinderungen und Mortalität einher.«[38] Konkret können sechs Probleme benannt werden, die durch Sarkopenie hervorgerufen werden:

1. Sarkopenie lässt uns älter aussehen.
2. Sarkopenie reduziert die Mobilität und damit die Autonomie; sie macht uns gebrechlich.
3. Sarkopenie erhöht das Risiko von Stürzen und dadurch bedingten Knochenbrüchen.
4. Sarkopenie erhöht das Risiko von Abhängigkeit und Pflegebedürftigkeit.
5. Sarkopenie ist mit einer erhöhten Sterblichkeit assoziiert.
6. Sarkopenie reudziert die Lebensqualität.

Punkt 1: Sarkopenie lässt uns älter aussehen, denn eine geringe Muskelmasse, insbesondere in Kombination mit einer schlechten Haltung, eingeschränkten Mobilität und Gebrechlichkeit, signalisieren ein hohes Alter. Wenn wir es schaffen, Muskelmasse wieder aufzubauen und aufrechter zu stehen, dann verjüngt dies unser Erscheinungsbild.

Punkt 2: Sarkopenie reduziert die Mobilität und damit die Autonomie; sie macht uns gebrechlich. Wenn die Muskeln im Alter schwächer werden und die Fähigkeit zu schnellen Reaktionen nachlässt, die Muskulatur also auch langsamer wird, und wenn unser Gleichgewichtssinn nicht mehr so gut arbeitet, dann wird es immer schwieriger, Treppen zu steigen, mit dem Fahrrad zu fahren, beim Zugfahren umzusteigen oder Auto zu fahren. Kurzum, die Mobilität ist eingeschränkt und die Betroffenen brauchen Hilfen wie Rollatoren, Treppenlifte sowie Unterstützung durch einen Pflegedienst; oft heißt es dann, ins Altersheim oder Pflegeheim gehen zu müssen. Konkret hat ein Drittel der über 65-Jährigen Probleme beim Gehen oder Treppensteigen.[39] Diese Probleme reduzieren die Möglichkeit, ein unabhängiges, selbstbestimmtes Leben mit hoher Lebensqualität zu führen.

Punkt 3: Sarkopenie erhöht das Risiko von Stürzen und Knochenbrüchen. Etwa ein Drittel älterer Menschen stürzt mindestens einmal pro Jahr. Dies ist ein großes Problem für die Betroffenen, denn Stürze führen häufig zur Hilfsbedürftigkeit und fördern die Angst vor weiteren Stürzen. Bei Stürzen kann man sich auch leicht die Knochen, insbesondere den Oberschenkelhals, brechen. So erleiden über 100 000 Personen in Deutschland jedes Jahr einen Oberschenkelhalsbruch. Danach sind die Patienten oft körperlich stark eingeschränkt, leben in Pflege- oder Altersheimen und die Sterblichkeit von Patienten nach einem Oberschenkelhalsbruch ist hoch.[40] Sarkopenie spielt hier eine ursächliche Rolle, denn wer unter Sarkopenie leidet, hat ein höheres Sturz- und Knochenbruchrisiko als Menschen, die nicht sarkopen sind.[41] Der wahrscheinliche Mechanismus ist, dass schnellere und kräftigere Menschen einen Sturz leichter vermeiden oder im Fall auch besser abfangen können als Sarkopeniepatienten, wenn andere Faktoren wie zum Beispiel der Gleichgewichtssinn identisch sind. Zudem werden Knochen auch durch kräftige Muskelbewegungen und mechanische Reize stimuliert. Dies trägt zum Erhalt der Knochendichte bei.[42] Eine höhere Knochendichte kann das Risiko reduzieren, dass Knochen bei einem Sturz brechen. Über dieselben Effekte beugt Krafttraining auch Osteoporose vor.

Punkt 4: Sarkopenie erhöht das Risiko von Abhängigkeit und Pflegebedürftigkeit. Wenn sich aufgrund von Sarkopenie die Mobilität verschlechtert, wenn man keine schwereren Gegenstände mehr tragen kann und wenn das Risiko von Stürzen und Knochenbrüchen steigt, dann ist irgendwann ein Punkt erreicht, an dem eine Person nicht mehr unabhängig leben kann. Der oder die Betroffene benötigt Hilfe durch Familienangehörige, einen ambulanten Pflegedienst oder kann nur noch in einem Altersheim oder Pflegeheim adäquat versorgt werden. Dies beeinträchtigt bei vielen Senioren die Lebensqualität.

Punkt 5: Sarkopenie ist mit einer erhöhten Sterblichkeit assoziiert. Mehrere Studien konnten zeigen, dass Menschen mit weniger Handgriffkraft früher sterben als Personen mit größerer Griffkraft.[43, 44] Die Handgriffkraft ist ein guter Parameter für die Einschätzung des Gesamtzustands eines Menschen, da sie einfach messbar ist und ein Bild dessen gibt, wie es um die Muskelkraft eines Menschen insgesamt bestellt ist. Diese Daten dürfen jedoch nicht überinterpretiert werden, denn es ist noch unklar, wie der Zusammenhang zwischen Handgriffkraft und Sterblichkeit zu erklären ist.

Punkt 6: Sarkopenie kann die Lebensqualität reduzieren. Mehrere Studien haben den Zusammenhang zwischen Sarkopenie und Lebensqualität untersucht, und einige dieser Studien haben ergeben, dass Sarkopenie mit einer geringeren Lebensqualität assoziiert ist, was mit den zuvor genannten Punkten in Zusammenhang steht.

Sarkopenie wurde lange Zeit als ein Phänomen gesehen, das nicht behandelt werden muss. Dies ändert sich jetzt, seit man die Zusammenhänge besser versteht und erkennt, wo und wie man ansetzen kann, die Symptome ursächlich zu therapieren. Da Sarkopenie starke Konsequenzen für die Lebensqualität und Gesundheit hat und mit geeigneten Maßnahmen effektiv vermieden und behandelt werden kann, ist die Diagnose jedoch keine mehr, die Sie stark beängstigen muss. Sie wissen nun, dass Sie aktiv werden und etwas tun können, um die Situation deutlich zu verbessern und Ihre Lebensqualität zu steigern und somit länger selbstbestimmt leben können.

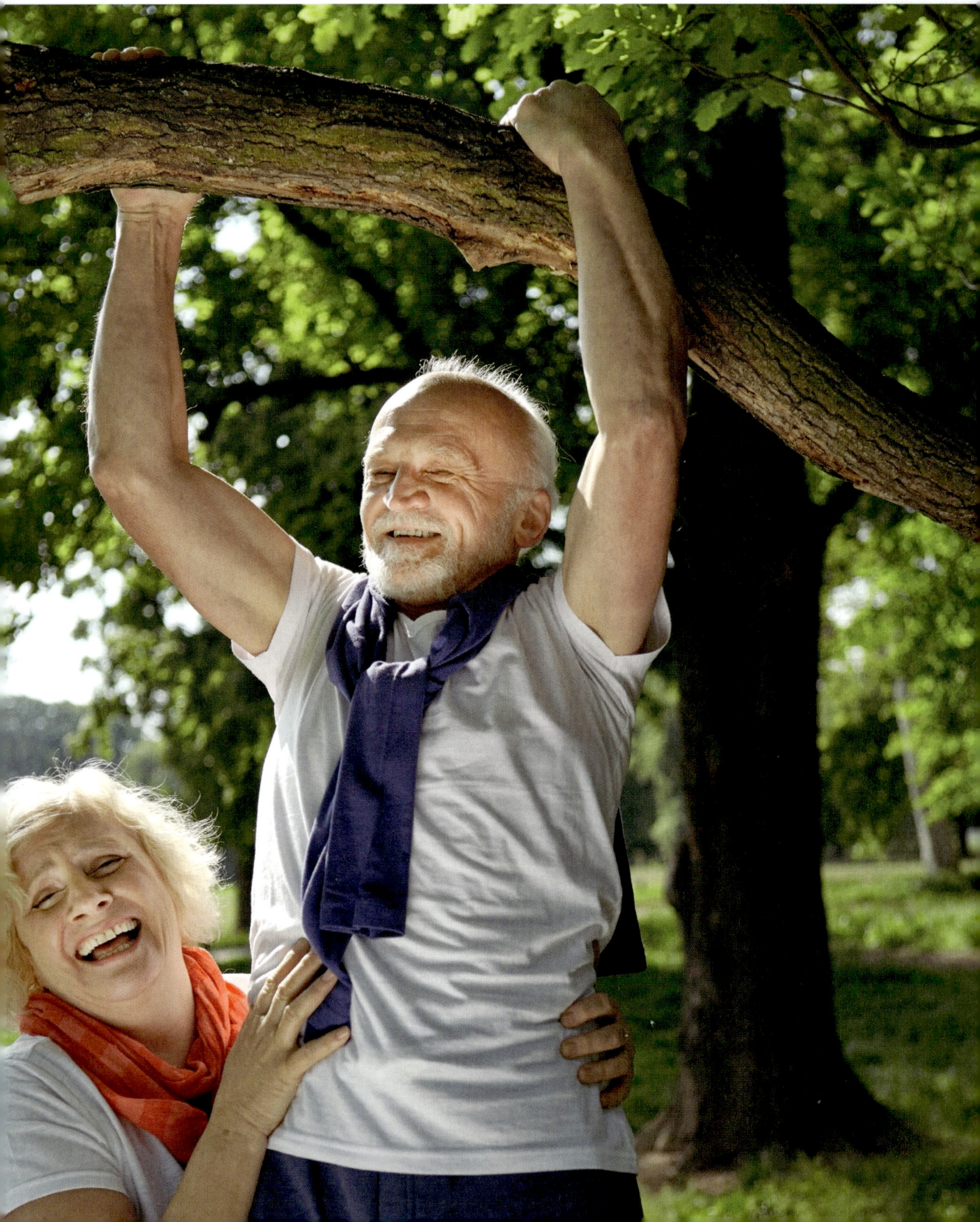

Kapitel 2

ALTERSGERECHTES KRAFTTRAINING

Ein kleiner Ausflug in die Anatomie

Damit Sie später beim Training wissen, welche Muskeln beansprucht werden und welchen Körperbereich Sie trainieren, nehmen wir Sie zunächst auf einen kleinen Ausflug in die Welt der Anatomie mit. Mithilfe der folgenden Abbildungen möchten wir Ihnen einen Überblick über die größten und wichtigsten Muskelgruppen der jeweiligen Körperbereiche geben. Zusätzlich lernen Sie die Namen dieser Muskeln kennen – sowohl auf Deutsch als auch mit ihrem lateinischen Fachbegriff. Bei den Übungen werden der Einfachheit halber nur die deutschen Namen verwendet. Da wir für manche Übungsanweisungen auch Angaben zur Lage prominenter Knochenpunkte (Seite 45) machen, werden wir Ihnen diese hier ebenfalls kurz vorstellen. Sie werden zudem lernen, in welche Bereiche unsere Wirbelsäule unterteilt werden kann. Auch diese Bereiche werden später bei den Erklärungen zu den Übungen hier und da auftauchen, um Ihnen ein besseres Verständnis Ihrer Körperhaltung während der Übung zu geben.

Für das Training ist es wichtig zu wissen, welche Muskeln primär bei den Übungen zum Einsatz kommen. Bei jeder Bewegung sind grundsätzlich mehrere Muskeln beteiligt, die unterschiedliche Funktionen haben, wie Sie noch sehen werden. Wir konzentrieren uns hier auf die wichtigsten Muskeln, die wir in drei große Bereiche zusammengefasst haben, wie in der Abbildung auf Seite 37 dargestellt:

- **Obere Extremitäten (grün):** Dieser Bereich umfasst die Muskeln der Arme, der Hände sowie der Schultern.
- **Rumpf und Gesäß (blau):** Hierzu gehören die Muskeln des gesamten Rückens, die Brust- und Bauchmuskeln sowie die Muskeln der Beckenregion, insbesondere die Hüftbeugemuskulatur.
- **Untere Extremitäten (orange):** Oberschenkel-, Waden- und Fußmuskeln sind diesem Bereich zugeordnet.

Obere Extremitäten: Arme und Schultern

Wir starten mit den Armen und Schultern. Hier spielen vor allem die Muskeln des Oberarms eine zentrale Rolle, auch wenn bei den Bewegungen immer alle Armmuskeln zum Einsatz kommen. Gleiches gilt für die drei Anteile des Schultermuskels. Die

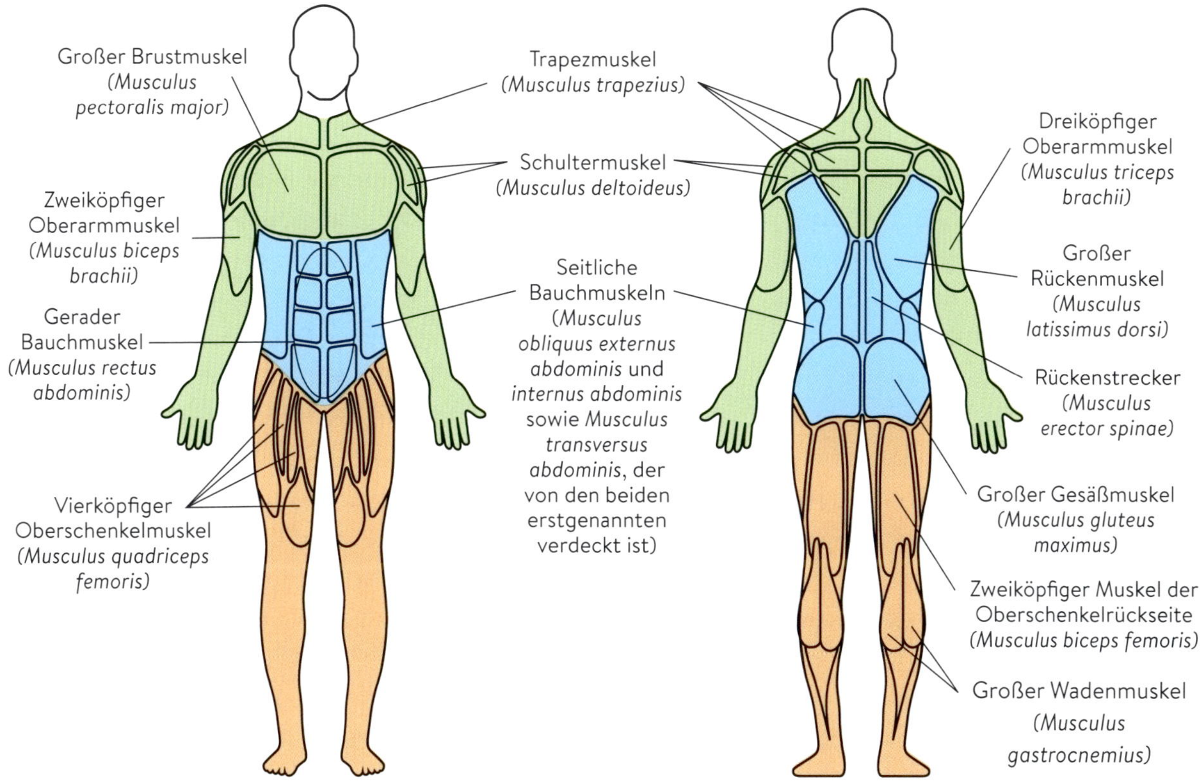

Links abgebildet sind die Muskeln und Muskelgruppen der Körpervorderseite, rechts die der Körperrückseite.

Muskeln des oberen Rückens und die Brustmuskulatur zählen wir durch ihre anatomische Nähe zur Schulter ebenfalls zu den oberen Extremitäten. Hier spielen vor allem der Trapezmuskel und der große Brustmuskel eine Rolle. Sie sind ebenfalls für die Bewegung in der Schulter beziehungsweise des Schulterblatts mitverantwortlich. In den anderen Abschnitten zur Anatomie werden Sie sehen, dass man die Brustmuskulatur und die Muskeln des oberen Rückens auch zur Muskulatur des Rumpfes zählen kann. In diesem Buch werden wir sie aufgrund ihrer Funktion und Lage allerdings in diesem Abschnitt beschreiben.

Armbeuger und Armstrecker

Die wichtigsten Armmuskeln sind der Armbeuger, auch zweiköpfiger Oberarmmuskel *(Musculus biceps brachii)* oder kurz Bizeps genannt, und der Armstrecker *(Muscu-*

lus triceps brachii), kurz Trizeps genannt. Auf der Oberarmvorderseite befindet sich der Bizeps, der sich aus zwei Muskelköpfen zusammensetzt. Auf der Oberarmrückseite liegt der Trizeps, der aus drei Muskelköpfen besteht.

Funktion: Diese beiden Muskeln sind Gegenspieler, das heißt, sie haben gegensätzliche Funktionen. Der Bizeps ist primär für die Beugung, der Trizeps für die Streckung des Ellenbogengelenks zuständig.

Schultermuskulatur

Das Schultergelenk ist sehr flexibel und ermöglicht es uns, die Arme nach hinten, vorn und zur Seite anzuheben. Diese besondere Flexibilität beruht auf der Tatsache, dass die Schulter ein Kugelgelenk ist, das durch Bänder gesichert wird, wodurch eine Beweglichkeit in alle Richtungen möglich wird: nach vorn und hinten (Ante- und Retroversion), wegspreizend (Abduktion) und heranziehend (Adduktion). Ausgeführt werden all diese Bewegungen hauptsächlich von der Schultermuskulatur, die aus drei Teilen besteht. Gemeinsam fixieren alle Muskelanteile die Schulter, indem sie das Ende des Oberarmkopfes im Gelenk an Ort und Stelle halten. Das ist wichtig, denn durch ihre hohe Beweglichkeit ist die Schulter besonders anfällig für Verletzungen. Wenn Sie Ihre Schultermuskeln kräftigen, können Sie Schulterschmerzen vermeiden.

Der Deltamuskel *(Musculus deltoideus)* ist ein dreieckiger Muskel, der aus drei Anteilen besteht. Der vordere Anteil des Deltamuskels bildet die Vorderseite des Schultermuskels. Der mittlere Anteil befindet sich seitlich an der Schulter und der hintere liegt auf der Schulterrückseite.

Funktion: Die Schultermuskeln erlauben es, den Arm nach vorn (vorderer Anteil), nach hinten (hinterer Anteil) und zur Seite (mittlerer Anteil) zu heben sowie wieder zum Körper zurückzuführen.

Trapezmuskel

Der größte Muskel im Bereich des oberen Rückens verläuft von der Wirbelsäule zum Schulterblatt und zum Nacken: der sogenannte Trapezmuskel *(Musculus trapezius)* oder kurz Trapezius. Seinen Namen hat er von seiner geometrischen Form, die dem eines Trapezes entspricht. Er ist an verschiedenen Stellen an den Skelettknochen befestigt. Er entspringt oben am Hinterkopfbein und er ist auch an den Halswirbeln befestigt. Zu beiden Seiten rechts und links setzt er am Schulterdach an, ebenfalls an den Schulterblättern. Am unteren Ende ist er wieder mit der Wirbelsäule verbunden. Der Trapezmuskel ist in drei Teile oder Bereiche gegliedert, und seine Fasern verlaufen entsprechend zum einen im oberen Anteil absteigend, im mittleren Anteil horizontal und im unteren Bereich aufsteigend.

Funktion: Aufgrund seiner großen Ausdehnung hilft der Trapezius vor allem bei der Kontrolle des Schulterblattes, wenn Sie Ihren Arm zum Beispiel zum Winken über den Kopf heben. Zudem zieht er die Schultern nach hinten. Des Weiteren trägt er zur Stabilisierung der Schulter beim Tragen von Lasten bei. Da er oben auch mit der Halswirbelsäule verbunden ist, ist er dafür mitverantwortlich, diese zu strecken sowie den Kopf zur Seite zu drehen.

Brustmuskulatur

An der Vorderseite des Oberkörpers befindet sich die Brustmuskulatur, die sich in den großen und den kleinen Brustmuskel unterteilen lässt. Der große Brustmuskel *(Musculus pectoralis major)* verläuft von der Mitte der Brust, dem Brustbein (Seite 45), beidseitig zu den Oberarmen. Unter dem großen befindet sich der kleine Brustmuskel *(Musculus pectoralis minor)*.

Funktion: Der große Brustmuskel ist dafür verantwortlich, den Arm zum Oberkörper zu ziehen und ihn nach innen zu drehen (Innenrotation). Die Innenrotation des Oberarms brauchen Sie im Alltag zum Beispiel, wenn Sie einen Schlüssel im Schloss zum Zusperren drehen oder wenn Sie eine Flasche Wasser oder ein Marmeladenglas schließen. Der Muskel hilft zudem dem vorderen Schultermuskel, den Arm nach vorn anzuheben (Anteversion) – eine Bewegung, die im Alltag ebenfalls eine große Rolle spielt, und zwar bei fast allen Bewegungen, die mit den Händen, meist vor dem Körper, ausgeführt werden.

Der kleine Brustmuskel ist dafür zuständig, die Schulter nach vorn unten zu ziehen und die Schulter nach innen zu drehen (Innenrotation). Des Weiteren unterstützt dieser Muskel die Atmung.

Rumpf

Die zentrale Körperregion kann man in einen oberen und unteren Bereich gliedern und sowohl die Vorder- als auch die Rückseite einzeln betrachten. Insgesamt bilden die Muskeln im Rumpf eine Art Kasten. In diesem Kasten liegen unsere Organe und werden von äußeren Einflüssen geschützt. Der Kasten sorgt zusätzlich für eine stabile und aufrechte Haltung. Dieser Kasten wird nach oben von unserem Zwerchfell und nach unten von den Muskeln des Beckenbodens begrenzt. Auf die Muskeln des Beckenbodens werden wir in diesem Buch allerdings nicht näher eingehen. Die Rückseite des Kastens bilden die Muskeln des Rückens – der Rückenstrecker und der große Rückenmuskel – und die Vorderseite bildet der gerade Bauchmuskel. Die seitlichen Bauchmuskeln fassen den Kasten von beiden Seiten ein und verlaufen teilweise noch über die Vorder- und Rückseite. Aufgrund der Funktion und Lage werden auch Muskeln im Bereich des Gesäßes zum Rumpf gezählt. Die evolutionäre Entwicklung der Gesäß-, Rücken- und Rumpfmuskulatur ermöglichte unseren aufrechten Gang und unsere aufgerichtete Körperhaltung.

Atemhilfsmuskulatur und Zwerchfell

Bei der Atmung spielt vor allem das Zwerchfell eine besondere Rolle. Unterstützt wird diese zentral gelegene Muskelplatte vom großen Brustmuskel und der Bauchmuskulatur, die gemeinsam als Atemhilfsmuskulatur bezeichnet werden und die den Vorgang des Atmens unterstützen. Sie heben die Rippen beim Einatmen an und senken sie beim Ausatmen wieder ab. Dies ist allerdings nicht die primäre Funktion dieser Muskeln, welche in den anderen Abschnitten auf den Seiten 39 und 42 beschrieben wird. Das Zwerchfell, auch *Diaphragma* genannt, liegt als Muskel-Sehnen-Platte in der Mitte des Rumpfes, die den oberen Bereich des Brustkorbs vom unteren Bereich der Bauchhöhle trennt. Es formt eine Kuppel im Körperinneren. Das Zwerchfell setzt an den Rippen, am Brustbein und an der Wirbelsäule an. Mehrere Öffnungen lassen beispielsweise die Speiseröhre, Nerven, Blutbahnen wie die Aorta hindurchtreten.

Funktion: Mit der Einatmung verändert sich das kuppelförmige Zwerchfell zu einer Kegelform und schafft Raum für mehr Platz im Brustkorb (Kontraktion), wenn sich die Lunge mit Luft füllt und dadurch mehr Raum beansprucht. Es entsteht ein Unterdruck und Luft kann einströmen. Die Bauchorgane werden hierbei nach unten beziehungsweise zusammengedrückt. Beim Ausatmen kehrt es zu seiner Kuppelform zurück, die Bauchorgane haben also wieder mehr Platz.

Großer Rückenmuskel

Der Rücken wird überwiegend vom sogenannten großen Rückenmuskel *(Musculus latissimus dorsi)* geprägt. Er verläuft oberflächlich rechts und links seitlich der Wirbelsäule. Er entspringt an den Dornfortsätzen der Wirbelsäule und am Kreuzbein, das unter dem letzten Lendenwirbel sitzt (Seite 45). Der gern kurz Latissimus genannte große Rückenmuskel setzt an dem zum Körper hin gelegenen Bereich am Oberarmknochen an.

Funktion: Der große Rückenmuskel bewegt einen seitlich abgespreizten Arm zum Körper (Adduktion) und dreht ihn nach innen (Innenrotation). Außerdem ist er an der Bewegung des Arms nach hinten (Retroversion) beteiligt und damit auch für alle Zugbewegungen verantwortlich, wenn Sie beispielweise einen schweren Einkaufswagen von vorn zu sich heranziehen oder die Autotür öffnen. Turner haben oft einen sehr ausgeprägten großen Rückenmuskel, weil sie sich im Hang an der Stange oder den Ringen hochziehen und mit dieser Bewegung den großen Rückenmuskel besonders trainieren.

Rückenstrecker

Ein ganzer Verbund von Muskeln wird gemeinhin als Rückenstrecker *(Musculus erector spinae)* bezeichnet. Die einzelnen kleineren und größeren Muskeln verlaufen entlang des gesamten Rückens, parallel zur Wirbelsäule, vom unteren Rücken bis zum Kopf. Die kleinen Teile verbinden die Dornfortsätze benachbarter Wirbel miteinander oder ziehen vom Querfortsatz zum Dornfortsatz. Die etwas größeren Muskelstränge überspringen einen oder mehrere Wirbel und verbinden dann beispielsweise Wirbel aus dem Bereich der Lendenwirbelsäule (kurz: LWS) mit Wirbeln im Bereich der Brustwirbelsäule (kurz: BWS). Auf Seite 45 sind die einzelnen Wirbel und Segmente (Wirbel mit Bandscheiben) der Wirbelsäule bildlich dargstellt. Gemeinsam bilden die größeren und kleineren Muskelstränge des Rückenstreckers ein dichtes Netz an Muskulatur.

Funktion: Aufgrund seiner Lage ist der Rückenstrecker stark an der Körperhaltung beteiligt – er hält Sie aufrecht und gerade. Neben dem Strecken und Aufrichten sind diese Muskeln auch an der Seitneigung und an der Rotation, also Drehung, des Oberkörpers beteiligt.

Bauchmuskulatur

An der Körpervorderseite bilden die seitlichen und schrägen Bauchmuskeln *(Musculus obliquus externus abdominis, Musculus obliquus internus abdominis* und *Musculus transversus abdominis)* sowie der vordere gerade Bauchmuskel *(Musculus rectus abdominis)* eine Art Korsett rund um die Körpermitte. Sie umschließen den Rumpf von allen Seiten und sind durch ihre Anordnung stark an der Bildung des »Kastens« beteiligt, der unsere Organe schützt. Sie verbinden auch das Becken mit dem Brustkorb.

Funktion: Neben der Rotation der Wirbelsäule, dem Neigen des Oberkörpers zur Seite und des Beugens des Oberkörpers nach vorn sind die Bauchmuskeln vor allem für die Stabilisierung des Rumpfes verantwortlich. Gut trainierte Bauchmuskeln sorgen für eine stabile Körperhaltung. Sie helfen zudem bei der Ausatmung (Seite 40).

Gesäßmuskulatur

Das Gesäß besteht aus mehreren Muskeln, dem großen *(Musculus glutaeus maximus)*, dem mittleren *(Musculus glutaeus medius)* und dem kleinen *(Musculus glutaeus minimus)* Gesäßmuskel. Wir werden hier genauer auf den großen Gesäßmuskel eingehen, der großflächig über die gesamte Rückseite des Beckens verläuft. Er entspringt am Lendenbereich und am Kreuz- sowie Steißbein (Seite 45) und verläuft bis zu verschiedenen Ansatzpunkten am Oberschenkel. Er ist der kräftigste Strecker des Hüftgelenks beziehungsweise des Oberkörpers. Daher wird er auch Hüftstrecker genannt.

Funktion: Der große Gesäßmuskel ist vor allem für den aufrechten Gang verantwortlich. Er streckt das Hüftgelenk (Extension) und stabilisiert den Oberschenkel. Wenn Sie den Oberkörper nach vorn neigen, zum Beispiel weil Sie eine Last vor sich abgestellt haben, sorgt unter anderem dieser Muskel dafür, dass Sie wieder in einen aufrechten Stand kommen. Er spielt auch eine Rolle beim Aufstehen aus einer sitzenden Position. Der große Gesäßmuskel ist des Weiteren an der Abspreizung (Abduktion), am Heranziehen (Adduktion) des Beins sowie an der Auswärtsdrehung (Außenrotation) des Oberschenkels beteiligt.

Hüftbeuger

Der Gegenspieler der Gesäßmuskulatur ist der Hüftbeuger beziehungsweise die Hüftbeugemuskulatur, die aus einem Muskelverbund von zwei Muskeln, dem Darmbeinmuskel und dem großen Lendenmuskel, besteht. Gemeinsam bilden sie den Lenden-Darmbein-

Muskel. Er liegt an der Vorderseite der Hüfte beziehungsweise des Beckens und ist der stärkste Beuger des Hüftgelenks. Der große Lendenmuskel entspringt dabei dem zwölften Brustwirbel sowie weiteren Lendenwirbeln und zieht sich bis zum Oberschenkelknochen.

Funktion: Jedes Mal, wenn Sie Ihr Bein zum Treppensteigen anheben oder beim Laufen einen Fuß vor den anderen setzen, ist der Hüftbeuger beteiligt, das heißt jedes Mal, wenn das Hüftgelenk gebeugt wird. Wenn Sie sich aus der Rückenlage direkt nach oben aufsetzen wollen, ist er an der Aufrichtung des Rumpfs beteiligt – auch hier erfolgt eine Beugung im Hüftgelenk.

Untere Extremitäten: Beine

Den Abschluss macht nun die Beinmuskulatur. Wie die Muskulatur der oberen Extremitäten spielt auch die Beinmuskulatur zusammen, dennoch können Ober- und Unterschenkel sowie Vorder- und Rückseite gesondert betrachtet werden.

Oberschenkelmuskulatur

Auf der Vorderseite des Oberschenkels befindet sich der quadratische vierköpfige Oberschenkelmuskel *(Musculus quadriceps femoris)*, kurz Quadrizeps genannt. Er besteht, wie der Name andeutet (lateinisch *quattuor* = vier), aus vier Muskelteilen. Diese vier Teile beziehungsweise »Köpfe« sind der gerade Oberschenkelmuskel, der zur Mitte gelegene breite Muskel, der mittlere breite Muskel sowie der äußere breite Muskel. Während der erstgenannte am Becken entspringt, entspringen die anderen alle am Oberschenkelknochen. Sie münden alle in einer Sehne am oberen Ende des Schienbeins am Knie (Patellasehne).

Die Muskeln der Oberschenkelrückseite haben hier wieder die Rolle des Gegenspielers inne. Sie verlaufen an der Rückseite des Oberschenkels vom Knie zum Gesäß. Der Zusammenschluss an diesen Muskeln wird auch Kniebeuger, Hamstrings oder ischiocrurale Muskulatur genannt. Sie setzt sich aus dem zweiköpfigen Oberschenkelmuskel, dem Halbsehnenmuskel und dem Plattsehnenmuskel zusammen.

Funktion: Die verschiedenen Anteile des Quadrizeps bewirken gemeinsam die Streckung des Kniegelenks und unterstützen den Hüftbeuger beim Beugen der Hüfte (der erstgenannte Kopf, der gerade Muskel des Oberschenkels). Die ischiocruralen Muskeln dienen dem Strecken der Hüfte und dem Beugen des Knies. Da das Kniegelenk, ähnlich wie das Schultergelenk, in der Streckung und Beugung sehr beweglich ist, sorgt die gesamte Muskulatur des Oberschenkels für Stabilität und Sicherheit.

Wadenmuskulatur

Eine oberflächliche und eine tief liegende Muskelschicht bilden gemeinsam die Wadenmuskulatur: Dieser Zusammenschluss an Muskeln an der Rückseite des Unterschenkels besteht aus dem zweiköpfigen Wadenmuskel, auch Zwillingswadenmuskel oder kurz Gastrocnemius genannt, dem Schollenmuskel und dem Fußsohlenmuskel. Tief liegend befinden sich weitere kleine Muskeln. Der zweiköpfige Wadenmuskel, der Schollenmuskel und der Fußsohlenmuskel setzen teils ober-, teils unterhalb des Kniegelenks an, münden in die Achillessehne und laufen somit über die Ferse.

Funktion: Die am Unterschenkel befindliche Wadenmuskulatur ist vor allem für die Beugung des Fußes (Plantarflexion) und des Kniegelenkes verantwortlich sind. Wenn Sie sich auf die Zehenspitzen stellen, werden Sie vor allem von Ihren Wadenmuskeln gehalten. Auch das Abrollen des Fußes beim Laufen oder das Hochdrücken beim Treppensteigen wird von den Muskeln an den Waden ermöglicht. Zudem helfen die Wadenmuskeln Ihnen auch, den Fuß und das Sprunggelenk zu stabilisieren und so den Dreipunktstand (Seite 64) zu halten, der die Basis für eine solide Körperhaltung ist.

Wichtige Knochenpunkte zum Selbstertasten

Um sich am eigenen Körper besser orientieren zu können, hilft es, sich ein paar markante Punkte bewusst zu machen, an denen knöcherne Strukturen gut zu ertasten sind. Wir stellen Ihnen zwei Knochenpunkte vor, die Sie dabei unterstützen, die Übungsanweisungen zu besser zu verstehen.

Das **Brustbein** *(Sternum)* ist ein flacher, schwertförmiger Knochen, der an der Körpervorderseite in der Mitte des Brustkorbs sitzt. An ihm setzen die Rippen beziehungsweise deren Knorpel an. Das Brustbein lässt sich gut ertasten.

Als **Beckenkamm** wird die obere Kante des Beckenknochens bezeichnet. Zusammen mit dem Kreuzbein bildet er einen Ring aus Knochen, der aufgrund seiner ausladenden

Form auch als **Beckenschaufel** bezeichnet wird. Diese obere Kante des knöchernen Beckens ist rechts und links im Bereich des unteren Rückens gut ertastbar.

Am **Oberschenkelknochen**, auch Femur genannt, findet sich leicht unterhalb der Höhe der Hüftpfanne ein Knochenfortsatz, der **Rollhügel**. Diesen können Sie seitlich an Ihrem Oberschenkel ertasten. Besonders gut geht dies, wenn Sie Ihr Bein entlang der Achse nach innen und außen drehen.

Unsere Wirbelsäule lässt sich in drei Teilbereiche unterteilen – die **Halswirbelsäule** (HWS), die **Brustwirbelsäule** (BWS) und die **Lendenwirbelsäule** (LWS). Die Wirbelsäule schließt mit dem Übergang von LWS zu **Kreuzbein** und **Steißbein** ab.

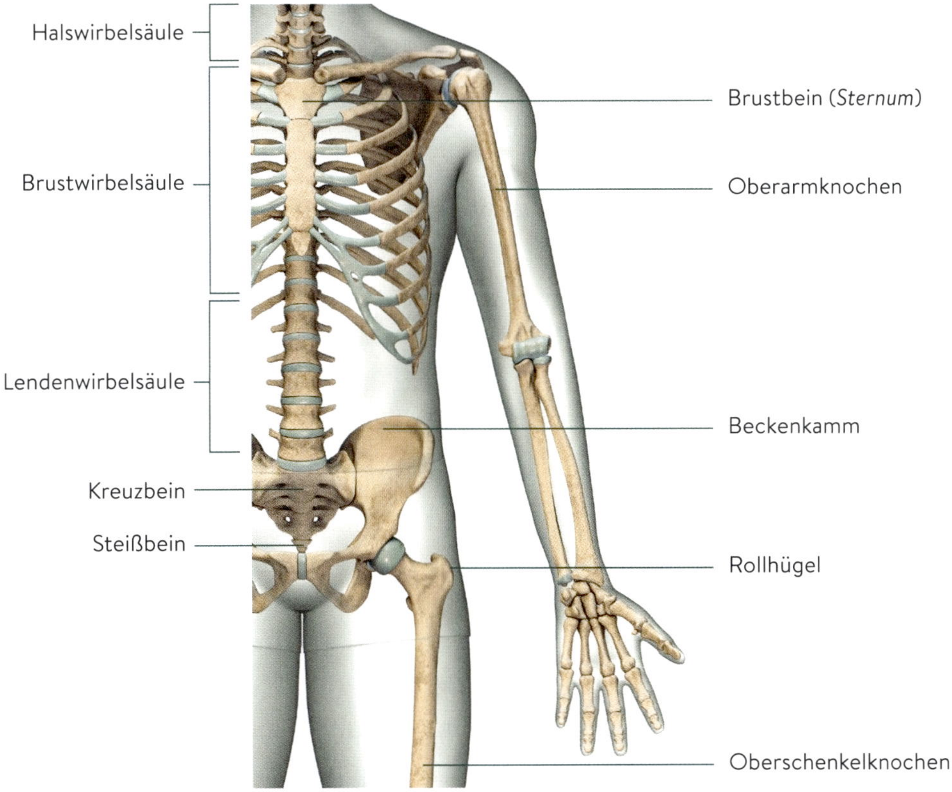

Die menschliche Wirbelsäule besteht aus drei Teilbereichen: Halswirbelsäule, Brustwirbelsäule und Lendenwirbelsäule. Brustbein und Beckenkamm lassen sich gut ertasten. Sie sind markante knöcherne Strukturen, die bei vielen Übungen Orientierungshilfe bieten.

Krafttraining für jedes Alter

Krafttraining verbessert Muskelmasse, Kraft und Schnellkraft in jedem Alter. So zeigen Studien, dass Muskelmasse und Kraft selbst bei über 90-Jährigen noch trainiert und verbessert werden können.[45] Jüngere Menschen trainieren, um ihren Körper zu formen, um fitter zu werden oder um ihre sportliche Leistungsfähigkeit zu verbessern. Im Gegensatz dazu machen Senioren über 65 Jahre Krafttraining, da es der natürlichen Alterung entgegenarbeitet, dabei hilft, bis ins hohe Lebensalter fit und selbstständig zu bleiben, und auch weil insbesondere im Alter ein muskulöserer Körper in Kombination mit einer guten Haltung bei Frauen und Männern besser aussieht.

1. **Krafttraining hilft dabei, alltägliche Aktivitäten einfacher zu bewältigen.** Die Chance, dass Sie nicht gebrechlich werden und die Aktivitäten des täglichen Lebens auch im Alter noch weitgehend unabhängig und selbst durchführen können, wird durch ein altersgerechtes Krafttraining erhöht. Zu diesen Alltagsaktivitäten gehören die Körperpflege wie Baden und Duschen, persönliche Hygiene. Sich ohne fremde Hilfe anziehen zu können, den Toilettengang allein zu bewältigen und ganz generell die Mobilität, wenn Sie beispielsweise vom Bett oder Stuhl aufstehen oder Treppen steigen, sowie das Einkaufengehen und Kochen gehören ebenfalls dazu. Mit den im Buch vorgestellten Übungen trainieren Sie, um all dies noch lang selbstständig bewältigen zu können. Doch umgekehrt kann auch der Alltag selbst zum Trainingsplatz werden, denn das wiederholte Aufstehen aus einem Sessel kann bereits so intensiv sein, dass Sie diese Alltagsbewegung als Krafttraining nutzen können.
2. **Krafttraining erhöht die Muskelmasse, verbessert die Körperhaltung und steigert die Attraktivität.** Attraktivität im Alter hängt von Muskelmasse und Haltung ab. Wer noch mit 80 aufrecht daherkommt und dessen Körper über ausreichend große Muskeln verfügt, der ist attraktiver als jemand, der sich gebeugt und mit wenig Muskulatur präsentiert. Selbst mit über 90 Jahren kann man Kraft und Muskulatur aufbauen oder erhalten.[46] Unter diesem Aspekt betrachtet, ist Krafttraining im Alter auch Ganzkörperkosmetik. Dies gilt für Frauen und Männer.
3. **Krafttraining stärkt die Knochen und beugt Osteoporose vor.** Krafttraining stimuliert nicht nur das Wachstum der Muskulatur, sondern auch das der Knochen. Verschiedene Studien zeigen, dass Krafttraining die Knochenmineraldichte erhöht.[47] Daher wird Krafttraining in speziellen Rehasportgruppen genutzt, um Osteopo-

rose – eine Krankheit, bei der die Knochen zerbrechlich und spröde werden – zu vermeiden oder zu behandeln.

4. **Krafttraining hat Anti-Adipositas- und Anti-Diabetes-Effekte.** Wenn Muskeln wachsen, dann verringert sich fast immer die Fettmasse und eine erhöhte Blutzuckerkonzentration kann sich normalisieren. Dies hängt wahrscheinlich damit zusammen, dass ein wachsender Muskel viele Baustoffe wie Aminosäuren und Zucker aus dem Blut aufnimmt.[48]
5. **Krafttraining zur Sturzvermeidung.** Um Stürze zu vermeiden, sind Balanceübungen und Sturzvermeidungstraining am wichtigsten.[49] Wenn Krafttraining Ihre Beinkraft und Ihre Reaktionsfähigkeit beim Stolpern verbessert, dann kann dies zusätzlich helfen, Stürze zu vermeiden.

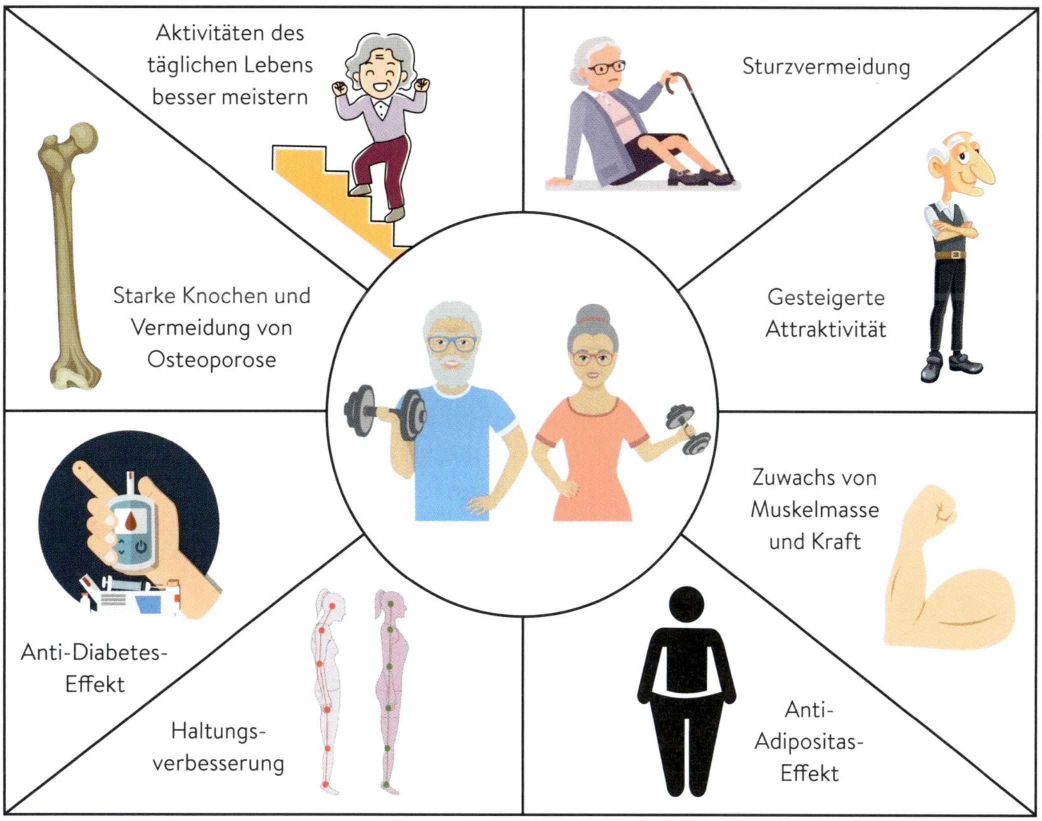

Die Effekte von Krafttraining auf die Gesundheit von Senioren sind vielfältig und sprechen für sich, um mit dem Training zu beginnen.

Das richtige Training für die unterschiedlichen Gruppen

Bei den verschiedenen Arten von Krafttraining gilt es, dasjenige auszuwählen, das Ihnen in Ihrer Situation am dienlichsten ist, das Sie darin unterstützt, Ihre Ziele – Stabilität, Muskelaufbau, Muskelerhalt, Osteoporoseprophylaxe oder -behandlung, Sturzprophylaxe – zu erreichen. Welches Training Sie hierbei wählen, hängt von Ihrem momentanen Status ab, wie viel Muskelmasse Ihr Körper noch hat, wie es um die Muskelfunktion und allgemein Ihre Gesundheit bestellt ist. Um für Sie ein individuell geeignetes Training vorschlagen zu können, unterscheiden wir drei Altersgruppen. Diesen Gruppen ordnen wir in Kapitel 3 (ab Seite 68) verschiedene Übungen mit passendem Schwierigkeitsgrad zu.

1. **Präsarkopene und sarkopene Senioren.** In dieser Gruppe sind Frauen und Männer, die 65 Jahre oder älter sind, die von einem Arzt als präsarkopen (definiert als »Sarkopenie wahrscheinlich«) oder sarkopen diagnostiziert worden sind (Seite 16). Sie selbst können annehmen, dass Sie dieser Gruppe angehören, wenn Sie vier Punkte oder mehr im SARC-F-Fragebogen (Seite 17) erreicht haben und wenn Sie wenig Muskelmasse, Probleme mit der Muskelfunktion oder allgemein Mobilitätsprobleme haben und zum Beispiel auf einen Rollator angewiesen sind.
2. **Durchschnittlich fitte Senioren:** Dies sind Frauen und Männer ab einem Alter von 65 Jahren, deren Muskelmasse, Kraft und Schnellkraft nachgelassen hat, die aber weniger als vier Punkte im SARC-F-Fragebogen (Seite 17) erzielt haben und bei denen keine Diagnose »Sarkopenie wahrscheinlich« (Seite 18) oder »Sarkopenie« (Seite 19/20) gestellt wurde.
3. **Supersenioren:** Zu dieser Gruppe zählen wir Menschen von etwa 50 bis 64 Jahren, die vor dem Seniorenalter ein Muskelreservoir anlegen und fit in den neuen Lebensabschnitt eintreten möchten. Außerdem zählen wir hierzu Menschen über 65 Jahre, die noch so viel Muskelmasse und Muskelfunktion haben wie diejenigen im mittleren Alter.

Ein altersgerechtes Krafttraining ist ein Kompromiss aus Effektivität und Sicherheit. Die »Effektivität« eines Krafttrainings beschreibt, wie stark das Training Muskelmasse, Kraft und Schnellkraft sowie Alltagsbewegungen wie beispielsweise das Treppenstei-

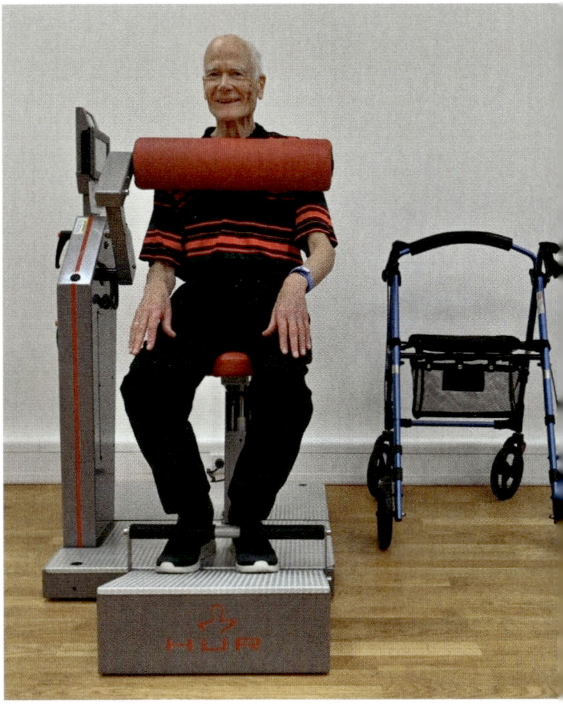

Krafttraining ist auch dann möglich, wenn man bereits einen Rollator braucht. Wer mit starkem Willen regelmäßig trainiert, der kann hier seine Mobilität und Lebensqualität entscheidend verbessern.

gen innerhalb einer vorgegebenen Trainingszeit verbessert. Im Gegensatz dazu beschreibt »Sicherheit« die Wahrscheinlichkeit, mit der Sie sich bei einer Übung verletzen oder stürzen – oder dies eben gerade nicht passiert. Dabei hängt die Sicherheit nicht nur von der ausgewählten Übung ab, sondern auch von Ihrem körperlichen Zustand. Eine Kniebeuge, die Sie mit einem Zusatzgewicht ausführen, gilt als sicher, wenn Ihr Gleichgewichtssinn gut entwickelt ist. Die gleiche Kniebeuge kann jedoch für jemanden, der bereits Rückenprobleme, Knie- und Hüftarthrose hat oder unter Drehschwindel leidet, eine Gefahr darstellen und zu Verletzungen und Stürzen führen.

Basierend auf den Parametern Effektivität, Sicherheit und anderen Aspekten empfehlen wir unterschiedliche Trainingsformen und Übungen für die drei genannten Personengruppen. Insbesondere Krafttraining kann gut im Fitnessstudio, aber auch zu Hause absolviert werden. Unter der Rubrik Übungen stellen wir beispielsweise Übungen mit Wirbelsäulenbelastung wie etwa Hebeübungen vor. Welche Trainingsform und welche Übungen für Sie geeignet sind, können Sie der Tabelle auf Seite 54 entnehmen, wenn Sie sich einer der drei definierten Gruppen zugeordnet haben.

Wo Sie trainieren

Es bleibt Ihnen und Ihren Vorlieben überlassen, wo Sie trainieren möchten. Jede der nachfolgend vorgestellten Möglichkeiten bietet Vor- und Nachteile beziehungsweise hat unterschiedliche Schwerpunkte und Angebote. Schätzen Sie Ihre eigene Situation bezüglich Ihrer Gesundheit und Motivation ein und wägen Sie ab, was für Sie individuell am besten geeignet ist.

Die Wirbelsäule auf Belastung vorbereiten

Als »Wirbelsäulenbelastung« werden Kräfte bezeichnet, die auf die Wirbelsäule wirken. Hier sind sowohl Druck- (von oben oder unten wirkend) als auch Scherkräfte (seitlich wirkend) gemeint. Die Wirbelsäule und die Muskeln, die Sie schützen, können gezielt auf diese Belastungen vorbeitet werden. Mit Übungen für die Bauch- und Rückenmuskeln schützen Sie Ihre Wirbelsäule vor diesen Kräften, denen Sie nicht nur beim Sport, sondern auch im Alltag begegnen – zum Beispiel beim Heben von Taschen oder anderen Gegenständen. Allerdings ist es wichtig, sich beim Training Stück für Stück an Übungen und damit verbundene Belastungen zu gewöhnen. Obwohl Kreuzheben mit Langhantel (Seite 182/183) eine effektive Übung dastellt, um den Rumpf und damit die Wirbelsäule zu stärken, sollten Sie diese als Einsteiger oder wenn Sie unter Rückenschmerzen leiden, nicht durchführen. In diesen Fällen empfehlen sich spezifische Übungen zur Rumpfkräftigung, wie beispielsweise der Pallof-Press auf Seite 94/95 oder der Armstütz mit Arm- und Beinheben auf Seite 133.

Trainieren im Fitnessstudio: Das Fitnessstudio ist der beste Ort für ein effektives Krafttraining und für Senioren eignet sich hier besonders ein Fitnessstudio mit Fokus auf Gesundheitstraining. Der Vorteil ist, dass Sie in einem Fitnessstudio unter Anleitung durch meist zertifizierte Fitnesstrainer oder Sportwissenschaftler ein effektives, sicheres und altersgerechtes Krafttraining erlernen und durchführen können. Der Nachteil ist, dass Sie meist eine Mitgliedschaft über einen bestimmten Zeitraum abschließen müssen, was seinen Preis hat, und dass Sie die Anfahrt einplanen müssen. Außerdem ist es wichtig, dass im Fitnessstudio bereits andere Senioren trainieren, damit Sie sich »zu Hause« fühlen und Sie gern hingehen – und Sie damit auch mit dem Training dranbleiben.

Trainieren im Sportverein: Eine Alternative ist das Training in Seniorensportgruppen im Verein, was meist preiswerter ist als das Training im Fitnessstudio. Ein typisches Seniorentraining ist im Normalfall weniger effektiv für den Aufbau von Muskelmasse und Muskelfunktion, da seltener oder weniger spezielle Kraftübungen gegen hohe Widerstände oder mit Gewichten durchgeführt werden. Dafür wird oft auch das Herz-Kreislauf-System trainiert, und meistens sind Übungen, die das Gleichgewicht herausfordern, integriert. In zahlreichen Vereinen stehen Ihnen jedoch auch gut ausgestattete

Krafttrainingsräume zur Verfügung und in einigen wird sogar unter Anleitung ein altersgerechtes Krafttraining für Senioren angeboten. Ein wichtiger Vorteil von Seniorensportgruppen ist, dass Sie viele andere Menschen Ihres Alters treffen, Sie sich austauschen und sich so Freundschaften entwickeln können. Schauen Sie sich nach einem Verein in der Nähe Ihres Wohnorts um, erkundigen Sie sich bei Ihrem Verein nach den Angeboten und fragen Sie konkret nach Seniorensportgruppen und spezifisch nach Krafttraining für Senioren.

Trainieren zu Hause: Im Gegensatz zu Fitnessstudio und Verein kostet das Training zu Hause – abgesehen von Anschaffungskosten für Geräte wie zum Beispiel Hanteln – nichts und die Anfahrt fällt weg. Der Nachteil ist, dass Sie sich selbst motivieren müssen, dass die Anleitung fehlt und dass Sie meist allein trainieren. Deshalb ist es für das Heimtraining wichtig, dass Sie sich in der Lage fühlen, die Übungen allein korrekt und sicher auszuführen, und dass Sie die Disziplin aufbringen, das Training verlässlich beispielsweise zweimal pro Woche durchzuführen. Nehmen Sie sich feste Trainingstage vor, die Sie in Ihren Kalender eintragen. Zudem sollten Sie ein paar Trainingsgeräte zu Hause haben. Ein Paar Kurzhanteln oder eine Kettlebell, mit denen Sie für sich anspruchsvoll, aber sicher trainieren können, machen das Training effektiver. Empfehlungen für Gewichte finden Sie in der Tabelle auf Seite 53. Es gibt sogar Heimkraftstationen, das heißt Geräte für zu Hause, an denen Sie verschiedene Krafttrainingsübungen durchführen können.

Gesundheitshinweise für ein sicheres Training

In Kapitel 3 ab Seite 70 begegnen Sie zahlreichen unterschiedlichen Übungen: Übungen mit freien Gewichten, Übungen mit hoher Wirbelsäulenbelastung, Übungen am Boden und Übungen, bei denen Sie frei im Raum trainieren, ohne sich festzuhalten. Die Hinweise bei jeder Übung geben Ihnen schnell Aufschluss über gesundheitliche beziehungsweise sportliche Voraussetzungen, die diese Übung an Sie stellt. Wir stellen Ihnen im Folgenden die körperlichen Ansprüche der verschiedenen Übungen vor.

1. **Übungen mit freien Gewichten:** Bei diesen Übungen arbeiten Sie mit Kurzhanteln, Kettlebells, Langhantel und Gewichtsscheiben. Die Trainingsutensilien stammen aus dem klassischen Krafttraining: Kurzhanteln und Kettlebells gibt es in verschiedenen

Gewichtsklassen, wobei das Gewicht meist direkt auf der Hantel geschrieben steht. Eine Langhantel setzt sich aus einer Stange und variabel montierbaren Gewichtsscheiben zusammen, sodass Sie die Belastung individuell einstellen können. Außerdem lässt sich mit Gewichtsscheiben auch ohne die Hantelstange trainieren. Je nach Übung ist das eine oder andere Trainingstool besser geeignet. Übungen aus dieser Kategorie setzen oft eine gute Bewegungskontrolle und einen sicheren Stand voraus. Zudem können mithilfe der Gewichte Muskeln gezielt belastet werden.

2. **Übungen mit hoher Wirbelsäulenbelastung:** Bei diesen Übungen geht es um einen starken Rücken. Sie sollten bei diesen Übungen das Gewicht, mit dem Sie trainieren, langsam steigern. Menschen mit Wirbelsäulen-, Gleichgewichtsproblemen oder Osteoporose sollten diese Übungen meiden und Alternativen wählen.
3. **Übungen am Boden:** Diese Übungen führen Sie auf einer Matte oder einer ähnlich weichen, abpolsternden Unterlage aus. Bei diesen Übungen geht es oft um die Kräftigung des Rumpfes oder das Mobilisieren – das Durchbewegen – der Wirbelsäule. Sollten Sie Probleme beim Hinknien oder Aufstehen haben, sind diese Übungen für Sie nicht geeignet und wir geben Ihnen Alternativen an die Hand.
4. **Übungen ohne Festhalten:** Hier führen Sie Übungen im Stehen im freien Raum aus, ohne dass Sie Gelegenheit haben, sich festzuhalten. Damit sprechen Sie intensiv den Gleichgewichtssinn an. Diese Übungen trainieren Ihren Gleichgewichtssinn und sind eine effektive Maßnahme, um Gangsicherheit sowie das Stehen auf einem Bein zu verbessern. Sie dienen in diesem Sinne auch als Sturzprophylaxe, weil Sie lernen, sich auszubalancieren und gegebenenfalls auch abzufangen und zu stabilisieren, ohne gleich zu fallen. Wenn Sie unter Gleichgewichtsproblemem leiden, empfiehlt es sich, diese Übungen mit einer Stütze (Tisch, Türrahmen, Stuhl) oder mithilfe eines Trainingspartners zu machen, damit Sie sich bei Bedarf stabilisieren können.

Trainingsgeräte und -zubehör für ein Training zu Hause

Viele Übungen, die Sie in den Trainingsplänen für zu Hause finden, können Sie mit Ihrem eigenen Körpergewicht durchführen. Allerdings ist die Übungsauswahl dadurch etwas eingeschränkt und auch die Steigerung der Übungen ist nur über die Geschwindigkeit der Bewegung möglich. Daher empfiehlt es sich, ein paar kleinere Kurzhanteln, Minibänder (breitere Gummibänder) oder Kettlebells zu beschaffen. Auch Gewichtsmanschetten können hilfreich sein. Diese Hilfsmittel finden Sie in Sportfachgeschäften, in denen Sie auch beraten werden.

Eine kleine Auswahl an Trainingsgeräten bereichert das Training zu Hause, macht es kurzweiliger, abwechslungsreicher und effektiver.

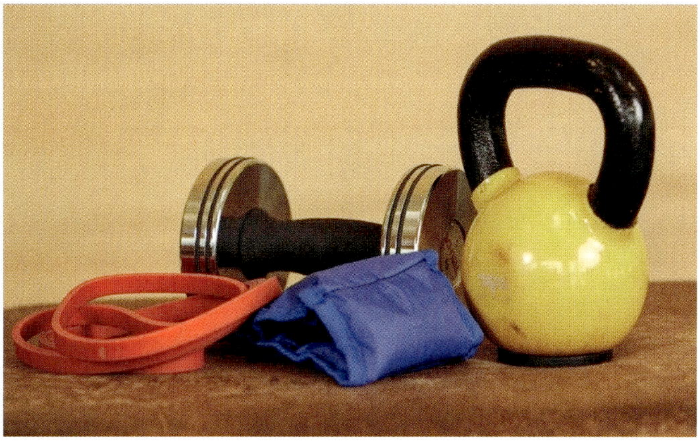

Zur leichteren Orientierung finden Sie in der Tabelle genauere Angaben zu einzelnen Geräten, mit denen Sie sich für Ihr Heimtraining ausrüsten können. Genauere Gewichtsangaben erleichtern es Ihnen, bei dem großen Angebot an beispielsweise Kurzhandeln geeignete Gewichte auszuwählen. Das Gewicht in Kilogramm von Manschetten, Hanteln und Kettlebells und der Grad der Stärke bei Widerstandsbändern wird von den jeweiligen Herstellern der Geräte angegeben.

Geräte für das Krafttraining

Gerät	Präsarkopene und sarkopene Senioren	Durchschnittlich fitte Senioren	Mittelalte und Supersenioren
Gewichtsmanschetten (mäßig effektiv)	0,5–1 kg	1–2 kg	> 2 kg
Kurzhanteln	2–10 kg	2–15 kg*	2–20 kg*
Kettlebells	2–10 kg	2–15 kg*	2–20 kg*
Therabänder/ Widerstandsband	sehr leicht bis mittelschwer	leicht bis stark*	leicht bis sehr stark*
Langhantel und zusätzliche Ausstattung	ungeeignet	wenig geeignet	Langhantel, Langhantelablage, Kraftstation

** Vom individuellen Trainingsstand und der Zielübung abhängig!*

Spezielle Angebote für ein Sarkopenietraining

Letztendlich gibt es für präsarkopene und sarkopene Menschen in Deutschland erste Angebote für ein speziell betreutes Sarkopenietraining. Diese Angebote sind derzeit noch begrenzt, doch wir erwarten und hoffen, dass die Bedeutung eines Sarkopenietrainings immer mehr erkannt wird und dass es in Zukunft immer mehr Trainingsangebote geben wird, die dem Abbau von Muskelmasse und -kraft gezielt entgegentreten und bewusst auf die Bedürfnisse und Einschränkungen der Betroffenen eingehen, um so den Erhalt beziehungsweise den Wiederaufbau der Muskulatur zu fördern.

Trainingsformen und Übungen für die drei Gruppen

Gruppe	Trainingsformen	Übungen mit freien Gewichten	Übungen mit hoher Wirbelsäulenbelastung (z. B. Hebeübungen mit Gewicht)	Übungen am Boden	Übungen ohne Festhalten
Präsarkopene und sarkopene Senioren	• Betreutes Sarkopenietraining: sehr gut geeignet • Krafttraining zu Hause: gut geeignet • Seniorensportgruppe im Verein: mäßig geeignet	geeignet* (mit Einschränkung)	mäßig geeignet	mäßig geeignet	mäßig geeignet
Durchschnittlich fitte Senioren	• Krafttraining zu Hause: sehr gut geeignet • Seniorensportgruppe im Verein: sehr gut geeignet • Krafttraining im Fitnessstudio: gut bis sehr gut geeignet	gut geeignet	geeignet* (mit Einschränkung)	geeignet* (mit Einschränkung)	gut geeignet
Supersenioren	• Krafttraining im Fitnessstudio: sehr gut geeignet • Fitnesstraining (wie Zirkel- oder Konditionstraining) im Verein: gut geeignet • Heimtraining: gut geeignet	sehr gut geeignet	gut geeignet*	gut geeignet	sehr gut geeignet

* *Diese Übungen sind oft effektiv, aber nur sicher für Personen, die keine Rücken-, Hüft- und/oder Knieprobleme wie beispielsweise Arthrose oder Drehschwindel haben.*

Was Sie über Krafttraining wissen sollten

Ausdauertraining und Krafttraining sind die wichtigsten körperlichen Trainingsformen. Die Ausdauer wird typischerweise mit niedriger Intensität trainiert, beim Wandern, Laufen, Radfahren oder Schwimmen. Ausdauertraining verbessert vor allem die Fitness und beugt vielen Krankheiten vor, wie zum Beispiel Herzinfarkt und Diabetes. Es ist aber nur wenig geeignet, um Sarkopenie vorzubeugen oder zu behandeln. Hier ist das Krafttraining, das auch Muskeltraining genannt wird, die richtige Trainingsform. Beim Krafttraining trainieren Sie gegen erhöhte Widerstände, wozu auch das eigene Körpergewicht zählt, etwa bei Kniebeugen, oder Sie trainieren mit Gewichten wie Hanteln oder gegen andere Widerstände, beispielsweise mit Bändern aus Gummi, sogenannten Minibändern, um die Muskelmasse, Kraft und Schnellkraft zu steigern oder zu erhalten.

Ein altersgerechtes Krafttraining hat mehrere Effekte: Es trainiert das Nervensystem, das dann die Muskulatur stärker aktiviert. Es führt auch zur Vergrößerung der trainierten Muskeln, was Muskelhypertrophie genannt wird, und verbessert die Kraft und Schnellkraft. Selbst über 90-Jährige können mit Krafttraining noch Muskelmasse aufbauen und ihre Kraft erhöhen.[50]

Der Vorgang der Muskelhypertrophie

Das Größenwachstum der Muskulatur wird auch Muskelhypertrophie genannt. Dieser Begriff wird nicht nur in der Wissenschaft verwendet, sondern auch in der Sportpraxis. Da größere menschliche Muskeln aus Hunderttausenden von Muskelfasern bestehen, stellt sich die Frage, ob ein Muskel hypertrophiert, weil zusätzliche Muskelfasern gebildet werden, oder ob die existierenden Muskelfasern größer werden – also hypertrophieren. Hier hat die Forschung gezeigt, dass ein Muskel nach Krafttraining hypertrophiert, weil die Muskelfasern wachsen, und nicht, weil der Muskel mehr Muskelfasern produziert.

Wie Krafttraining das Nervensystem trainiert

Bei dem Begriff »Krafttraining« denkt man meist zuerst an Muskeln, doch es wird nicht nur die Muskulatur angesprochen, sondern auch das Nervensystem, das die Muskeln aktiviert. Das Nervensystem umfasst das Gehirn, das Rückenmark und sogenannte Motoneuronen, das heißt Nervenzellen, die vom Rückenmark ausgehend zu den Muskeln verlaufen. Wenn die Motoneuronen aktiv sind, dann kontrahieren diejenigen Muskeln, die sich am Ende eines Motoneurons befinden. Je aktiver das Motoneuron ist, desto stärker kontrahiert der Muskel. Durch Krafttraining verbessern Sie also nicht nur die Technik und korrekte Ausführung einer Übung, sondern Sie trainieren und erhöhen genauso die Aktivität der Motoneuronen, wodurch die Muskeln besser angesteuert werden. Die Anpassung des Nervensystems an den dem Körper abgeforderten Kraftaufwand beim Training erklärt, warum Sie auch ohne eine Vergrößerung der Muskulatur stärker werden können. Nach ein paar Wochen Krafttraining sind die Motoneuronen gerade nach einer Krafttrainingseinheit mit maximaler Anspannung aktiver, sodass die Muskeln mehr kontrahieren.

Wie Krafttraining Muskelhypertrophie stimuliert

Eine wichtige Anpassung der Muskulatur als Reaktion auf das Krafttraining ist das Dickenwachstum von Muskeln: die bereits vorgestellte Muskelhypertrophie. In diesem Zusammenhang wird oft noch gelehrt, dass die sogenannte Superkompensation dafür verantwortlich ist. Dies ist jedoch ein Irrglaube, der aus der Überinterpretation eines Buches des russischen Sportwissenschaftlers Jakowlew aus den 1960er-Jahren resultiert.[51] Studien insbesondere nach der Jahrtausendwende haben aber inzwischen den Mechanismus der Muskelhypertrophie bei Krafttraining weitestgehend geklärt.

Wir wissen heute, dass vor allem die durch Krafttraining gesetzten mechanischen Reize die Proteinsynthese (Protein ist ein anderer Begriff für Eiweiß) der trainierten Muskeln für ein bis zwei Tage verdoppeln bis verdreifachen.[52] Dies bedeutet, dass ein krafttrainierter Muskel ein bis zwei Tage mehr Protein produziert als ein untrainierter Muskel. Dadurch erhöht sich der Proteingehalt eines Muskels – da Muskeln zu etwa 70 Prozent aus Protein bestehen – und er wächst (= hypertrophiert). Konkret bedeutet dies: Wenn Sie am Montag Ihren Oberschenkel trainieren, hypertrophiert dieser noch am Dienstag und Mittwoch. Daher müssen Sie einen Muskel selbst für maximales Muskelwachstum nicht täglich trainieren. Wenn sie zweimal in der Woche ein anstrengendes Krafttraining zum Beispiel montags und donnerstags ausführen, erzielen Sie bereits gute Effekte, da bei einem zweimaligen Krafttraining mit entsprechender Ernährung zwischen den Trainingseinheiten die trainierten Muskeln fast die ganze Woche über wachsen.

Da die Proteinsynthese der wichtigste Prozess des Muskelwachstums ist, möchten wir diesen Prozess noch einmal näher beschreiben. Proteine werden aus sogenannten Aminosäuren hergestellt. Aminosäuren sind kleine Moleküle, die mit Legobausteinen vergleichbar sind, aus denen dann der Muskel bei der Proteinsynthese ein Protein baut. Wenn wir mit der Nahrung Protein aufnehmen, dann wird das Protein zunächst im Darm bei der Verdauung in seine Bausteine, die Aminosäuren, aufgespalten. Diese Aminosäuren gehen ins Blut und werden von allen Organen und insbesondere auch von der Muskulatur aufgenommen. Bei der Proteinsynthese baut der Muskel dann aus den Aminosäuren neues Muskelprotein. Generell produziert ein Muskel ständig neues Muskelprotein und baut altes Muskelprotein ab. Konkret tauscht ein Muskel jeden Tag etwa ein Prozent des Muskelproteins durch gleichzeitige Proteinsynthese und Proteinabbau aus. Dies stellt sicher, dass Muskelprotein nicht »veraltet«. Nach jedem Krafttraining erhöht sich die Proteinsynthese auf zwei bis drei Prozent pro Tag. Der Proteinabbau erhöht sich zwar ebenfalls, doch da die Proteinsynthese höher als der Proteinabbau ist, nimmt der Proteingehalt des Muskels zu und der Muskel hypertrophiert.

Wichtige Begriffe im Krafttraining

Wenn Sie mit dem Krafttraining beginnen, werden Ihnen immer wieder ein paar sportspezifische Begriffe begegnen. Manche sind selbsterklärend, andere weniger. Die wichtigsten Begriffe möchten wir Ihnen vorstellen:

- **Konzentrisch, exzentrisch, isometrisch:** Beim Krafttraining können Muskeln konzentrisch, exzentrisch und isometrisch arbeiten. Eine konzentrische Kontraktion bedeutet, dass der kontrahierende Muskel sich verkürzt. Im Gegensatz dazu ist bei einer exzentrischen Kontraktion der Widerstand so hoch, dass sich der Muskel trotz Kontraktion längt, wie zum Beispiel die Oberschenkelmuskeln, wenn Sie bei einer Kniebeuge nach unten gehen. Bei einer isometrischen Kontraktion ändert sich die Muskellänge trotz Kontraktion nicht, beispielsweise wenn Sie die Hände zusammenpressen.

- **Gewicht:** Beim Krafttraining werden Hanteln, Maschinen, elastische Bänder oder das eigene Körpergewicht genutzt. Hierbei wird typischerweise das Gewicht für Hanteln oder der eingestellte Widerstand bei Maschinen in Kilogramm angegeben.
- **1RM:** Die Abkürzung »1RM« steht für das maximale Gewicht, das Sie einmal heben können (englisch: 1 Repetition Maximum). Die Abkürzung 1RM ist weitverbreitet, sodass wir sie auch in diesem Buch verwenden. Wird sie mit einer Prozentangabe verbunden, beispielsweise 70 % 1RM, dann bedeutet das 70 Prozent des maximalen Gewichts, das die Person ein einziges Mal heben oder bewegen kann. Wenn das 1RM bei Ihnen in einer Übung also 10 Kilogramm sind, dann bedeuten 70 % 1RM 70 Prozent von 10 Kilogramm, also 7 Kilogramm.
- **Wiederholung:** Je nach Gewicht und Anstrengung können Sie bei einer Übung unterschiedlich viele Wiederholungen ausführen. Traditionell werden acht bis zwölf Wiederholungen pro Übung für den Aufbau von Muskelmasse empfohlen. Mittlerweile weiß man aber, dass auch mit mehr oder weniger Wiederholungen Muskelmasse aufgebaut wird, solange die Übung mit einer adäquaten Auslastung durchgeführt wird.
- **Satz:** Eine Übung wird normalerweise mehrmals wiederholt. Die Wiederholungszahl, siehe voriger Punkt, wird vorgegeben. Diese Gesamtwiederholungszahl wird als ein Satz bezeichnet. Wenn mehrere Sätze vorgegeben sind, wird genau die angegebene Wiederholungszahl nach einer kurzen Pause so oft wiederholt, wie viele Sätze laut Trainingsplan auszuführen sind.
- **Pause:** Beim Krafttraining pausiert man zwischen Sätzen, damit die Muskeln sich erholen können. Die empfohlene Pausenlänge wird in Minuten angegeben.
- **Anstrengung:** Der Grad der Anstrengung kann in einer Skala von 0 bis 10 (Tabelle Seite 59) angegeben werden und beruht damit auf Selbsteinschätzung. So kann es sein, dass Sie bei einer Übung ein Gewicht fünfmal ohne Anstrengung heben können (wenig anstrengend). Wenn Sie es aber zehnmal heben sollen und dies als maximal anstrengend empfinden, schaffen Sie keine elfte Wiederholung.

In den Trainingsplänen finden Sie auch immer in einer Spalte einen Hinweis zum Anstrengungsgrad. Sie sollten den Schwierigkeitsgrad immer so anpassen, dass Sie die Übung entsprechend der Vorgabe ausführen, sei es durch passende Gewichtswahl oder dass Sie eine als Option gegebene Variante wählen, damit Sie den vorgegebenen Anstrengungsgrad in Ihrem Training erreichen.

Anstrengungsskala für das Krafttraining	
Anstrengung	Beschreibung
10	Maximal anstrengend (nichts geht mehr am Ende der Übung)
9	Extrem anstrengend
8	Sehr anstrengend (am Ende der Übung sind nur noch 1 bis 2 Wiederholungen möglich)
7	Anstrengend (am Ende der Übung sind noch etwa 2 bis 3 Wiederholungen möglich)
6	Ziemlich anstrengend (am Ende der Übung sind noch 3 bis 4 Wiederholungen möglich)
5	Mäßig anstrengend (am Ende der Übung sind noch 4 bis 6 Wiederholungen möglich)
4	Wenig anstrengend (wenig Ermüdung am Ende der Übung)
3	Kaum anstrengend
2	Minimal anstrengend
1	Überhaupt nicht anstrengend
0	Ruhe (keine Übung)

Neben dem Grad der Anstrengung wird in den Trainingsplänen auch angegeben, wie viele Wiederholungen sowie wie viele Sätze Sie von einer Übung ausführen sollen. Des Weiteren finden Sie bei Übungen mit Gewicht oder Widerstand einen Hinweis zur Belastungsintensität, die in Prozent des Einwiederholungsmaximums angegeben ist. Für die Beinpresse (Seite 116/117) sieht das beispielsweise wie folgt aus:

Übung	Wiederholungen	Sätze	Anstrengung	% 1RM
Beinpresse	8	2	6–7	75 %

Gehen wir einmal davon aus, dass Sie ein Gewicht von 40 Kilogramm einmal mit maximaler Anstrengung mit Ihren beiden Beinen bewegen können. Dies bedeutet, dass für diese Übung 40 Kilogramm 100 Prozent von 1RM sind. Die Übungsempfehlung lautet 75 Prozent von 1RM. Das bedeutet, dass Sie mit einem Gewicht von 30 Kilogramm – das sind 75 Prozent von 40 Kilogramm – pro Satz acht Wiederholungen durchführen sollen und Sie die Übung als ziemlich anstrengend (Anstrengungsgrad 6 bis 7) empfinden sollten, sodass am Ende theoretisch noch zwei bis vier weitere Wiederholungen (Tabelle Seite 59) ausführen könnten. Dieses Vokabular ist am Anfang ungewohnt, doch die Erfahrung zeigt, dass sich die meisten schnell an diese Begriffe gewöhnen.

Der Ablauf einer Krafttrainingseinheit

Nachdem Sie nun die wichtigsten Begriffe kennengelernt haben, geht es an die Struktur der einzelnen Trainingseinheiten. Diese ist für jeden Trainingstag gleich. Hierbei spielt es keine Rolle, ob Sie erstmals mit dem Training beginnen oder fortgeschritten und trainingserfahren sind. Das Krafttraining, das wir vorschlagen, hat die folgende Struktur:

1. **Aufwärmen und Mobilität:** Ziel ist es, den Körper durch einfache Übungen aufzuwärmen. Die Körpertemperatur steigt und wird damit optimal auf die folgende Belastung vorbereitet. Die Gelenke werden durchbewegt, wodurch die Produktion der sogenannten Gelenkschmiere, der Synovialflüssigkeit, erhöht wird. Die Gelenkflächen und der Gelenkknorpel werden gut versorgt, Druck wird besser verteilt und damit die Belastbarkeit erhöht. Durch Aufwärmen und Mobilitätsübungen verringert sich das Verletzungsrisiko und Sie können gut vorbereitet zu den intensiveren Hauptübungen übergehen.
2. **Bewegungsvorbereitung:** Speziell auf das folgende Training abgestimmte Übungen bereiten Sie optimal auf die Hauptübungen vor. Oft handelt es sich hier um vereinfachte Versionen der Hauptübungen, sodass Sie sich mit dem Bewegungsablauf schon einmal vertraut machen können.
3. **Hauptübungen:** Das eigentliche Krafttraining besteht aus einer Folge von Übungen, bei denen Sie mit Widerständen und Gewichten arbeiten, die Sie als hoch empfinden. Widerstand und Gewichte werden individuell ermittelt und angepasst. Ziel ist es, Muskelmasse und Kraft zu verbessern. Hier sollten Sie sich anstrengen!

4. **Stabilitätsübungen:** Zur Stärkung der Rumpfmuskulatur und zur Verbesserung der Körperhaltung sollten in jedes Training Stabilitätsübungen eingebaut werden. Diese besonderen Übungen legen den Fokus auf die Körpermitte, zu der vor allem die Bauch- und Rückenmuskulatur zählen – durch ihre Funktion in Teilen auch Gesäß-, Hüft- und Oberschenkelmuskulatur.

Aufwärmen und Mobilität

Die Aufwärmübungen für präsarkopene und sarkopene Senioren (ab Seite 71), durchschnittlich fitte Senioren (ab Seite 108) und Supersenioren (ab Seite 164) dienen dazu, Sie auf die kommenden Übungen und das Training im Allgemeinen vorzubereiten. Sie sollten als Block von drei bis vier Übungen durchgeführt werden. Pro Übung machen Sie acht bis zehn Wiederholungen. Es steht Ihnen frei, nach und nach die Übungen aus den drei verschiedenen Gruppen zu mischen. Sind Sie zum Beispiel in die Gruppe der durchschnittlich fitten Senioren eingeordnet, können Sie mit fortschreitendem Trainingsstatus einzelne Übungen des Aufwärmens der Gruppe der Supersenioren übernehmen. Umgekehrt steht es Ihnen selbstverständlich frei, auch die den präsarkopenen und sarkopenen Senioren zugeordneten Aufwärmübungen zu absolvieren. Ihr Ziel sollte zudem immer sein, die Übungen sauber, kontrolliert und langsam auszuführen.

Aufwärmen und Mobilität im Trainingsablauf

- 3 bis 4 Übungen
- 8 bis 10 Wiederholungen pro Übung, die Sie langsam und kontrolliert ausführen
- Grad der Anstrengung von 3 bis 5 auf der Skala (Seite 59) von 0 bis 10 (10 = maximale Anstrengung)
- 2 Sätze ohne Pause zwischen den Übungen
- Pause von 1 bis 2 Minuten zwischen den Sätzen

Bewegungsvorbereitung

Hier finden Sie Übungen, die oft einfachere Formen von Hauptübungen sind. Wir empfehlen diese spezifischen Übungen zur Bewegungsvorbereitung, wenn Sie zur Gruppe der durchschnittlich fitten Senioren (ab Seite 112) oder Supersenioren (ab Seite 169) zählen. Wenn Sie sich in der Gruppe der präsarkopenen und sarkopenen Senioren finden, sind diese Übungen in Ihren Hauptübungsteil integriert.

Bewegungsvorbereitung im Trainingsablauf

- Vor den Hauptübungen
- 5 bis 6 Wiederholungen
- 1 bis 2 Sätze
- Subjektiv eingeschätzte Anstrengung von 4 bis 5 auf der Skala (Seite 59) von 0 bis 10 (10 = maximale Anstrengung)
- Bei 2 Sätzen machen Sie zwischen den Sätzen 1 bis 2 Minuten Pause

Hauptübungen

Ziel der Hauptübungen ist es, Kraft und Schnellkraft zu verbessern und das Muskelwachstum zu stimulieren. Bei den Hauptübungen sollten Sie sich anstrengen! Führen Sie mehrere Sätze mit sechs bis zwölf Wiederholungen durch. Die Anzahl ist dabei von Ihrem Trainingsgewicht abhängig.[53, 54] Wir empfehlen Ihnen, dass Sie mit einem geringeren Gewicht starten und das Trainingsgewicht dann langsam und schrittweise steigern, sodass Sie die angegebene Anstrengung auf der Skala beim Trainieren empfinden. Zwischen den Sätzen machen Sie eine Pause von zwei bis drei Minuten.

Hauptübungen im Trainingsablauf

- 6 bis 12 Wiederholungen pro Satz
- Subjektiv eingeschätzte Anstrengung von 6 bis 9 auf der Skala (Seite 59) am Ende der Übung. Bei dieser Skala bedeutet 10 die maximale Anstrengung.
- Pause von 2 Minuten zwischen den Sätzen

Stabilitätsübungen

Primär geht es beim Thema Stabilität um die Kräftigung der Rumpfmuskulatur, Sie schulen aber gleichzeitig auch die Wahrnehmung Ihrer Körpermitte. Sie lernen, die Rumpfmuskulatur gezielt anzusteuern und ihre isometrische, also haltende, Funktion zu stärken. Genauso wie Kniebeugen und Kreuzheben hilft Ihnen eine gute Rumpfstabilität dabei, Alltagsbewegungen wie Heben und Hinsetzen leichter zu bewältigen. Wenn Sie eine gute Kontrolle über ihre Körpermitte haben, dann verbessert dies generell Ihre Stabilität.[55]

Die Stabilitätsübungen werden vor allem mit dem eigenen Körpergewicht trainiert. Es handelt es sich um Übungen, die mit einer Anstrengung mit einem Wert von 5 bis 6 durchgeführt werden (die Skala der Anstrengungsgrade finden Sie auf Seite 59). Das

Ermittlung des Trainingsgewichts

Zur Ermittlung des Trainingsgewichts beziehungsweise der Last, mit der Sie Ihre Übungen ausführen sollten, werden grundsätzlich Prozente der dynamischen Maximalkraft herangezogen. Da es aber gerade für Anfänger schwierig ist, diese zu bestimmen, kann mit einer anderen Methode gearbeitet werden. Die ersten beiden Wochen dienen gerade bei Krafttrainingsneulingen immer der Eingewöhnung. In dieser Zeit wählen Sie das Gewicht zu jeder Übung so, dass Sie alle Wiederholungen relativ leicht (5 bis 6 auf der Skala der Anstrengung, Seite 59) bewältigen. In der dritten Woche können Sie dann mithilfe der ILB-Methode Ihr Maximum ermitteln. »ILB« steht für »individuelle Leistungsbild-Methode«. Sind Sie bereits vertraut mit Krafttraining oder den Übungen in diesem Buch, können Sie die ILB-Testung auch schon in der ersten Woche des Trainingsplans durchführen. Im Grunde tasten Sie sich langsam an das maximale Gewicht in der jeweiligen Übung und den jeweiligen Wiederholungsbereich heran. Den ILB-Test sollten Sie für jede Übung gesondert durchführen. Auf dem Ergebnis können Sie dann über den Verlauf der Wochen des Trainingsplans aufbauen.

Sollen Sie an der Beinpresse beispielsweise acht Wiederholungen mit einer subjektiven Anstrengung von 7 ausführen, wählen Sie ein durch Ausprobieren ermitteltes für Sie moderates Gewicht und absolvieren acht Wiederholungen. Ist die letzte Wiederholung sehr leicht? Dann machen Sie eine kurze Pause (ein bis zwei Minuten) und steigern Sie dann das Gewicht um einige Kilo. Machen Sie mit diesem neuen Gewicht acht Wiederholungen. Steigern Sie das Gewicht so lange, bis die letzte der acht Wiederholungen für Sie noch »sauber«, aber sehr schwer zu bewältigen ist. Mehr als zwei bis drei Steigerungen sollten Sie pro Übung nicht brauchen. Das Gewicht, das Sie am Ende ermittelt haben, ist die maximale Last, mit der Sie bei acht Wiederholungen in der Beinpresse eine maximale Auslastung von 9 bis 10 auf der Skala erzeugen können –Ihre dynamische Maximalkraft bei acht Wiederholungen für die Übung Beinpresse. Da Sie für Ihren Trainingsplan aber nur eine Auslastung von 7 brauchen, würden Sie das Gewicht für die folgenden Sätze und auch für die Sätze der nächsten Trainingseinheit anpassen und das Gewicht etwas reduzieren. Wichtig ist, dass Sie diesen Test für jede Übung durchführen und sich so langsam an Ihr Trainingsgewicht bei jeder Übung herantasten. Machen Sie sich am besten Notizen, mit wie viel Gewicht Sie welche Übung trainieren.

heißt, dass diese Übungen Sie nicht so sehr anstrengen wie die Hauptübungen. Wiederholen Sie Übungen aus dieser Kategorie 12- bis 15-mal pro Satz und machen Sie dann eine Pause von 30 bis 60 Sekunden.

Stabilitätsübungen im Trainingsablauf

- 12 bis 15 Wiederholungen
- Subjektive Anstrengung von 4 bis 6 auf der Skala (Seite 59) von 0 bis 10 (10 = maximale Anstrengung)
- Kürzere Pausen von 30 bis 60 Sekunden

Sicher stehen – der Dreipunktstand

Wie schaffe ich es, sicher und »fest« zu stehen, und warum ist ein fester Stand auch beim Krafttraining nützlich? Ein fester Stand wird durch eine gleichmäßige Lastverteilung auf dem Fuß erreicht. Diese Verteilung wird Dreipunktstand oder Dreipunktbelastung genannt. Genauer gesagt ist damit die gleichmäßige Verteilung der Last des Körpergewichts auf die Mitte der Ferse, den Groß- und den Kleinzehenballen gemeint.

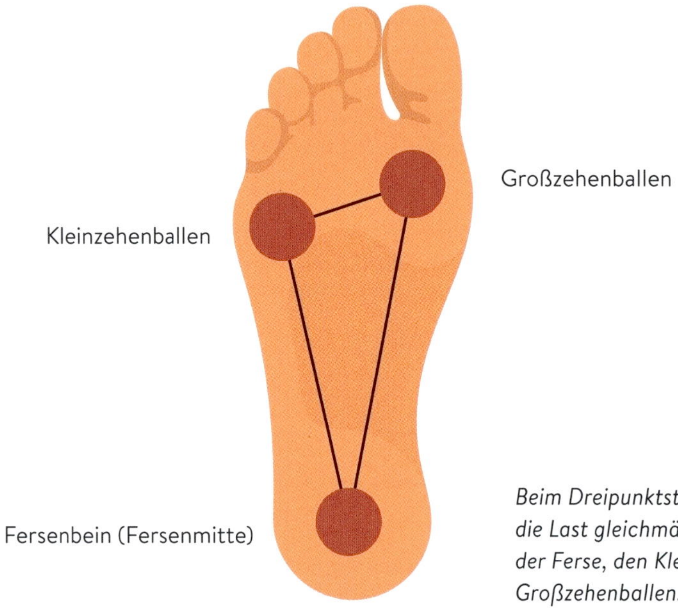

Beim Dreipunktstand verteilt sich die Last gleichmäßig auf die Mitte der Ferse, den Klein- sowie den Großzehenballen.

Stellen Sie sich diese drei Punkte als Dreieck vor, in dessen Mitte sich die Hauptlast zentriert. Diese Standposition ist nicht nur stabil, sondern sie trägt auch zu einem gesunden Fußgewölbe und einer ausgeglichenen Körperachse im Stehen bei. Darüber hinaus ermöglicht sie ein gutes Zusammenspiel der Muskeln beim Ausführen einer Kraftübung.

Was hier auf der Ebene Ihres Fußes passiert, zieht sich Stück für Stück weiter nach oben, bis zum Becken und zur Hüfte. Mit der folgenden Übung werden Sie spüren können, wie sich die Lastverteilung im Fuß auf die Position Ihres Beckens und Rumpfes auswirkt.

Übung zum Dreipunktstand

1. Stellen Sie sich in einem hüftbreiten Stand aufrecht auf einen ebenen Untergrund.
2. Lehnen Sie sich nach vorn, bis Sie drohen umzukippen – tun Sie dies mit geradem und aufrechtem Körper. Spüren Sie, wie sich Ihr Gewicht nun auf Ihrem Vorfuß beziehungsweise den Groß- und Kleinzehenballen befindet.
3. Drücken Sie nun bewusst die großen Zehen in den Boden. Spüren Sie den zusätzlichen Druck auf den Großzehenballen.
4. Lehnen Sie sich nun mit gestrecktem und aufrechtem Körper zurück und verlagern Sie damit Ihr Körpergewicht weitgehend auf die Ferse. Spüren Sie den Druck auf Ihrer Fersenmitte.
5. Versuchen Sie nun zum Schluss, Ihr Gewicht gleichmäßig zwischen Vorfuß und Ferse zu verteilen, indem Sie sich aufgerichtet zentrieren. Spüren Sie, wie das Gewicht einen gleichmäßigen Druck auf Ferse, Groß- und Kleinzehenballen erzeugt.

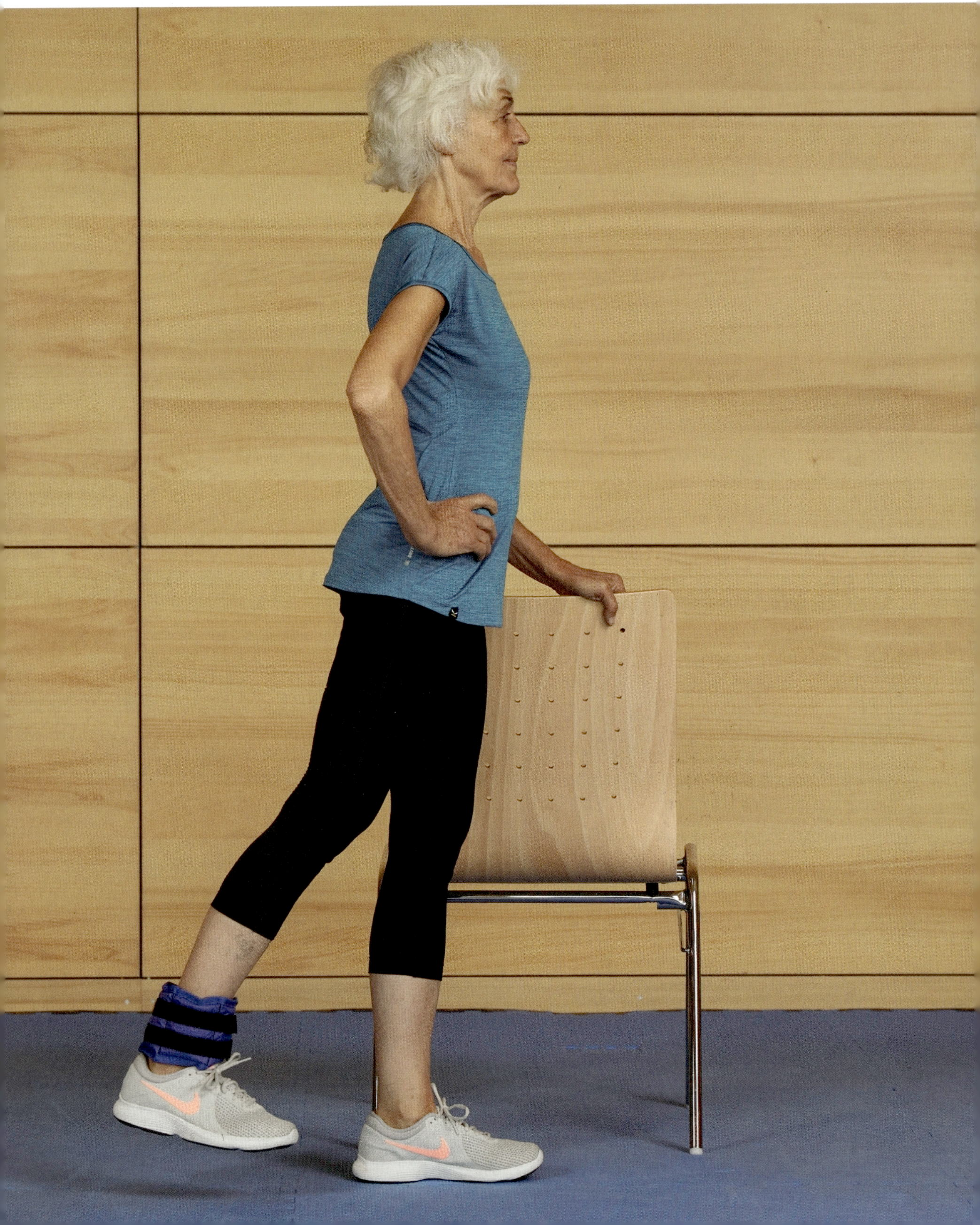

Kapitel 3

RAN AN DIE ÜBUNGEN!

Wie der Übungsteil aufgebaut ist

Mit den Übungen und Trainingsplänen in diesem Kapitel starten Sie nun in die Praxis. Die Programme sind in die drei Gruppen eingeteilt, die Sie schon in Kapitel 2 kennengelernt haben.

- Gruppe 1: präsarkopene und sarkopene Senioren (ab Seite 71)
- Gruppe 2: durchschnittlich fitte Senioren (ab Seite 108)
- Gruppe 3: Supersenioren (ab Seite 164)

Für jede dieser drei Gruppen finden Sie immer die gleichen Übungskategorien, die in der Reihenfolge, wie sie vorgestellt werden, der Reihenfolge entsprechen, wie Sie dann trainieren.

- Sie starten mit dem Aufwärmen. Hier stimmen Sie sich auf das folgende Training ein und bereiten Ihren Körper mit Mobilisationen und das Herz-Kreislauf-System anregenden Übungen auf die folgende Trainingseinheit vor.
- Es folgt jeweils eine Auswahl an Hauptübungen, die in die Bereiche Unter- und Oberkörper aufgeteilt sind. Bei den Hauptübungen geht es also zur Sache und Sie dürfen sich anstrengen.
- Hieran schließen sich Stabilitätsübungen an, die Ihre Rumpfmuskulatur herausfordern und fördern.
- Anschließend finden Sie eine Reihe von Trainingsplänen, anhand derer Sie vier Wochen zu Hause oder in einem Fitnesstudio Ihre Kraft und das Muskelwachstum trainieren können. Die Übungen für zu Hause sind so gewählt, dass Sie keine oder nur wenige Hilfsmittel benötigen. Viele dieser Hilfsmittel, zum Beispiel ein Handtuch, müssen Sie nicht extra erwerben. Für einige Übungen benötigen Sie jedoch Widerstandsbänder oder kleine Gewichte. Empfehlungen hierzu finden Sie auf Seite 53.

Wenn Sie sich zur Gruppe der durchschnittlich fitten Senioren oder der Supersenioren zählen, finden Sie auch noch einen Abschnitt mit Übungen zur Bewegungsvorbereitung. Diese Übungen sind einfachere Varianten der komplexeren Hauptübungen, wie zum Beispiel der Kniebeuge mit Langhantel (Seite 172/173) oder dem Kreuzheben mit Kettlebell (Seite 122/123). Ziel ist es, mit einer vorbeitenden Übung die Technik, das heißt, den Bewegungsablauf für die etwas schwierigere Hauptübung zu erlernen und zu festigen. Die Übungen der Bewegungsvorbeitung sind technisch unterschiedlich anspruchsvoll, was sich natürlich aus dem Schwierigkeitsgrad der Hauptübungen ableitet. Sie finden daher in der Gruppe der präsarkopenen und sarkopenen Senioren keine gezielte Bewegungsvorbeitung. Die einfachste Übungsvariante stellt in dieser Gruppe die Hauptübung selbst dar.

Die Einteilung der Übungen in die drei Gruppen soll Ihnen als grobe Orientierung dienen. Sie können jederzeit auch Übungen einer Gruppe trainieren, der Sie sich nicht grundsätzlich zuordnen. Wenn Sie beispielsweise viel Kraft in den Armen haben, sonst aber mit Muskelproblemen zu kämpfen haben und sich deswegen in die Gruppe der Präsarkopenen einordnen, dann trainieren Sie gern Übungen zur Kräftigung der Arme, die Sie unter der Kategorie durchschnittlich fitte Senioren oder Supersenioren finden.

Bitte achten Sie auf sich! Insbesondere wenn Sie unter Krankheiten leiden oder sich verletzt haben, sollten Sie vor dem Trainingsstart zu Ihrem Hausarzt gehen und sich untersuchen lassen. Körperliches Training ist eines der gesundheitsförderndsten Dinge, die Sie für sich tun können, doch bei mancher Herz-Kreislauf-Erkrankung ist nicht jeder Sport geeignet. Ihr Hausarzt wird Sie hierbei beraten.

Primär und sekundär beanspruchte Muskeln

Viele Übungen sind Multitalente und beanspruchen viele Muskeln gleichzeitig – einige Muskeln primär und andere eher sekundär. »Primär« bedeutet, dass die so bezeichneten Muskeln hauptverantwortlich für die Bewegung sind. Mit »sekundär« werden diejenigen Muskeln bezeichnet, die in einer bestimmten Bewegung die vorrangig arbeitenden Muskeln unterstützen. Sie werden bei den Übungen entsprechend gesondert aufgeführt.

Damit Ihnen diese Muskeln noch einmal in Erinnerung gerufen werden, finden Sie ab den Hauptübungen eine Figur, in der die primären und sekundären Muskeln noch einmal farbig markiert sind. Rot markiert sind dabei die primären Muskeln, orange markiert sind die sekundären Muskeln. Den Gesamtüberblick der Muskeln haben wir bereits auf Seite 37 dargestellt.

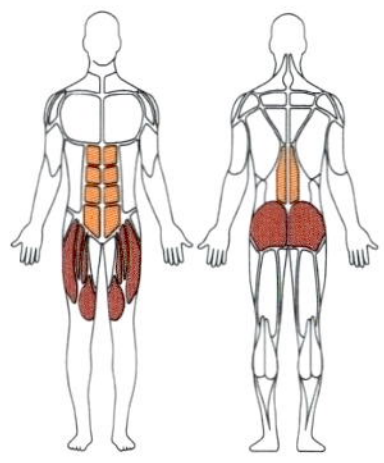

Das Training für präsarkopene und sarkopene Senioren

Sind Sie in Ihrer Mobilität reduziert, nutzen Sie gar einen Rollator? Oder leiden Sie unter Rücken-, Hüft- oder Knieproblemen? Quält Sie ein Drehschwindel? Es gibt zahlreiche Symptome, die die Gesundheit und Ihr Wohlbefinden, aber auch Ihre Sicherheit negativ beeinflussen können und wodurch beispielsweise eine erhöhte Sturzgefahr besteht. Zudem fehlt Ihnen vielleicht auch die Erfahrung mit Krafttraining. Doch Sie haben sich entschieden, etwas für Ihre Gesundheit zu tun. Wir empfehlen Ihnen einfache, sichere Übungen, mit denen Sie aktiv Ihre Beweglichkeit und Kraft steigern können. Mit Trainingsplänen am Ende dieses Kapitels finden Sie alle wichtigen Informationen für ein effektives Heimtraining.

Übungen zum Aufwärmen

› Rumpfrotation in Schrittposition ohne Kopfdrehen

Trainingsziel: Mobilisierung der Brustwirbelsäule, Training der Rumpf- und Beckenstabilität

1. Starten Sie in einer Schrittposition. Stellen Sie das rechte Bein leicht nach außen gedreht zurück und verlagern Sie das Gewicht mehr auf das linke Bein. Strecken Sie beide Arme vor dem Körper aus. Die Hände befinden sich in Verlängerung der Schulter und zeigen zueinander. Achten Sie auf einen aktiven Rumpf und ein neutrales Becken.
2. Nehmen Sie nun den rechten Arm nach hinten – Sie rotieren dabei über Ihre Körperachse so weit wie möglich nach hinten. Der Kopf und der Blick bleiben nach vorn gerichtet. Achten Sie unbedingt darauf, dass das Becken stabil bleibt! Führen Sie diese Bewegung acht- bis zehnmal durch und wechseln Sie dann die Seite.

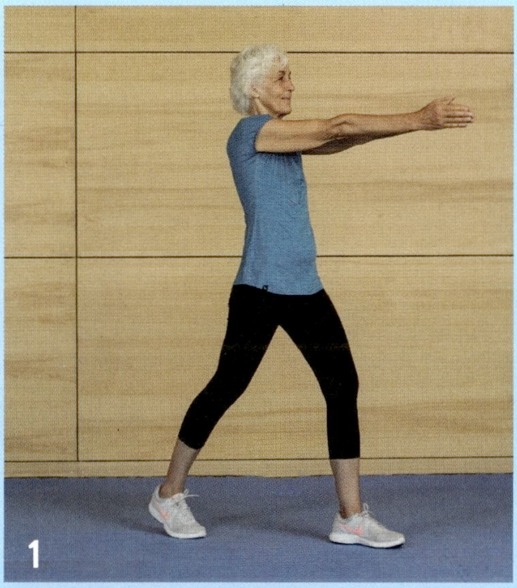

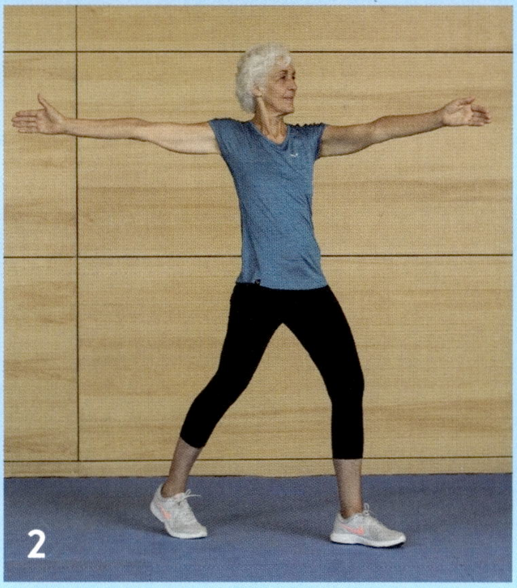

Hinweis: Die Fähigkeit zur Rotation ist in der Brustwirbelsäule oft sehr eingeschränkt. Lassen Sie sich also nicht davon irritieren, falls Sie Ihren Arm nicht so weit nach hinten führen können wie auf dem Foto gezeigt. Wichtig ist, dass Sie das Becken stabil halten und sich so weit drehen, wie es Ihnen möglich ist, ohne die Beckenposition zu veränden. Die Beweglichkeit kommt bei regelmäßigem Üben dann ganz von allein.

Kontraindikation: Wer zu Schwindel neigt, für den ist das die richtige Übung, da der Kopf hier nicht mitgedreht werden soll.

› Knieheben mit Festhalten

Trainingsziel: Aktivierung des Kreislaufs, Aufwärmen der Bein- und Beckenmuskulatur. Es werden vor allem die Hüftbeuger angesprochen, aber auch die Gesäßmuskulatur mit dem großen Gesäßmuskel wird gefordert und durchblutet.

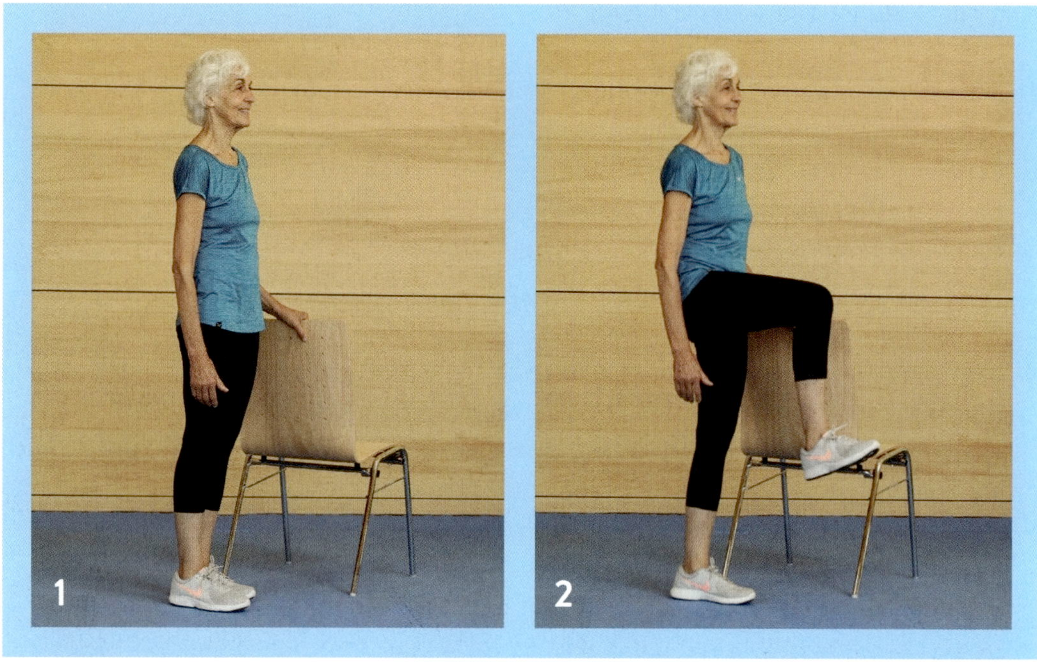

1. Starten Sie im hüftbreiten Stand neben einem Stuhl, die linke Gesäßhälfte zeigt zum Stuhl. Greifen Sie mit der linken Hand die Lehne. Wichtig ist, dass Sie aufrecht stehen und Ihre Bauchmuskeln aktivieren – ziehen Sie hierfür den Bauchnabel ganz leicht nach innen oben, in Richtung des Kopfes.
2. Heben Sie das rechte Bein an, bis der Oberschenkel waagerecht und parallel zum Boden ist. Ziehen Sie dabei die Fußspitze an und versuchen Sie, sich aktiv aus dem linken Standbein zu strecken. Drücken Sie sich hierzu fest aus dem Standbein vom Boden weg. Setzen Sie nun das rechte Bein ab und kommen Sie in die Ausgangsposition, bevor Sie das linke Bein heben. Führen Sie die Übung im Wechsel der beiden Seiten aus.

› Schulterkreisen mit Wippen

Trainingsziel: Koordination der Muskeln, Aufwärmen der Schulter- und Sprunggelenke, Kräftigung der Wadenmuskulatur

1. Starten Sie mit den Füßen im hüftbreiten Stand. Die Arme hängen locker an der Seite. Richten Sie sich auf und spannen Sie die Bauchmuskeln aktiv an.
2. Drücken Sie sich jetzt über die Waden auf die Fußballen und ziehen Sie parallel die Schultern zu den Ohren. Achten Sie auf eine neutrale Beckenposition und vermeiden Sie ein Hohlkreuz.
3. Verlagern Sie das Gewicht in einer flüssigen Bewegung auf die Fersen und heben Sie die Zehenspitzen leicht an; rollen Sie über die Fußsohle ab. Ziehen Sie gleichzeitig die Schultern nach hinten und unten. Kommen Sie wieder in die Ausgangsposition, bevor Sie sich erneut auf den Fußballen drücken und die Schultern zu den Ohren ziehen.

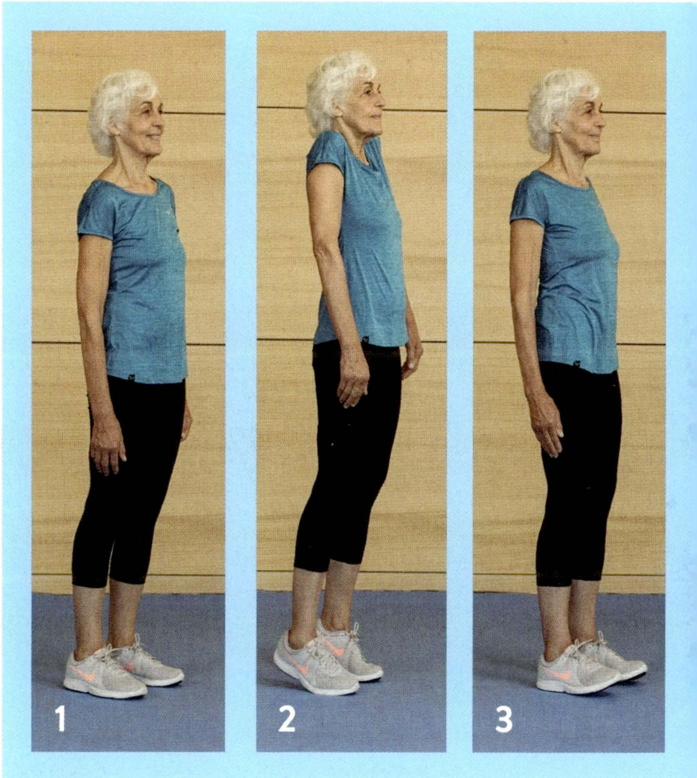

Hinweise

- Achten Sie darauf, die Körpermitte anzuspannen.
- Halten Sie das Becken stabil.
- Ziel ist es, in einer flüssigen und »runden« Bewegung von einer Position in die nächste zu kommen.

Für Ihre Sicherheit: Führen Sie diese Übung nur durch, wenn für Sie keine oder nur eine geringe Gefahr besteht, zu stürzen. Wenn Sie sich dabei nicht wohlfühlen, lassen Sie das Wippen weg und kreisen Sie nur die Schultern.

› Wirbelsäulenrollen

Trainingsziel: Mobilisierung der einzelnen Wirbelsegmente durch maximale Flexion als auch Extension; leichte Kräftigung der kleinen Zwischenwirbelmuskeln, die von Wirbelkörper zu Wirbelkörper spannen, durch das kontrollierte Auf- und Einrollen

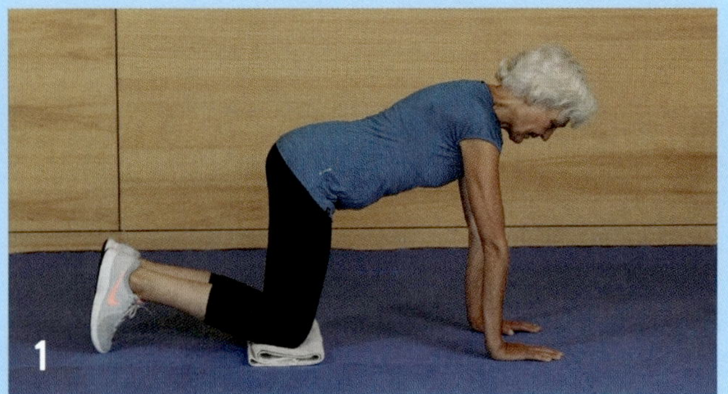

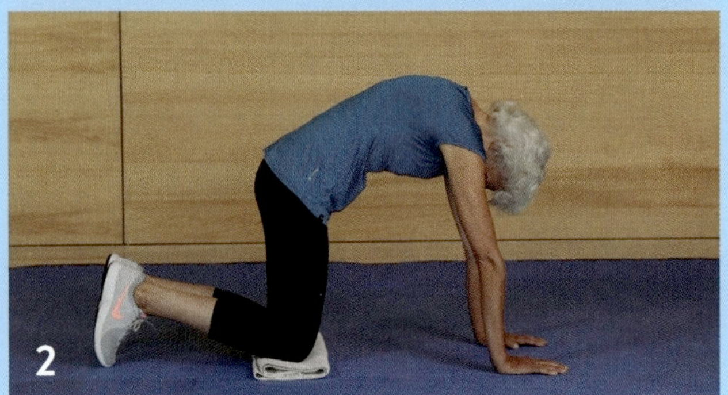

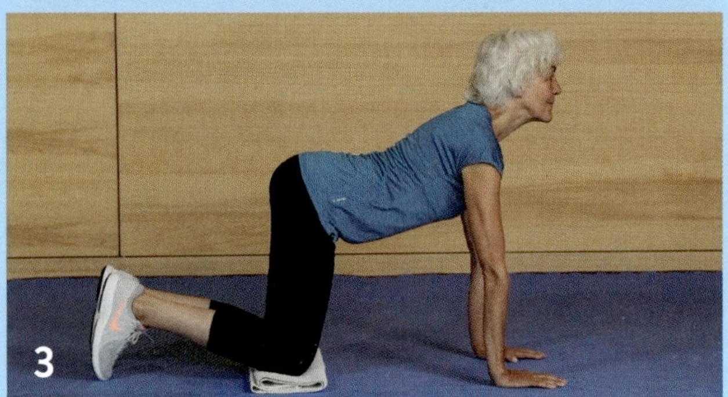

1. Starten Sie auf allen vieren. Platzieren Sie die Hände unter den Schultern, der Oberarm bildet einen rechten Winkel mit dem Rumpf. Die Handflächen zeigen nach vorn. Auch die Oberschenkel bilden einen rechten Winkel mit dem Rumpf und sind circa hüftbreit geöffnet. Stellen Sie die Zehenspitzen auf. Der Rücken bildet eine gerade Linie. Spannen Sie die Bauchmuskulatur aktiv an; versuchen Sie, ein »Durchhängen« in der Körpermitte zu vermeiden.
2. Rollen Sie sich von Kopf bis zum Becken auf. Starten Sie hierbei mit dem Kopf und senken Sie das Kinn auf die Brust. Runden Sie nun die Brustwirbelsäule und schieben Sie den oberen Rücken Richtung Decke. Runden Sie schließlich den unteren Rücken. Die Gesäß- und Bauchmuskulatur bleiben dabei angespannt.
3. Kehren Sie die Bewegung um. Beginnen Sie am Gesäß und kippen Sie das Becken nach vorn, danach folgt die Brustwirbelsäule und anschließend der Kopf. Kippen Sie das Becken bewusst in ein Hohlkreuz und lassen Sie die Brustwirbelsäule zwischen die Schultern »fallen«. Legen Sie den Kopf so weit es geht in den Nacken.

Hinweise

- Arbeiten Sie langsam und bedacht. Versuchen Sie, wirklich jeden einzelnen Wirbel zu spüren, wie er sich ein- und aufrollt. Wenn Ihnen dies am Anfang schwerfällt, wird es bestimmt von Mal zu Mal einfacher werden.
- Legen Sie sich ein Handtuch unter die Knie, wenn sich das Knien unangenehm anfühlt.
- Führen Sie drei Durchgänge des Ein- und Aufrollens aus.

Für Ihre Sicherheit: Für diese Übung müssen Sie auf alle viere auf den Boden. Sollte Ihnen das Aufstehen schwerfallen, können Sie eine ähnliche Variante der Übung im Stehen durchführen, wie die beiden nachfolgenden Abbildungen zeigen. Rollen Sie dabei Ihre Wirbel Stück für Stück auf, bis Ihr Rücken einen »Katzenbuckel« bildet. Dabei stützen Sie sich auf Ihren Oberschenkeln ab.

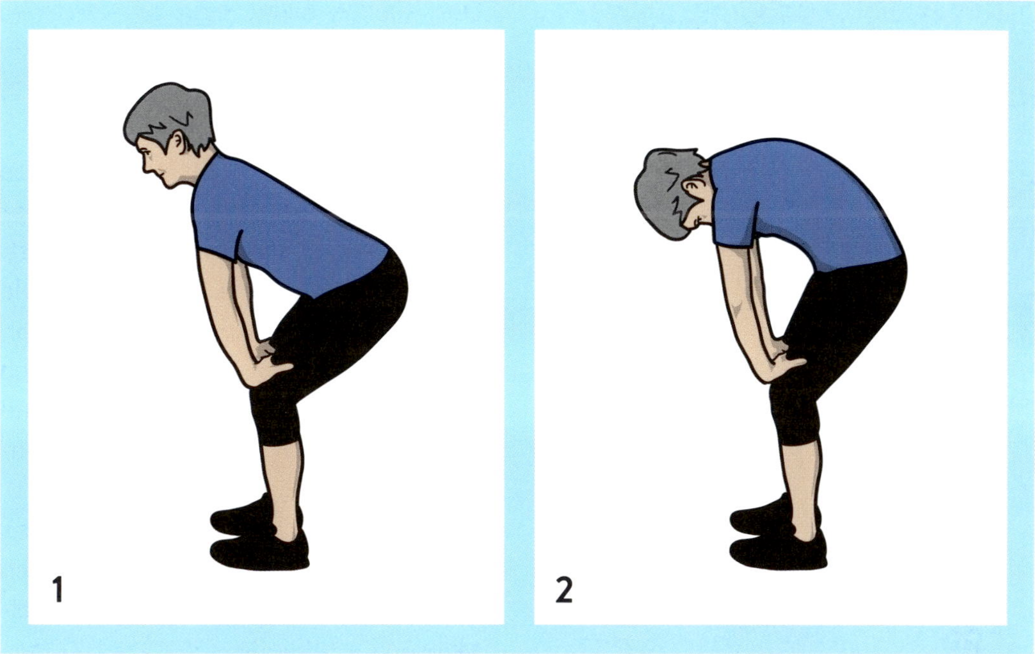

Hauptübungen für den Unterkörper

› Stuhlkniebeuge

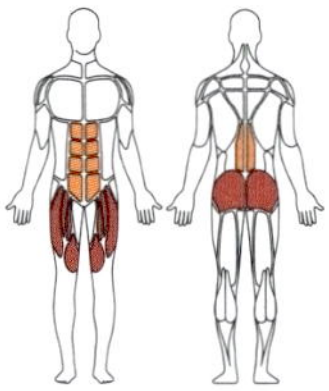

Primär beanspruchte Muskulatur: vierköpfiger Oberschenkelmuskel und großer Gesäßmuskel
Sekundär beanspruchte Muskulatur: gerader Bauchmuskel und die Muskeln des Rückenstreckers, um den Rumpf stabil zu halten

Trainingsziel: Kräftigung der Bein- und Gesäßmuskulatur sowie Stärkung der Rumpf- und Rückenmuskulatur. Die Kniebeuge ist eine grundlegende Bewegung, die Sie im Alltag bei jedem Hinsetzen und Aufstehen aus einem Sessel oder dem Aussteigen aus dem Auto brauchen.

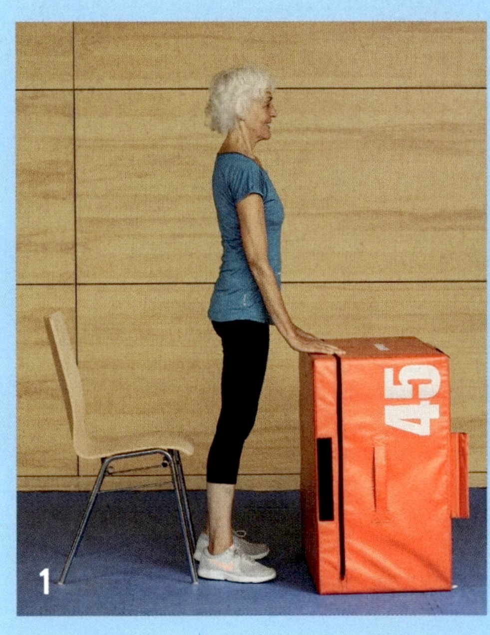

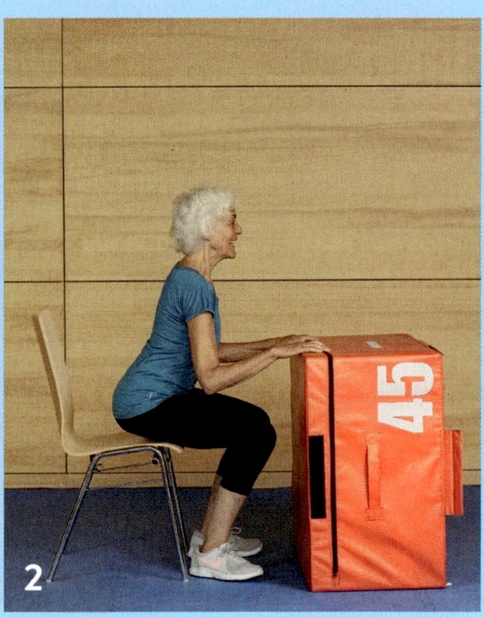

1. Stellen Sie sich mit dem Rücken vor einen Stuhl und starten Sie im hüftbreiten Stand, die Zehenspitzen sind leicht nach außen gedreht. Halten Sie sich an einem Tisch oder Ähnlichem fest. Richten Sie sich aktiv auf.
2. Schieben Sie langsam das Becken nach hinten und achten Sie dabei darauf, dass sich die Rumpfposition nicht verändert und das Becken nicht nach vorn oder hinten kippt. Halten Sie die Beine in einer geraden Achse. Senken Sie das Gesäß so weit ab, bis es den vorderen Bereich der Sitzfläche leicht berührt.

Hinweis: Versuchen Sie zu jedem Zeitpunkt der Bewegung, den Dreipunktstand der Füße zu halten. Kommen Sie zurück in die stehende Ausgangsposition.

› Variante ohne Abstützen

1. Stellen Sie sich mit dem Rücken zu einem Stuhl und legen Sie die Hände vor der Brust aneinander.
2. Beugen Sie die Knie und schieben Sie die Hüfte so weit zurück und nach unten, bis Sie mit dem Gesäß auf die Stuhlkante kommen. Stehen Sie anschließend gleich wieder auf.

Hinweis: Achten Sie bei dieser Übung darauf, dass die Knie nicht nach innen fallen. Schieben Sie deshalb die Knie beim Absenken immer in Richtung Fußmitte beziehungsweise leicht nach außen in Richtung der kleinen Zehen.

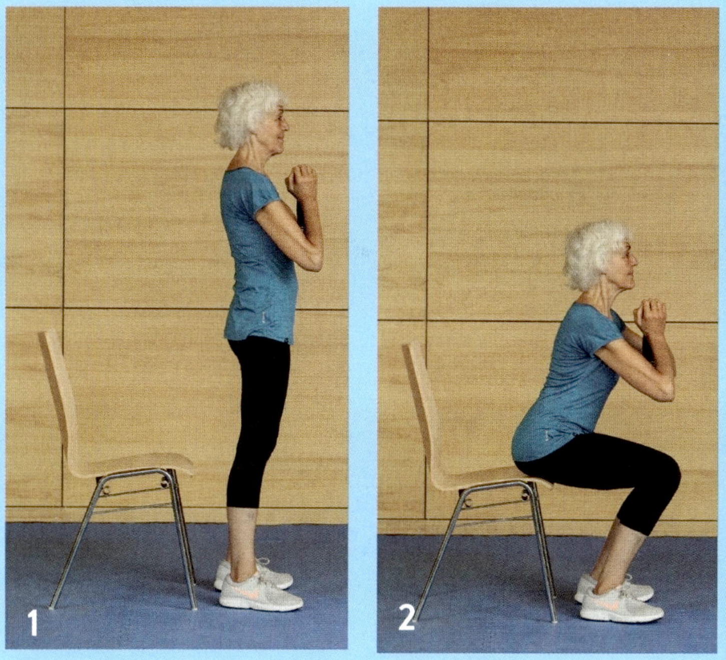

Beinstrecken im Sitzen

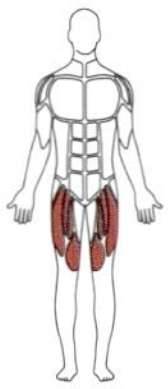

Primär beanspruchte Muskulatur: vierköpfiger Oberschenkelmuskel

Trainingsziel: kontrolliertes Strecken der Knie und Stabilisierung des Beins in der Standbein- beziehungsweise Stützphase beim Laufen

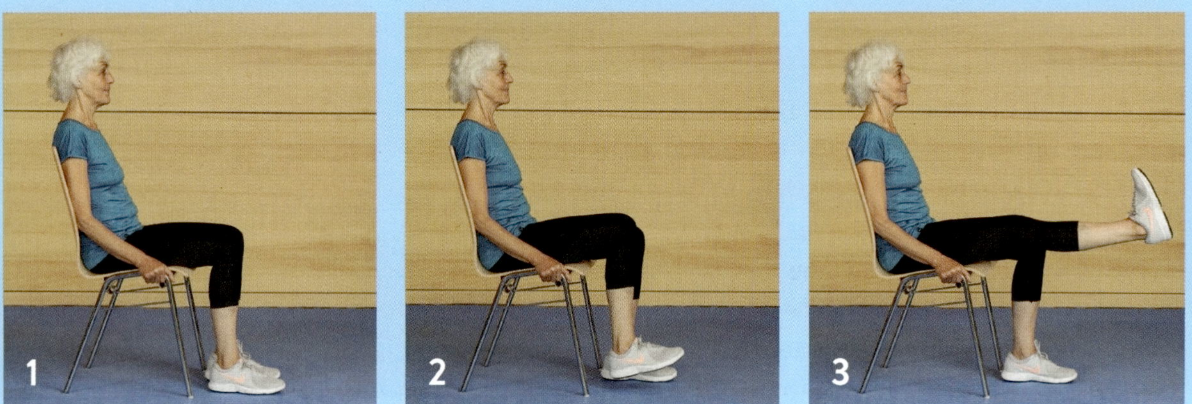

1. Starten Sie sitzend auf einem Stuhl oder Sessel. Lehnen Sie sich mit dem Rücken komplett an der Lehne an und greifen Sie mit den Händen seitlich die Stuhlfläche. Halten Sie die Beine parallel. Die Knie zeigen nach vorn.
2. Aktivieren Sie nun die Bauchmuskulatur und pressen Sie den unteren Rücken fest in die Lehne. Ziehen Sie die Zehenspitzen an und lösen Sie den rechten Fuß vom Boden.
3. Strecken Sie den rechten Unterschenkel nach vorn. Spannen Sie dabei den Oberschenkel maximal an. Das rechte Bein ist nun fast komplett gestreckt. Halten Sie die Position 20 bis 30 Sekunden, bevor Sie das Bein wieder absetzen und die Seite wechseln.

Hinweis: Wenn Sie die Übung schwerer gestalten möchten, legen Sie eine Fußmanschette an. Im Fitnessstudio können Sie auch die Maschine für die Beinstreckung nutzen und die Übung ein- oder beidbeinig ausführen (Beinstrecken am Gerät, Seite 176).

› Beinbeugen mit Handtuch

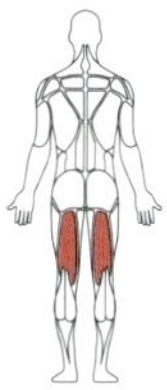

Primär beanspruchte Muskulatur: zweiköpfiger Muskel der Oberschenkelrückseite

Trainingsziel: Kräftigung des Beugers im Kniegelenk – die Gegenspieler der Kniestreckung beugen das Kniegelenk, sind aber auch an der Streckung der Hüfte beteiligt. Stabilisierung des Kniegelenks, insbesondere des vorderen Kreuzbands.

1. Legen Sie ein Handtuch circa eine Unterschenkellänge entfernt vor einen Stuhl – der Boden sollte hierfür relativ rutschig sein, zum Beispiel Fliesen oder Laminat. Setzen Sie sich auf den Stuhl, lehnen Sie sich komplett an die Lehne des Stuhls an und greifen Sie seitlich die Sitzfläche. Platzieren Sie nun die rechte Ferse auf dem Handtuch.
2. Drücken Sie die Ferse des rechten Beins so fest Sie können in den Boden. Ziehen Sie die Ferse dann zusammen mit dem Handtuch zum Körper, indem Sie das Kniegelenk beugen. Die Oberschenkelrückseite sollte möglichst wenig von der Sitzfläche abheben. Schieben Sie das Handtuch anschließend mit der Ferse langsam in die Ausgangsposition zurück.

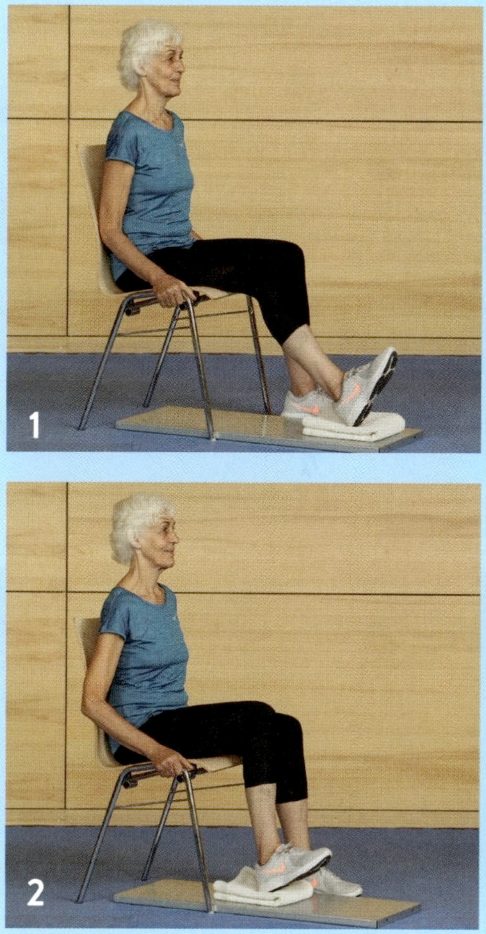

Hinweise

- Halten Sie während der gesamten Übung die Bauchspannung, indem Sie den unteren Rücken in die Lehne drücken.
- Im Fitnessstudio können Sie auch die Maschine für die Beinbeugung nutzen und die Übung ein- oder beidbeinig ausführen (Beinbeugen am Gerät, Seite 177).

Einbeiniges Treppensteigen mit Festhalten

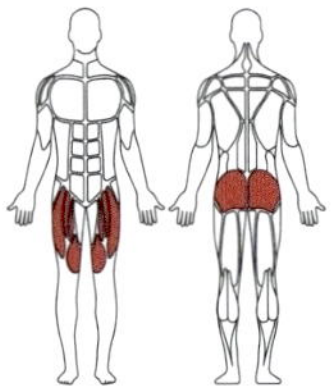

Primär beanspruchte Muskulatur: vierköpfiger Oberschenkelmuskel und großer Gesäßmuskel

Trainingsziel: Verbesserung der Stabilität in der Standbeinphase beim Laufen und (Treppen-)Steigen

1. Starten Sie mit dem Bein auf der ersten Treppenstufe, auf dessen Seite sich das Geländer befindet. Halten Sie sich am Geländer fest. Verlagern Sie das Körpergewicht auf den vorderen Fuß, der auf der Treppe steht. Halten Sie die Bauchmuskeln aktiv. Das Knie des oberen Beins zeigt in Richtung Mittelfuß oder etwas nach außen Richtung kleiner Zeh.
2. Drücken Sie sich kraftvoll aus dem oberen Fuß nach oben und lösen Sie den unteren Fuß vom Boden. Der untere Fuß sollte beim Abdrücken nach oben nicht oder kaum helfen. Heben Sie sich auf diese Weise eine Stufe nach oben. Achten Sie darauf, dass der Rumpf stabil bleibt und Sie das Gewicht maßgeblich aus dem vorderen Bein nach oben drücken.
3. Drücken Sie sich ganz nach oben und strecken Sie die Brustwirbelsäule. Stellen Sie das hintere Bein nicht auf die Treppenstufe, sondern lassen Sie es in der Luft schweben. Senken Sie nun das hintere Bein wieder in Richtung Boden ab. Führen Sie zuerst alle Wiederholungen auf einer Seite durch, bevor Sie auf die andere Seite wechseln.

Hinweise

- Achten Sie bei dieser Übung vor allem darauf, dass Ihr Knie immer zum Mittelfuß zeigt und nicht nach außen oder innen aus der Mittelachse ausbricht.
- Ob Sie eine oder zwei Stufen für das Training wählen, sollten Sie von Ihrem Trainingsstatus abhängig machen.
- Achten Sie darauf, dass Sie die Bewegung langsam und kontrolliert ausführen.

Für Ihre Sicherheit: Üben Sie das Treppensteigen nur dann, wenn Sie die Sturzgefahr als gering einschätzen.

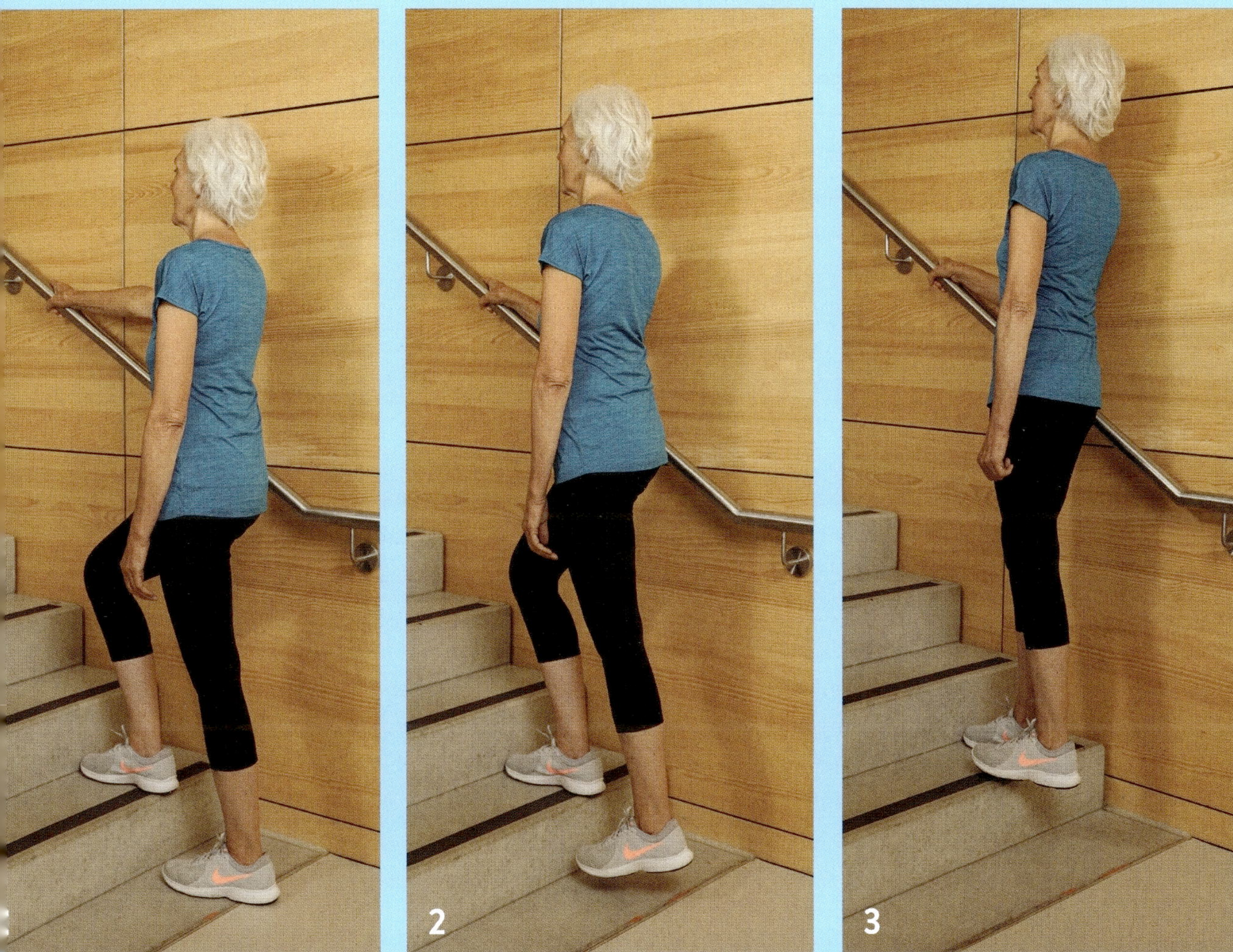
2
3

› Rumänisches Kreuzheben

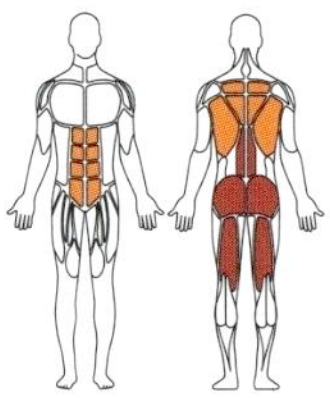

Primär beanspruchte Muskulatur: zweiköpfiger Muskel der Oberschenkelrückseite, der große Gesäßmuskel und die Muskeln des Rückenstreckers

Sekundär beanspruchte Muskulatur: gerader Bauchmuskel und der Trapezius, um den Rumpf und den oberen Rücken stabil zu halten

Trainingsziel: Vorbeugung des Rumpfes, ohne dabei die Rumpfstabilität zu verlieren. Neben Gesäß und Rücken muss die Bauchmuskulatur isometrisch mitarbeiten. Die Übung bereitet zudem auf das Kreuzheben beziehungsweise generell auf das Hochheben von auf dem Boden liegenden Gegenständen vor.

1. Stellen Sie die Füße im Stehen eng nebeneinander. Greifen Sie die Stange etwa schulterbreit. Richten Sie sich auf und spannen Sie die Bauchmuskeln an. Ziehen Sie die Schulterblätter aktiv nach hinten und zueinander. Die Stange liegt leicht auf den Oberschenkeln auf.
2. Schieben Sie das Becken nach hinten und neigen Sie den Oberkörper nach vorn und unten. Die Stange bewegt sich dabei an den Oberschenkeln entlang – versuchen Sie, die Stange immer so nah wie möglich am Körper zu halten. Das Gewicht verlagert sich dabei leicht auf die Fersen. Schieben Sie das Gesäß so weit nach hinten, bis Sie einen Zug auf der Oberschenkelrückseite spüren. Achten Sie darauf, dass das Becken nicht nach vorn oder hinten kippt! Spannen Sie dann die Gesäßmuskulatur an und ziehen Sie sich über die Kraft aus dem Gesäß in die Ausgangsposition in den aufrechten Stand.

Hinweis: Bei dieser Übung ist eine feste Körpermitte unumgänglich. Genau ausgeführt, braucht es einiges an Koordination und Stabilität, vor allem im Rumpf. Vielleicht hilft Ihnen auch die Vorstellung, dass Sie ein Klappmesser sind, das am Becken zusammengeklappt wird – genau hier wird die Bewegung eingeleitet, und genau hier wird auch die Kraft erzeugt, die Sie wieder aufrichtet. So wird ein etwaiger Druck von Ihrem unteren Rücken genommen, was für das Heben von schwereren Gegenständen enorm wichtig ist.

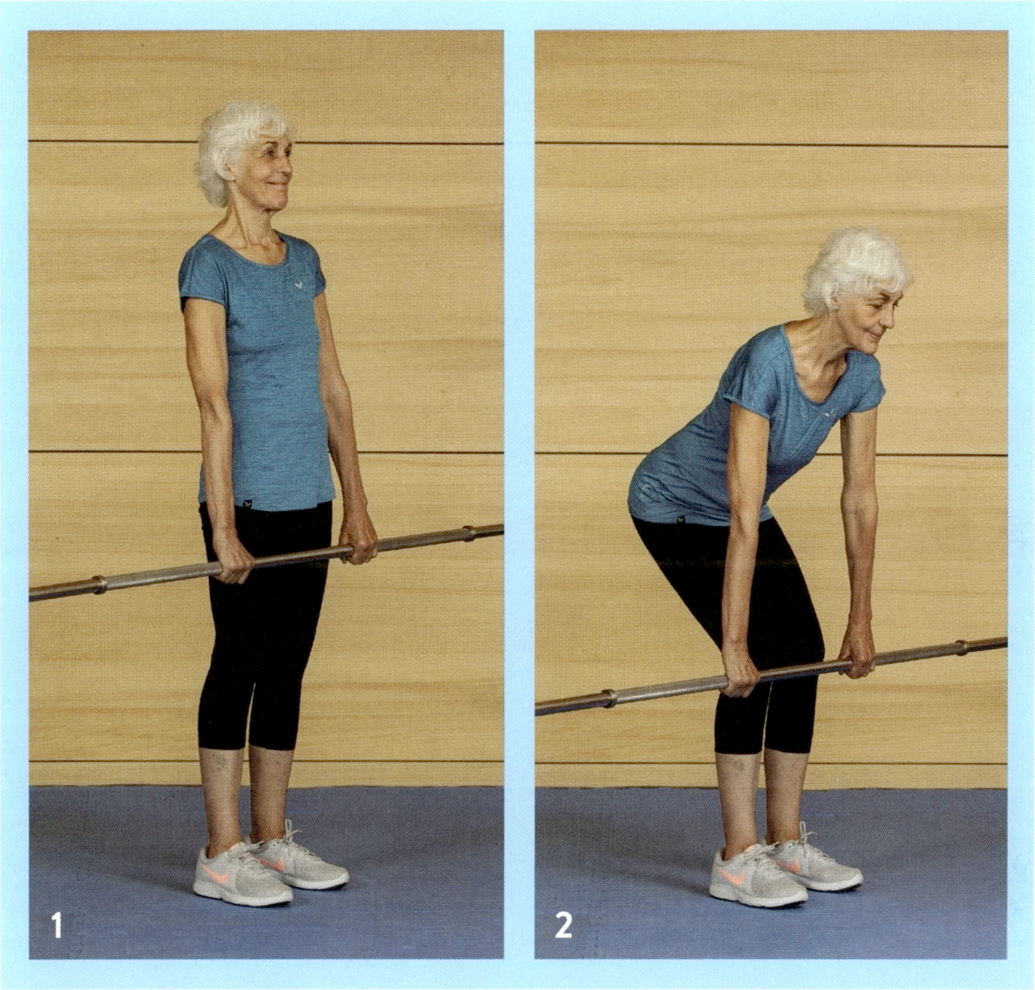

Für Ihre Sicherheit: Führen Sie diese Übung nur durch, wenn Sie keine Rücken-, Hüft- oder Knieprobleme haben und kein oder nur ein geringes Sturzrisiko besteht. Tasten Sie sich generell immer langsam an die Übung heran. Achten Sie dabei darauf, dass Sie nur in einem Bewegungsradius arbeiten, der Ihnen keine Schmerzen bereitet.

› Kickback

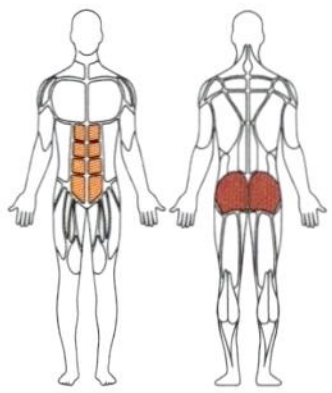

Primär beanspruchte Muskulatur: großer Gesäßmuskel
Sekundär beanspruchte Muskulatur: gerader Bauchmuskel, um den Rumpf und das Becken stabil zu halten

Trainingsziel: Kräftigung des großen Gesäßmuskels und Stabilisierung des Beckens

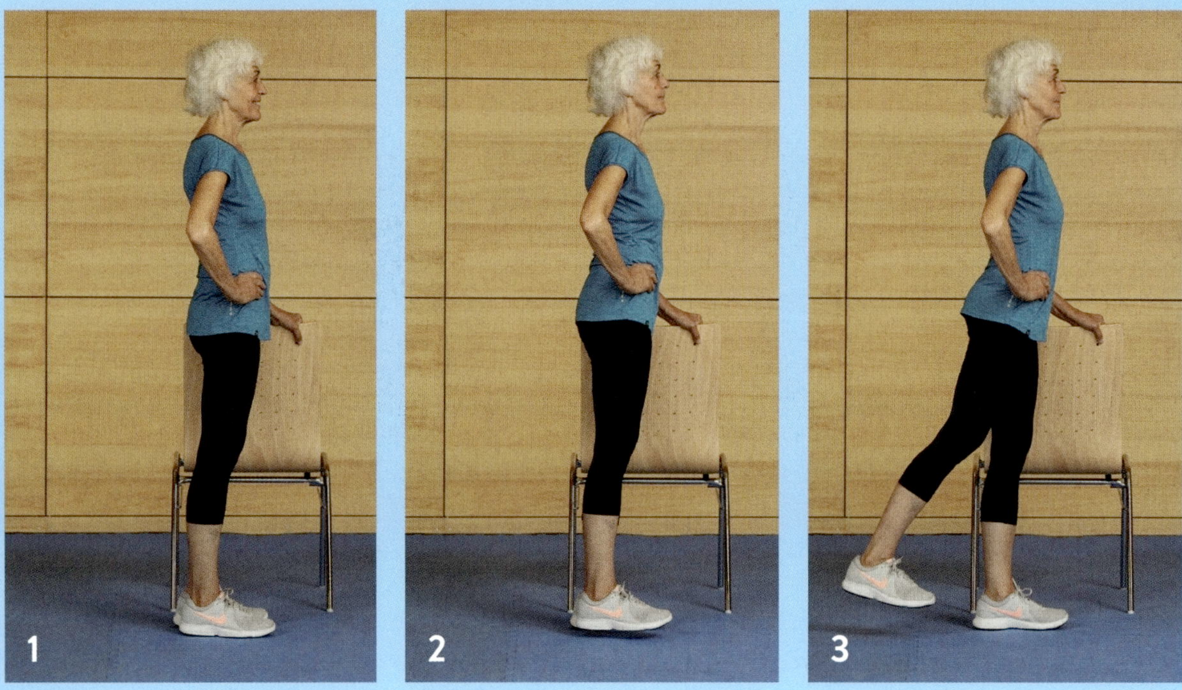

1. Stellen Sie sich seitlich neben einen Stuhl (linke Körperseite zeigt zum Stuhl) und halten Sie sich mit der linken Hand an der Stuhllehne fest. Stützen Sie die rechte Hand an der oberen Kante der Beckenschaufel ab.
2. Spannen Sie nun die Bauchmuskulatur an und heben Sie das rechte Bein vom Boden ab, indem Sie das rechte Becken leicht nach oben ziehen. Sie drücken sich dabei aktiv aus dem linken Standbein vom Boden weg. Spannen Sie die Gesäßmuskeln an.

3. Führen Sie das rechte Bein gestreckt nach hinten. Die Bewegung kommt dabei aus dem Gesäßmuskel. Führen Sie das Bein so weit nach hinten, wie Sie eine neutrale Beckenposition beibehalten können. Fallen Sie nicht in ein Hohlkreuz! Führen Sie das rechte Bein anschließend zurück in die Ausgangsposition und starten Sie eine neue Wiederholung.

› Variante mit Gewichtsmanschetten

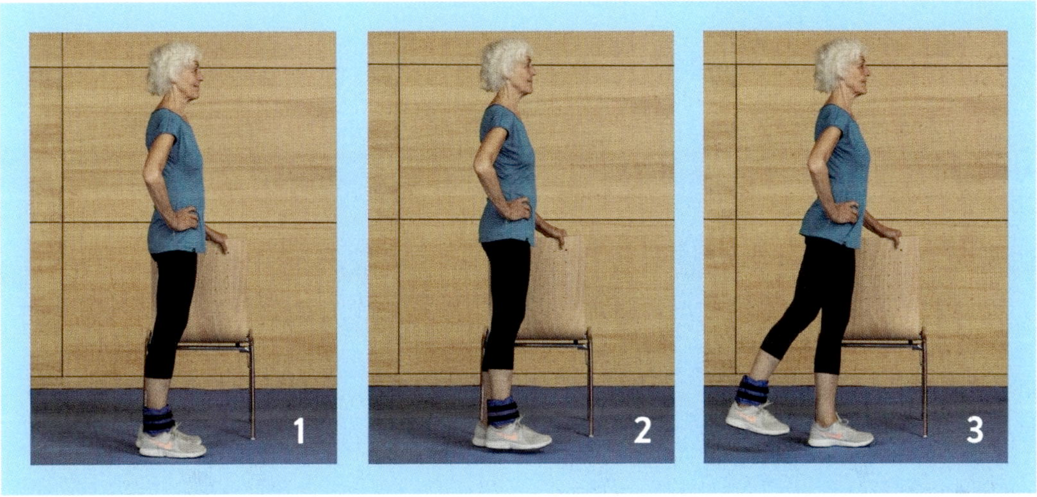

Legen Sie Gewichtsmanschetten an und führen Sie die Übung wie beschrieben aus.

Hinweise

- Spannen Sie bei dieser Übung immer die untere Bauchmuskulatur an, indem Sie den Bauchnabel leicht nach oben ziehen. Dies stabilisiert das Becken und macht es Ihnen möglich, ganz gezielt die Gesäßmuskeln anzusteuern.
- Sie können diese Übung ohne Zusatzgewicht oder mit einer Gewichtsmanschette ausführen, wie in der Variante dargestellt.
- Wenn Sie in einem Fitnessstudio trainieren, können Sie die Übung auch am Kabelzug ausführen. Hierzu benötigen Sie Manschetten, die Sie am Fußgelenk befestigen und dann im Kabelzug einhängen können, oder Sie nutzen einen Kabelzug mit Schlaufe, in die Sie den Fuß »einfädeln«.

Hauptübungen für den Oberkörper

Rudern an der Tür

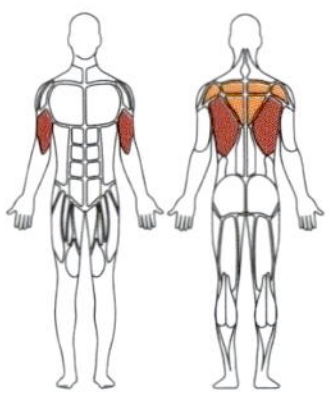

Primär beanspruchte Muskulatur: großer Rückenmuskel und zweiköpfiger Oberarmmuskel
Sekundär beanspruchte Muskulatur: Trapezmuskel und die hintere Schulter

Trainingsziel: Kräftigung der Rückenmuskeln und der Oberarmmuskeln

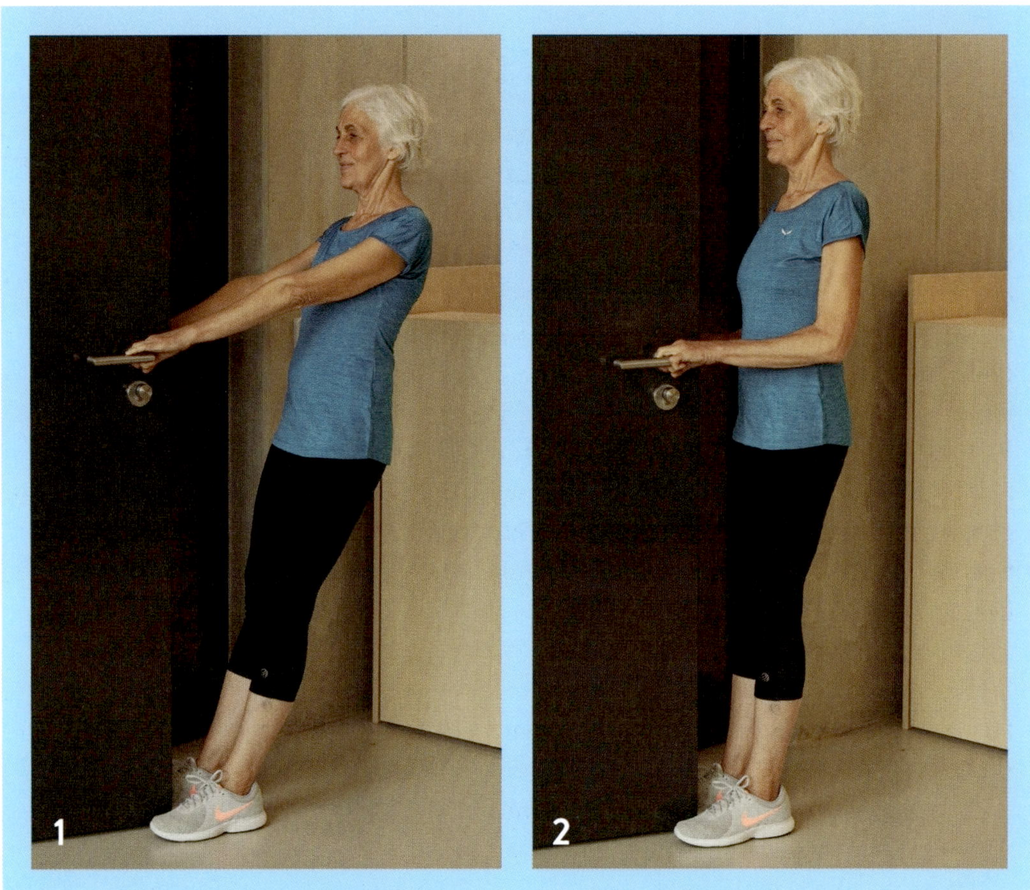

1. Stellen Sie sich so an eine geöffnete Tür, dass sich das Türblatt zwischen den hüftbreit geöffneten Füßen befindet. Greifen Sie die Türklinke auf beiden Seiten. Lehnen Sie sich nach hinten und strecken Sie die Arme. Sie hängen nun mit dem Gewicht an der Tür. Je weiter Sie die Füße vom Körper entfernt platzieren, desto vertikaler wird die Position, und der Anteil an Körpergewicht, den Sie mit den Armen und dem Rücken halten, erhöht sich.
2. Ziehen Sie sich mit der Ausatmung nach vorn zur Tür und beugen Sie die Ellenbogen. Achten Sie dabei darauf, die Arme nah am Oberkörper zu halten. Lassen Sie sich anschließend langsam und gegen den Widerstand haltend nach hinten in die Ausgangsposition sinken, bevor Sie eine neue Wiederholung starten.

Hinweise

- Auch bei dieser Übung ist die Bauchspannung wichtig, um die Übung effektiv ausführen zu können. Achten Sie darauf, dass Ihre Körpermitte fest ist und Sie im unteren Rücken nicht »durchhängen« und in ein Hohlkreuz kommen.
- Die Übung kann auch mit einem Handtuch durchgeführt werden. Legen Sie dazu das Handtuch rechts und links um die Türklinken und greifen Sie das Handtuch – die Handflächen zeigen dabei zueinander. Führen Sie die Übung wie oben beschrieben aus.
- Besitzen Sie ein Gymnastikband, können Sie dieses an der Türklinke befestigen. Achtung: Klemmen Sie das Band nicht zwischen Tür und Türrahmen ein, sondern legen Sie es bei geöffneter Tür um die innere und äußere Klinke oder bei geschlossener Tür um die zu Ihnen zeigende Türklinke. Diese Ausführung ist rechts abgebildet.

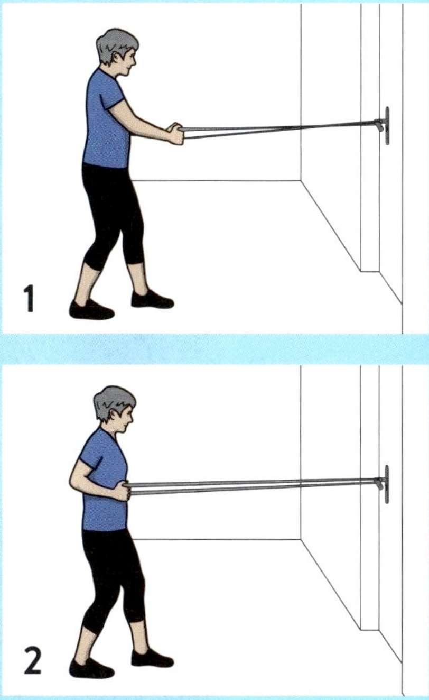

Die schematische Darstellung zeigt das Rudern mit dem Gymnastikband an der Türklinke. Hier ist die Ausgangsposition aufrechter und das Rudern erfolgt über das Zurückziehen der Ellbogen.

Für Ihre Sicherheit

- Führen Sie diese Übung nur dann aus, wenn bei Ihnen kein größeres Sturzrisiko besteht.
- Tragen Sie beim Rudern an der Tür immer Schuhe, damit Sie nicht auf dem Boden wegrutschen.

› Überkopfdrücken

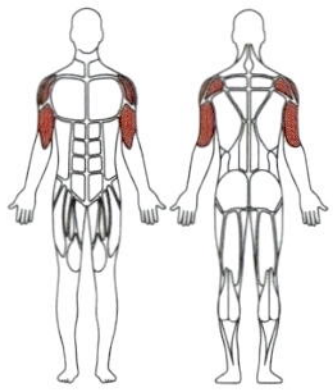

Primär beanspruchte Muskulatur: zweiköpfiger Oberarmmuskel, dreiköpfiger Oberarmmuskel und die drei Teile des Schultermuskels

Trainingsziel: Die trainierten Muskeln helfen Ihnen, Dinge über den Kopf zu heben. Den zweiköpfigen Oberarmmuskel und die Schultern brauchen Sie zudem beim Halten von Gegenständen vor dem Körper, wenn Sie zum Beispiel ein Paket tragen.

1. Starten Sie im Sitzen auf einem Stuhl. Lehnen Sie sich mit dem kompletten Rücken an. Greifen Sie zwei Hanteln. Pressen Sie nun die Arme seitlich an den Rumpf und heben Sie die Hanteln auf einen 90-Grad-Winkel an. Die Handgelenke bleiben dabei stabil und knicken nicht nach oben oder unten ab.
2. Beugen Sie das Ellenbogengelenk und ziehen Sie nun die Hanteln unter Einsatz des zweiköpfigen Oberarmmuskels gerade nach oben zu den Schultern.
3. Nehmen Sie die Ellenbogen leicht nach außen und drehen Sie gleichzeitig Ihre Handflächen nach vorn; die Handrücken zeigen zu Ihnen. Die Hände befinden sich nun seitlich neben den Schultern. Strecken Sie die Arme seitlich am Kopf vorbei nach oben, bis die Ellenbogen gestreckt sind. Führen Sie die Bewegung in der umgekehrten Abfolge aus, um in die Ausgangsposition zurückzukommen.

Hinweis: Die Übung ist koordinativ anspruchsvoll, weshalb es eine Weile dauern kann, bis sich der Bewegungsablauf flüssig anfühlt. Nehmen Sie daher am Anfang lieber etwas weniger Gewicht. Hat sich Ihnen der Bewegungsablauf eingeprägt, können Sie das Gewicht steigern.

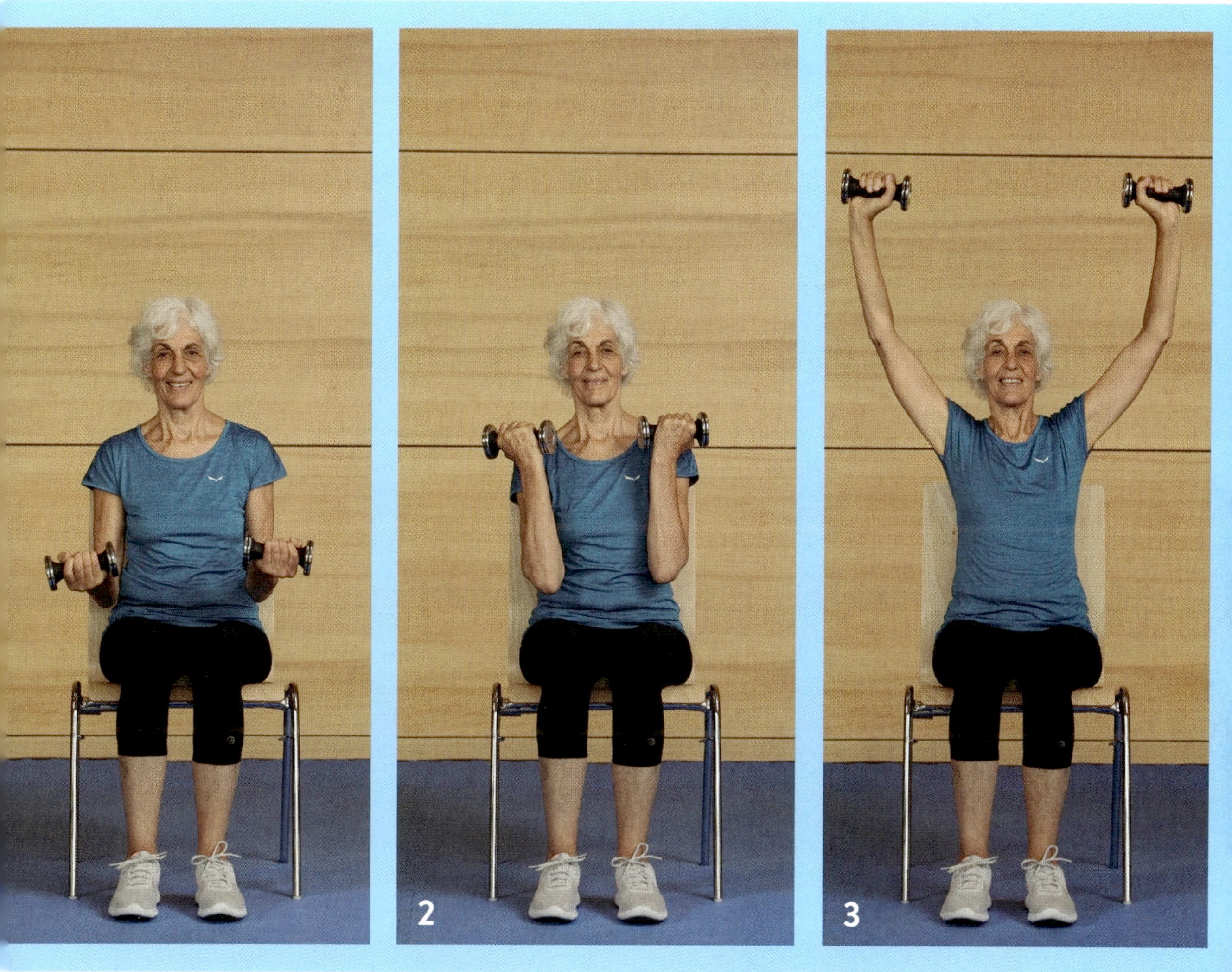
2
3

› Liegestütz an der Wand

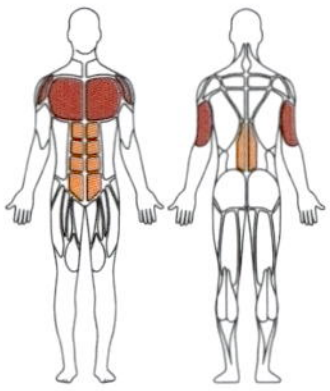

Primär beanspruchte Muskulatur: dreiköpfiger Oberarmmuskel, der große Brustmuskel und der vordere Anteil des Schultermuskels
Sekundär beanspruchte Muskulatur: gerader Bauchmuskel und die Muskeln des Rückenstreckers, um den Rumpf stabil zu halten

Trainingsziel: Kräftigung der Brustmuskulatur und der Muskulatur der Oberarmrückseiten, anteilig werden auch die Muskeln der Schulter (vorn) trainiert; Stabilisierung des Rumpfs durch die isometrisch arbeitenden Bauchmuskeln

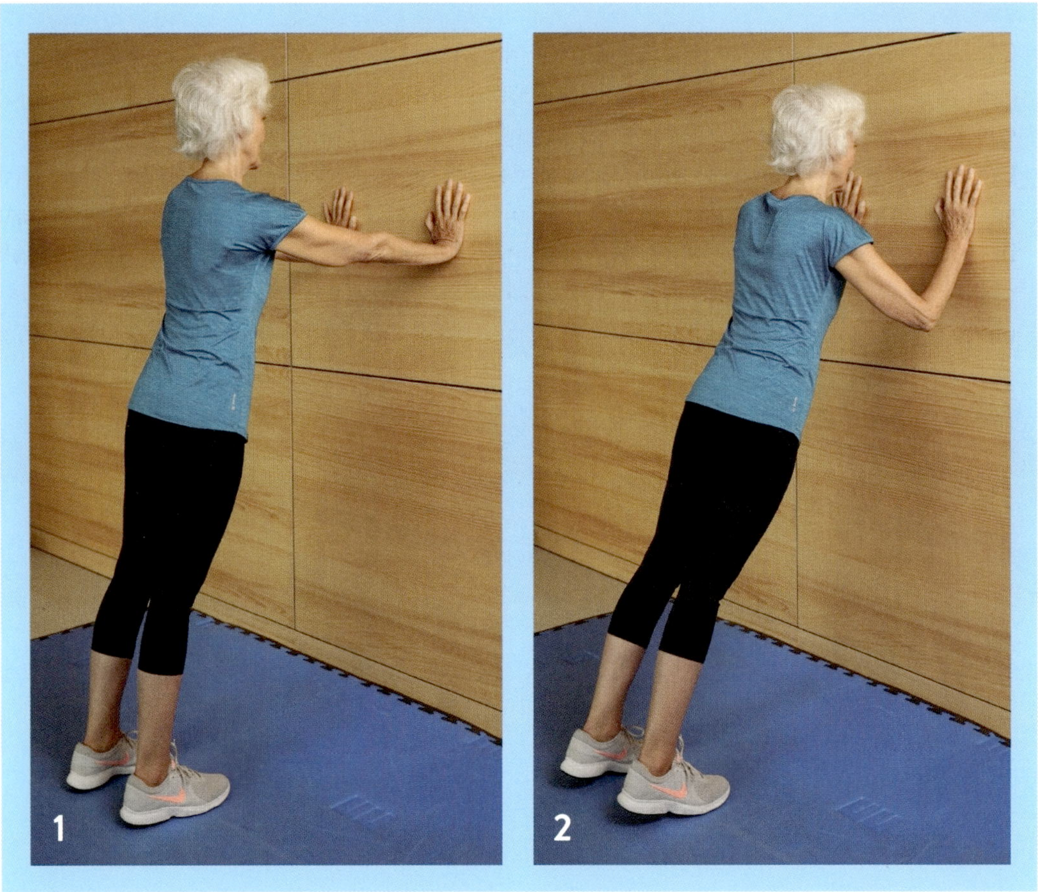

1. Platzieren Sie die Hände flach auf einer Wand. Setzen Sie die Hände dabei eine Handlänge unterhalb der Verlängerung der Schultern auf. Spannen Sie die Bauch- und Gesäßmuskeln an und wandern Sie mit den Füßen ein Stück von der Wand weg. Je weiter Sie wegwandern, desto mehr Gewicht verlagert sich auf die Arme, was die Übung schwieriger macht.
2. Atmen Sie ein und ziehen Sie die Schultern nach hinten und unten. Lassen Sie sich nun, mit der Beugung der Ellenbogen, langsam und kontrolliert nach vorn in Richtung Wand sinken. Stoppen Sie einige Zentimeter vor der Wand und schieben Sie sich dann mit der Ausatmung zurück in die Ausgangsposition. Starten Sie eine neue Wiederholung.

Hinweise

- Für diese Übung ist eine gute Kontrolle der Bauchmuskulatur erforderlich, um den Rumpf zu stabilisieren. Lassen Sie Ihre Körpermitte nicht »durchhängen«, sondern spannen Sie Bauch- und Gesäßmuskeln während der gesamten Übung an.
- Die Übung wird intensiver, wenn Sie mit den Händen weiter nach unten wandern und so in eine vermehrt vertikale Position kommen. Dies geht allerdings nur bis zu einem bestimmten Punkt an der Wand. Für eine Intensivierung stützen Sie sich auf einer Bank oder einem Kasten ab – diese Version sehen Sie unten abgebildet. Lassen Sie sich dann nicht nach vorn absinken, sondern nach unten, wie bei einem klassischen Liegestütz.

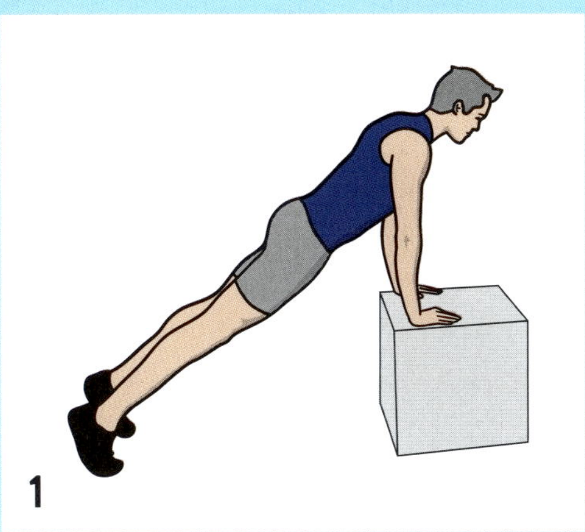

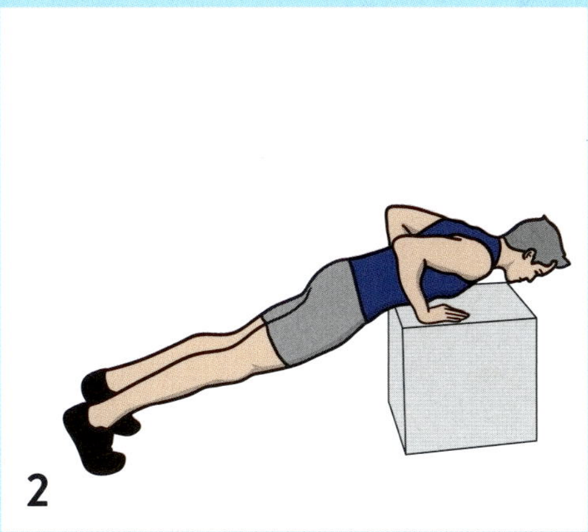

Stabilitätsübungen

› Seitneigen mit oder ohne Band

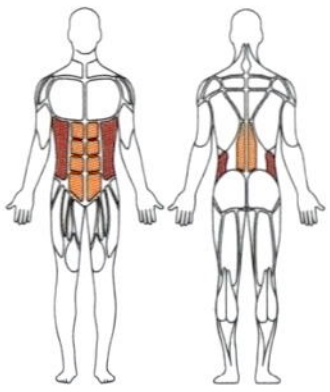

Primär beanspruchte Muskulatur: seitliche und tief liegende Bauchmuskeln
Sekundär beanspruchte Muskulatur: gerader Bauchmuskel und die Muskeln des Rückenstreckers

Trainingsziel: Stabilisierung des Beckens und Kräftigung der seitlichen Bauchmuskulatur sowie des Rückens, Dehnung der seitlichen Bauchmuskulatur

1. Fixieren Sie mit dem rechten Fuß ein Band auf dem Boden und halten Sie das andere Ende des Bands in der rechten Hand, sodass es straff gespannt ist. Starten Sie so vorbereitet in einem hüftbreiten Stand. Lassen Sie die Arme entspannt neben dem Körper hängen. Richten Sie den Blick geradeaus und spannen Sie die Bauchmuskulatur an, damit das Becken während der Übungsausführung neutral nach vorn ausgerichtet bleibt.
2. Lassen Sie nun den rechten Arm in Richtung des rechten Knies gleiten. Es ist besonders wichtig, dass Sie nicht mit dem Becken nach links ausweichen und den Oberkörper nicht eindrehen!
3. Ziehen Sie nun aus der gedehnten linken Bauchmuskulatur den Oberkörper in die Ausgangsposition und gegen den Widerstand des Bandes weiter darüber hinaus nach links unten. Lassen Sie dabei die linke Hand Richtung linkes Knie gleiten. Das Band sollte nun stark unter Spannung stehen. Kommen Sie zurück in die Ausgangsposition und starten Sie eine neue Wiederholung.

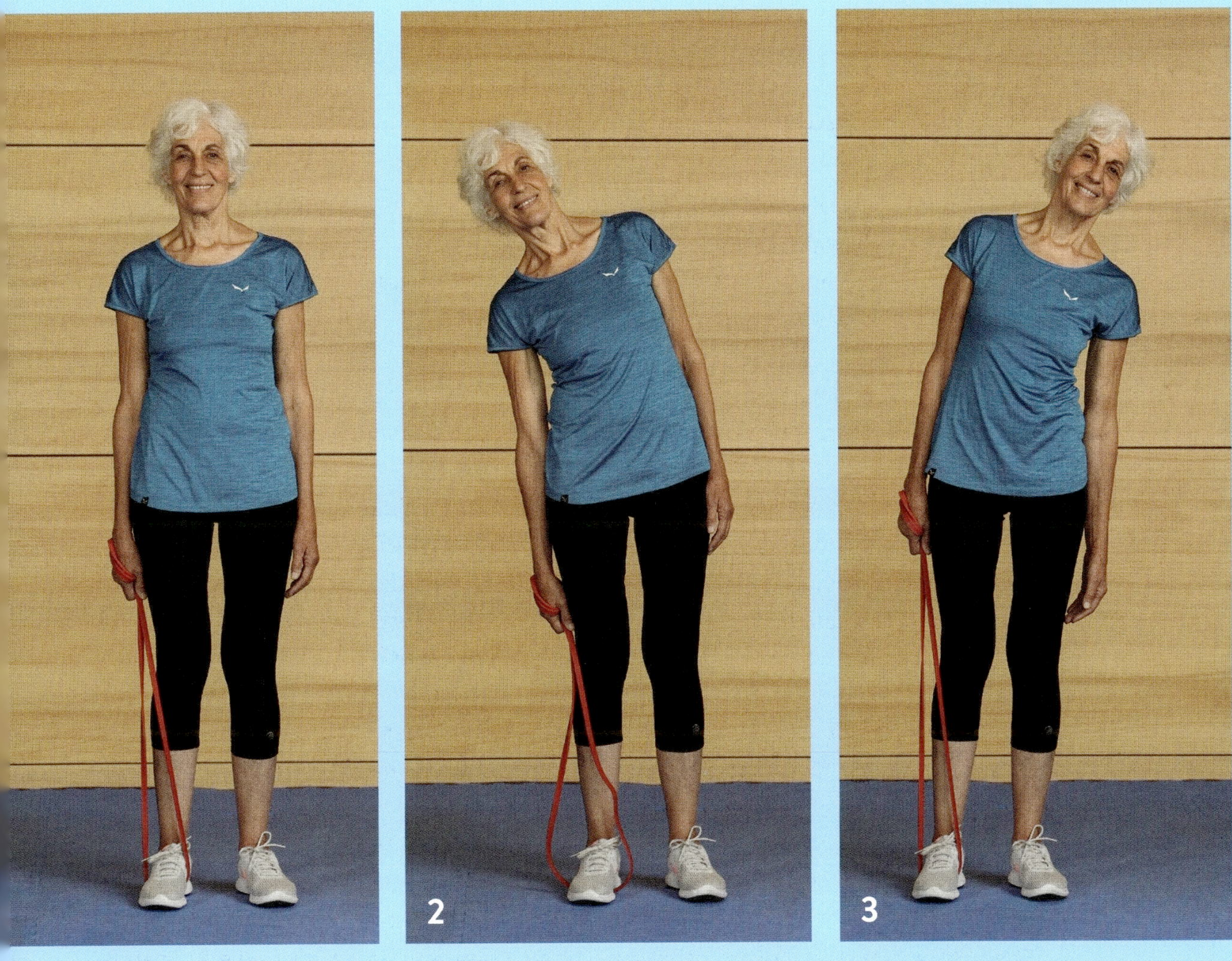

Hinweise

- Bei dieser Übung ist es wichtig, das Becken zu fixieren. Sie erreichen dies über eine angespannte Bauch- und Gesäßmuskulatur.
- Sie können den Widerstand des Bandes erhöhen, indem Sie dieses tiefer (näher am Knie beziehungsweise weiter Richtung Fuß) greifen.
- Diese Übung können Sie auch mit einer Kettlebell oder Kurzhantel ausführen. Nehmen Sie dazu die Kettlebell in die Hand, in der Sie sonst das Band halten würden, und führen Sie die Übung wie beschrieben durch.

› Pallof-Press

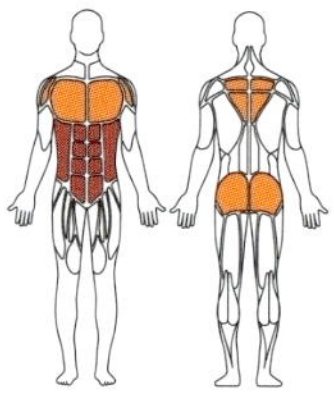

Primär beanspruchte Muskulatur: gerader Bauchmuskel und die seitlichen Bauchmuskeln
Sekundär beanspruchte Muskulatur: großer Gesäßmuskel, der große Brustmuskel, der vordere Anteil der Schultermuskeln und der untere und mittlere Anteil des Trapezmuskels

Trainingsziel: Kräftigung der Rumpfmuskulatur, indem Sie gegen die Bewegung der Arme arbeiten

1. Starten Sie im hüftbreiten Stand. Greifen Sie ein Band, das Sie seitlich neben sich an einem Pfosten befestigt haben, und verschränken Sie die Hände vor dem Körper. Halten Sie die Hände mit dem gespannten Band mittig auf Höhe des Brustbeins. Spannen Sie nun die Bauch- und Gesäßmuskeln an und ziehen Sie die Schulterblätter nach hinten zur Wirbelsäule.
2. Atmen Sie ein. Atmen Sie aus und strecken Sie die Arme in einer geraden Bewegung nach vorn aus, bis die Ellenbogen gestreckt sind. Halten Sie den Rumpf und das Becken dabei stets genauso stabil wie in der Ausgangsposition. Atmen Sie ein und führen Sie die Hände samt Band langsam zurück in Richtung des Brustbeins. Mit der nächsten Ausatmung starten Sie eine neue Wiederholung.

Hinweise

- Halten Sie das Band während des gesamten Bewegungsablaufs straff gespannt und spüren Sie diese Spannung in den Armen.
- Versuchen Sie, die Position der Hände mittig – auf Höhe des Brustbeins – zu halten und auch die Schulterposition nicht zu verändern. Dies erreichen Sie durch das Fixieren der Schulterblätter, das heißt, Sie ziehen die Schulterblätter in Richtung Wirbelsäule.

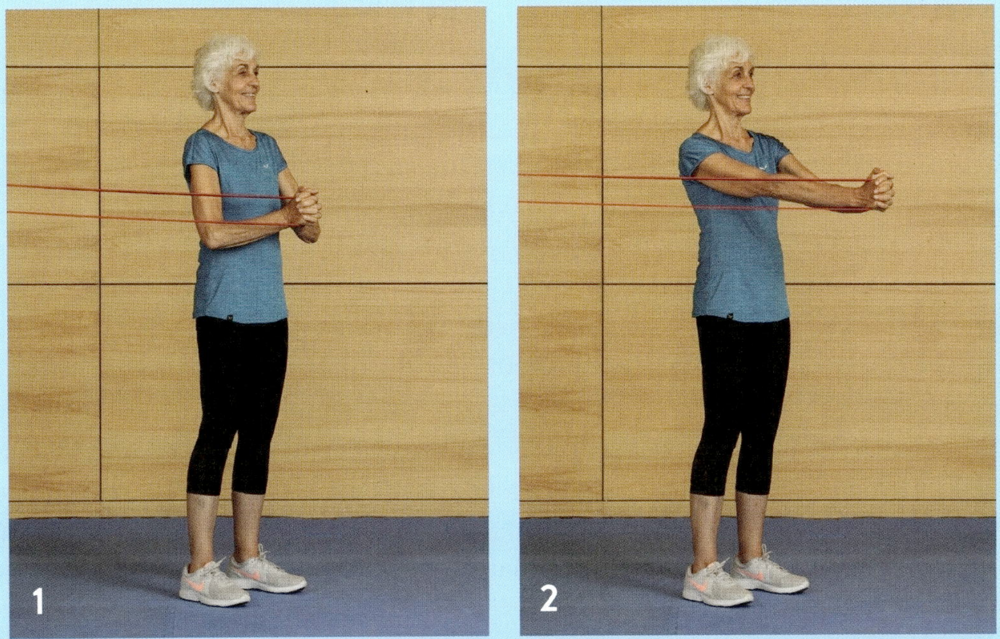

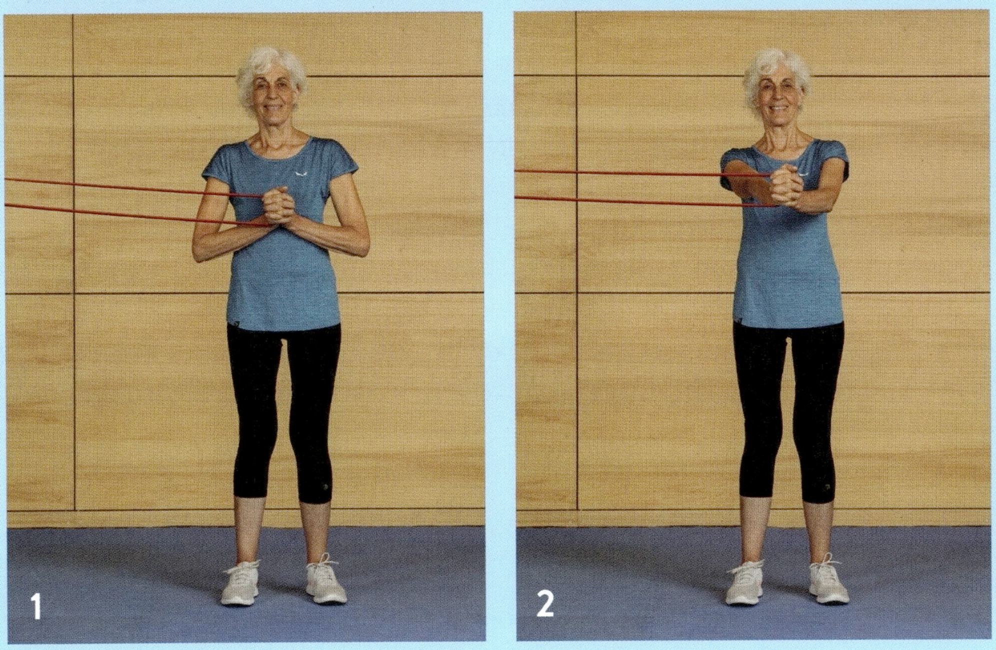

Ansicht von vorn.

Trainingspläne für präsarkopene und sarkopene Senioren

Führen Sie die Übungen in den ersten vier Wochen nicht komplett bis zur Erschöpfung aus, damit sich Ihr Körper langsam an die Belastung gewöhnt und Sie keinen übermäßigen Muskelkater bekommen. Sie finden hier Trainingspläne, die auf vier Wochen ausgelegt sind. Dies ist ein Zeitraum, in dem Ihr Körper schon erste Anpassungen an das Training absolviert. Natürlich sollten Sie nach diesen vier Wochen weitertrainieren – eventuell können Sie aber schon ein paar schwierigere Übungen aus dem Abschnitt der durchschnittlich fitten Senioren (ab Seite 108) in Ihr Training einbauen. Innerhalb der vier Wochen werden Sie die Belastung und vor allem den Umfang, das heißt die Übungswiederholungen, steigern. Auch nach den vier Wochen können Sie weiter mit den vorgegebenen Übungen trainieren und die Belastung, die Anzahl der Wiederholungen innerhalb eines Satzes oder die Anzahl an Sätzen einer Übung steigern. Mit Belastungssteigerung meinen wir in diesem Kontext die Steigerung des Gewichts, des Widerstands oder die Reduktion der Bewegungsgeschwindigkeit. Setzen Sie sich bei der Kniebeuge auf den Stuhl zum Beispiel langsam ab, während Sie von 0 bis 3 oder 4 zählen.

Ziel ist es, dass Sie zweimal pro Woche trainieren. Der folgende Plan besteht aus zwei Einheiten, bezeichnet als Trainingseinheit A und Trainingseinheit B. Sie werden in beiden Einheiten Ihren ganzen Körper trainieren. Die in Prozent angegebene Intensität ist hierbei schwierig abzuschätzen, da es sich im Wesentlichen um Übungen handelt, die Sie mit Ihrem Körpergewicht durchführen. Deshalb finden Sie eine Angabe der Intensität gemessen an der subjektiven Anstrengung, die Sie empfinden. Die Tabelle, in der die Grade der subjektiven Anstrengung aufgeführt sind, finden Sie auf Seite 59. Diese Angabe gibt Ihnen einen Anhaltspunkt, wie schwer die Übung mit der vorgegebenen Wiederholungszahl sein sollte. Durch die Reduktion der Bewegungsgeschwindigkeit wird die Intensität von Woche zu Woche etwas gesteigert. Diese Angaben finden Sie immer in der rechten Spalte »Tempo«.

Generell gilt für alle Übungen in den Trainingsplänen: Übungen mit dem eigenen Körpergewicht können erschwert werden, indem Sie die Bewegung verlangsamen. Sie können auch kleine Gewichte oder Gewichtsmanschetten verwenden, um die Übungen intensiver zu gestalten.

Wenn die Muskeln schmerzen – der sogenannte Muskelkater

Muskelkater tritt nach einer für Sie starken oder ungewohnten Belastung auf. Muskelkater entsteht durch Entzündungsprozesse im Muskel, die aufgrund von Mikrorissen im Muskel auftreten. Diese Mikrorisse entstehen durch die Belastung im Training. Sie können nach Krafttraining, aber auch nach Ausdauerbelastungen wie zum Beispiel Joggen auftreten. Grundlegend ist ein Muskelkater kein Grund zur Besorgnis. Ein sehr starker Muskelkater kann Sie allerdings in Ihrem Alltag und im nächsten Training einschränken. Zudem ist ein starker Muskelkater entgegen der populären Annahme kein Indikator für mehr Muskelwachstum.[56, 57] Es scheint keinen direkten Zusammenhang zwischen der Stärke des Muskelkaters und der Muskelproteinbiosynthese, also der Produktion von Muskelproteinen, nach einem Training zu geben.[58] Daher empfiehlt es sich eher, einen starken Muskelkater zu vermeiden.

Woche 1

Trainingseinheit A

Aufwärmen		
	Übung	Wiederholungen
1	Rumpfrotation in Schrittposition ohne Kopfdrehen	8–10
2	Knieheben mit Festhalten	8–10
3	Wirbelsäulenrollen (wenn möglich)	8–10
2 Runden mit 1 Minute Pause zwischen den Runden		

Trainingsplan					
	Übung	Wieder-holungen/ Dauer	Sätze	Anstrengung	Tempo
1	Stuhlkniebeuge	10	1	4–5	Mit kurzer Pause auf dem Stuhl, optional mit Festhalten
2	Beinstrecken im Sitzen	20 Sekunden pro Seite	2	4–5	
3	Beinbeugen mit Handtuch	8 pro Seite	2	4–5	Möglichst langsam an den Körper ziehen (bis 3 zählen)
4	Rudern an der Tür	8	2	4	
5	Überkopfdrücken	10	2	4	
6	Pallof-Press	15	2	4–5	Die Intensität wird über die Spannung des Bandes erzeugt und durch die Geschwindigkeit der Bewegung (langsamer = schwerer)

Trainingseinheit B

Aufwärmen		
	Übung	Wiederholungen
1	Rumpfrotation in Schrittposition ohne Kopfdrehen	8–10
2	Knieheben mit Festhalten	8–10
3	Schulterkreisen und Wippen	8–10
2 Runden mit 1 Minute Pause zwischen den Runden		

Trainingsplan					
	Übung	Wiederholungen	Sätze	Anstrengung	Tempo
1	Rumänisches Kreuzheben	10	1	4–5	
2	Einbeiniges Treppensteigen mit Festhalten	8 pro Seite	2	4–5	
3	Kickback	10 pro Seite	2	4–5	
4	Rudern an der Tür	10	2	4–5	Möglichst langsam nach hinten absenken (bis 3 zählen)
5	Liegestütz an der Wand	10	2	4–5	
6	Seitneigen mit Band	15 pro Seite	2	4–5	

Woche 2

Trainingseinheit A

Aufwärmen		
Übung		Wiederholungen
1	Rumpfrotation in Schrittposition ohne Kopfdrehen	8–10
2	Knieheben mit Festhalten	8–10
3	Wirbelsäulenrollen (wenn möglich)	8–10
2 Runden mit 1 Minute Pause zwischen den Runden		

Trainingsplan					
Übung		Wieder-holungen/ Dauer	Sätze	Anstrengung	Tempo
1	Stuhlkniebeuge	10	1	5	Keine Pause auf dem Stuhl (nur antippen), optional mit Festhalten
2	Beinstrecken im Sitzen	25 Sekunden pro Seite	2	4–5	
3	Beinbeugen mit Handtuch	8 pro Seite	2	4–5	Möglichst langsam an den Körper ziehen (bis 3 zählen)
4	Rudern an der Tür	8	2	4	
5	Überkopfdrücken	10	2	4	
6	Pallof-Press	15	2	4–5	

Trainingseinheit B

Aufwärmen		
	Übung	Wiederholungen
1	Rumpfrotation in Schrittposition ohne Kopfdrehen	8–10
2	Knieheben mit Festhalten	8–10
3	Schulterkreisen und Wippen	8–10
2 Runden mit 1 Minute Pause zwischen den Runden		

Trainingsplan					
	Übung	Wieder-holungen	Sätze	Anstrengung	Tempo
1	Rumänisches Kreuzheben	10	1	5–6	Möglichst langsam absenken (bis 3 zählen)
2	Einbeiniges Treppen-steigen mit Festhalten	8 pro Seite	2	5–6	Möglichst langsam absenken (bis 3 zählen)
3	Kickback	10 pro Seite	2	4–5	
4	Rudern an der Tür	10	2	4–5	Möglichst langsam nach hinten absenken (bis 3 zählen)
5	Liegestütz an der Wand	10	2	4–5	
6	Seitneigen mit Band	15 pro Seite	2	4–5	

Woche 3

Trainingseinheit A

Aufwärmen		
Übung		Wiederholungen
1	Rumpfrotation in Schrittposition ohne Kopfdrehen	8–10
2	Knieheben mit Festhalten	8–10
3	Wirbelsäulenrollen (wenn möglich)	8–10
2 Runden mit 1 Minute Pause zwischen den Runden		

Trainingsplan					
Übung		Wiederholungen/ Dauer	Sätze	Anstrengung	Tempo
1	Stuhlkniebeuge	10	2	5–6	Keine Pause auf dem Stuhl (nur antippen), langsam absetzen (bis 3 zählen); optional mit Festhalten
2	Beinstrecken im Sitzen	25 Sekunden pro Seite	2	4–5	
3	Beinbeugen mit Handtuch	10 pro Seite	2	5	Möglichst langsam an den Körper ziehen (bis 3 zählen)
4	Rudern an der Tür	10	3	4–5	
5	Überkopfdrücken	10	3	4	
6	Pallof-Press	15	3	4–5	

Trainingseinheit B

Aufwärmen		
	Übung	Wiederholungen
1	Rumpfrotation in Schrittposition ohne Kopfdrehen	8–10
2	Knieheben mit Festhalten	8–10
3	Schulterkreisen und Wippen	8–10
2 Runden mit 1 Minute Pause zwischen den Runden		

Trainingsplan					
	Übung	Wiederholungen	Sätze	Anstrengung	Tempo
1	Rumänisches Kreuzheben	10	2	5–6	Möglichst langsam absenken (bis 3 zählen)
2	Einbeiniges Treppensteigen mit Festhalten	10 pro Seite	2	5–6	Möglichst langsam absenken (bis 3 zählen)
3	Kickback	10 pro Seite	3	4–5	
4	Rudern an der Tür	10	3	4–5	Möglichst langsam nach hinten absenken (bis 3 zählen)
5	Liegestütz an der Wand	8	3	4–5	Langsam zur Wand absenken (bis 3 zählen)
6	Seitneigen mit Band	15 pro Seite	3	4–5	

Woche 4

Trainingseinheit A

Aufwärmen		
	Übung	Wiederholungen
1	Rumpfrotation in Schrittposition ohne Kopfdrehen	8–10
2	Knieheben mit Festhalten	8–10
3	Wirbelsäulenrollen (wenn möglich)	8–10
2 Runden mit 1 Minute Pause zwischen den Runden		

Trainingsplan					
	Übung	Wieder-holungen/ Dauer	Sätze	Anstrengung	Tempo
1	Stuhlkniebeuge	So viele wie möglich, mindestens 10	2	7–8	Keine Pause auf dem Stuhl (nur antippen), langsam absetzen (bis 3 zählen); optional mit Festhalten
2	Beinstrecken im Sitzen	30 Sekunden pro Seite	3	5–6	
3	Beinbeugen mit Handtuch	10 pro Seite	3	5	Möglichst langsam an den Körper ziehen (bis 3 zählen)
4	Rudern an der Tür	12	3	5	
5	Überkopfdrücken	12	3	5	
6	Pallof-Press	15	3	4–5	

Trainingseinheit B

Aufwärmen		
	Übung	Wiederholungen
1	Rumpfrotation in Schrittposition ohne Kopfdrehen	8–10
2	Knieheben mit Festhalten	8–10
3	Schulterkreisen und Wippen	8–10
2 Runden mit 1 Minute Pause zwischen den Runden		

Trainingsplan					
	Übung	Wiederholungen	Sätze	Anstrengung	Tempo
1	Rumänisches Kreuzheben	So viele wie möglich, mindestens 10	2	7–8	Möglichst langsam absenken (bis 3 zählen)
2	Einbeiniges Treppensteigen mit Festhalten	12 pro Seite	2	5–6	Möglichst langsam absenken (bis 3 zählen)
3	Kickback	10 pro Seite	3	4–5	
4	Rudern an der Tür	10 pro Seite	3	5–6	Möglichst langsam nach hinten absenken (bis 3 zählen)
5	Liegestütz an der Wand	10	3	5–6	Langsam zur Wand absenken (bis 3 zählen)
6	Seitneigen mit Band	15 pro Seite	3	4–5	Langsame Ausführung (bis 3 zählen bei Streckung der Arme)

Das Training für durchschnittlich fitte Senioren

Haben Sie im Vergleich zu einem Menschen mittleren Alters zwar Muskelmasse, Kraft und Schnellkraft abgebaut, sind aber noch mobil? Halten sich Probleme wie Rücken-, Hüft- und Knieschmerzen in Grenzen oder sind Sie dank eines neuen Hüftgelenks wieder schmerzfrei? Als Senior sind Sie so weit fit und selbstständig und Sie benötigen nur wenig Unterstützung. Vielleicht waren Sie früher in einem Sportverein, haben aber in jüngeren Jahren kein gezieltes Krafttraining gemacht und sind momentan auch nicht Mitglied in einem Fitnessstudio.

Vielleicht bekommen Sie aber angesichts der Trainingsmöglichkeiten Lust, sich dort einmal umzusehen. Denn für Sie ist das Training im Fitnessstudio sehr gut geeignet: Es gibt dort zahlreiche Geräte, an denen Sie effektiv und sicher trainieren können, und Sie erhalten Anleitung und Betreuung durch qualifizierte Trainer. Das Fitnessstudio Ihrer Wahl sollte aber unbedingt ein Ort sein, an dem Sie sich wohlfühlen. Wenn das nicht der Fall ist, trainieren Sie zu Hause.

Über die Vor- und Nachteile konnten Sie sich schon informieren (ab Seite 49). Oder Sie suchen sich eine Seniorensportgruppe oder eine Gruppe, deren Training gezielt auf bestimmte Vorerkrankungen wie Osteoporose ausgerichtet ist. In Bezug auf den Aufbau von Muskelmasse und Kraft sowie die Verbesserung der Schnellkraft ist ein Seniorentraining oft weniger effektiv als das gezielte Training im Fitnessstudio, aber dafür liegt ein Schwerpunkt auf Ausdauer, Koordination und Gleichgewicht.

Die Intensität der hier vorgestellten Übungen ist etwas höher als beim Training für präsarkopene und sarkopene Senioren. Die Übungen sind anspruchsvoller. Voraussetzung ist, dass Sie stabil stehen und auch Übungen auf dem Boden ausführen können sowie sicher wieder vom Boden aufstehen können. Sollten Sie Probleme mit dem Aufstehen haben, lassen Sie die Übungen am Boden weg. Ein wichtiges Ziel ist es, alltagsnahe Bewegungen zu trainieren, wie das Hinsetzen, Aufstehen und Hochheben von Lasten.

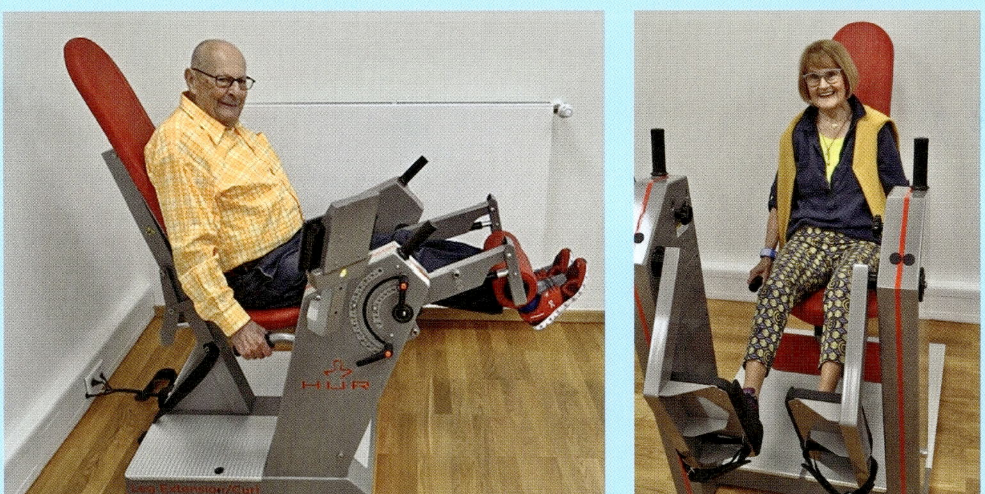

Senioren beim Krafttraining im Altersheim – schon mit einem kurzen Krafttraining ein- bis dreimal die Woche können Sie Ihre Muskeln fit halten.

Übungen zum Aufwärmen

› Dynamisches Knieheben

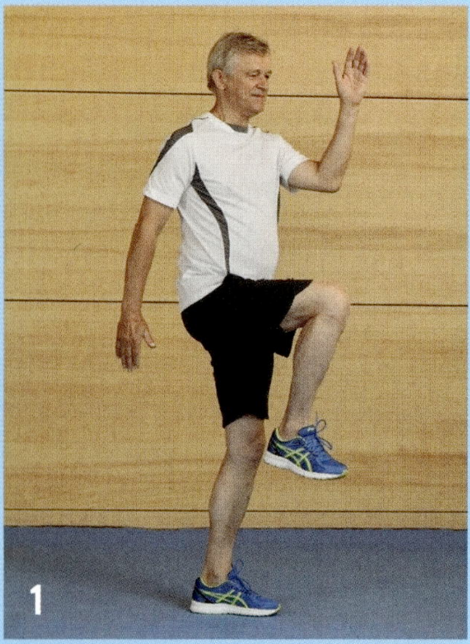

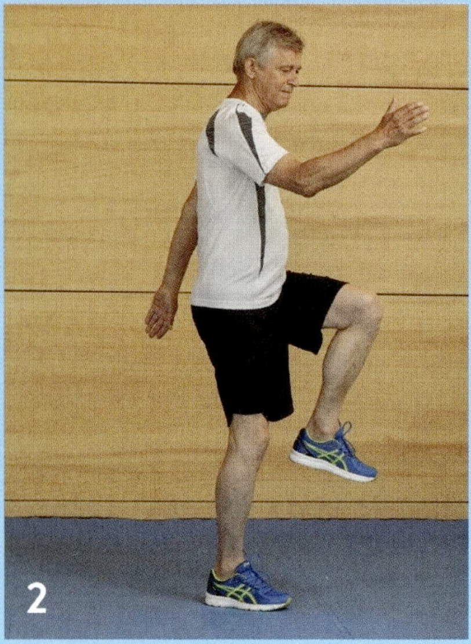

Trainingsziel: Aktivierung des Kreislaufs (dynamische Ausführung), Mobilisierung der Bein- und Beckenmuskulatur. Es werden vor allem die Hüftbeuger angesprochen, aber auch die Gesäßmuskulatur mit dem großen Gesäßmuskel. Ähnlich wie die Standwaage mit Knieheben (Seite 168) wird hier die Standphase auf einem Bein trainiert und dadurch die Beinachse stabilisiert. Dies hilft bei der Sturzprophylaxe.

1. Starten Sie im hüftbreiten Stand. Heben Sie das rechte Knie und ziehen Sie es Richtung Oberkörper. Achten Sie dabei auf ein neutrales Becken – die Lendenwirbelsäule bleibt lang und das Becken kippt nicht nach vorn (Hohlkreuz). Bleiben Sie aktiv im Standbein und spannen Sie die Gesäßmuskulatur an. Lassen Sie den linken Arm nach vorn und leicht nach oben schwingen.
2. Wechseln Sie das Bein. Das rechte Bein ist nun das Standbein; ziehen Sie das linke Bein nach oben. Lassen Sie hier den rechten Arm nach vorn und leicht nach oben schwingen. Wechseln Sie auf diese Weise flüssig und dynamisch von einer Seite zur anderen.

Hinweis: Um einen sicheren und stabilen Stand zu halten, stellen Sie sich vor, dass am Kopf eine Schnur befestigt ist, die Sie leicht nach oben zieht, während der Fuß des jeweiligen Standbeins fest im Boden »verankert« bleibt. Halten Sie sich bei Schwierigkeiten mit dem Gleichgewicht an einem Stuhl oder Türrahmen fest.

Rumpfrotation in Schrittposition

Trainingsziel: Mobilisierung der Brust- und Halswirbelsäule, Training der Rumpf- und Beckenstabilität. Durch die Kopfdrehung werden auch die Muskeln im Halsbereich aufgewärmt. Die Beweglichkeit in der Rotation der Brust- und Halswirbelwirbelsäule ist bei vielen Menschen sehr eingeschränkt. Im Alltag ist sie jedoch wichtig, zum Beispiel beim Schulterblick beim Auto- oder Radfahren.

1. Setzen Sie im Stehen das rechte Bein eine Schrittlänge von circa 30 bis 40 Zentimetern nach hinten, leicht nach außen versetzt. Lassen Sie Ihr Gewicht auf dem vorderen linken Bein. Strecken Sie beide Arme auf Schulterhöhe nach vorn aus, drehen Sie die Handflächen zueinander. Aktivieren Sie die Rumpfmuskulatur, indem Sie den Bauchnabel nach innen oben ziehen, und halten Sie das Becken neutral nach vorn ausgerichtet.
2. Führen Sie nun den rechten Arm nach hinten – drehen Sie sich dabei über Ihre Körperachse nach rechts. Bewegen Sie den Kopf mit und folgen Sie den Fingerspitzen der rechten Hand mit dem Blick. Achten Sie unbedingt darauf, dass das Becken stabil bleibt und während der gesamten Bewegung nach vorn zeigt.

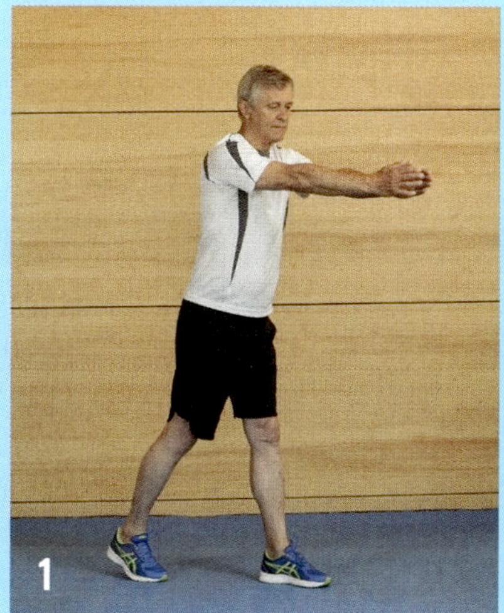

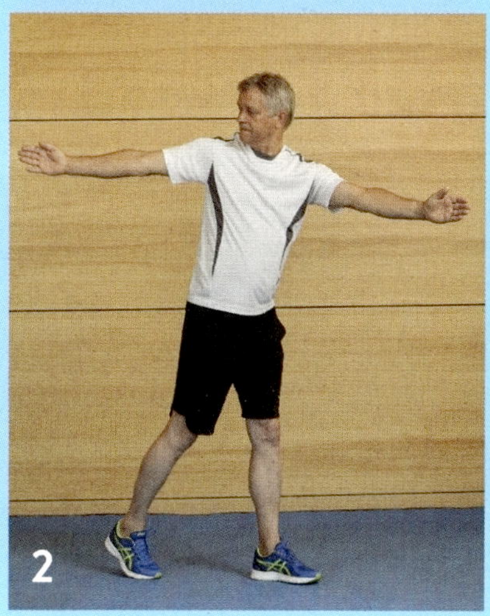

Hinweis: Die Rotationsfähigkeit in der Brustwirbelsäule ist bei vielen Menschen sehr eingeschränkt. Lassen Sie sich nicht davon irritieren, falls Sie Ihren Arm nicht so weit nach hinten führen können. Wichtig ist, dass Sie das Becken stabil halten und sich nur so weit drehen, wie es Ihnen möglich ist, ohne das Becken mitzubewegen. Die Beweglichkeit kommt bei regelmäßigem Üben von selbst.

Kontraindikationen

- Leiden Sie an Schwindel oder wird Ihnen leicht schwindelig, sollten Sie diese Übung sehr vorsichtig ausführen.
- Alternativ können Sie die Kopfdrehung weglassen (Seite 71).

› Schmetterling

Trainingsziel: Mobilisierung der Schulter und des oberen Rückens, Dehnung der Brustmuskulatur

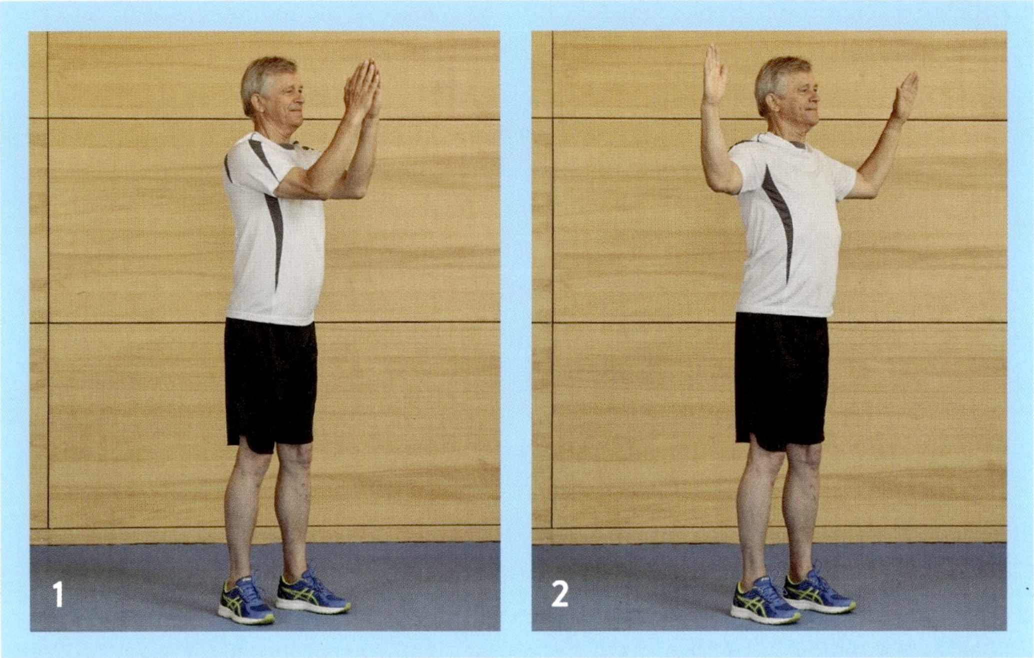

1. Starten Sie im hüftbreiten Stand. Strecken Sie die Arme vor dem Körper aus und beugen Sie die Ellenbogen um 90 Grad, sodass die Handflächen zueinander zeigen und die Hände etwa auf Kopfhöhe sind. Die Innenseiten der Unterarme dürfen sich berühren. Achten Sie darauf, dass das Becken neutral nach vorn ausgerichtet ist.
2. Führen Sie nun die Arme zu beiden Seiten, behalten Sie die 90-Grad-Beugung im Ellenbogen bei. Öffnen Sie die Arme so weit, bis Sie einen Zug auf der Brust spüren. Schieben Sie das Brustbein, also die Brustmitte, etwas nach vorn und oben. Vermeiden Sie ein Hohlkreuz, die Lendenwirbelsäule bleibt stabil.

Hinweis: Stellen Sie sich bei dieser Übung einen Schmetterling oder einen Vogel vor, der mit seinen Flügeln maximal ausholen möchte, um möglichst viel Auftrieb zu generieren. Der Rumpf des Vogels bleibt dabei, so wie Ihr Rumpf, immer stabil und gerade.

› Seitneigen

Trainingsziel: Gefühl für die Stabilisierung des Beckens entwickeln, Aktivierung der seitlichen Bauchmuskulatur und des Rückens, Dehnung der seitlichen Bauchmuskulatur

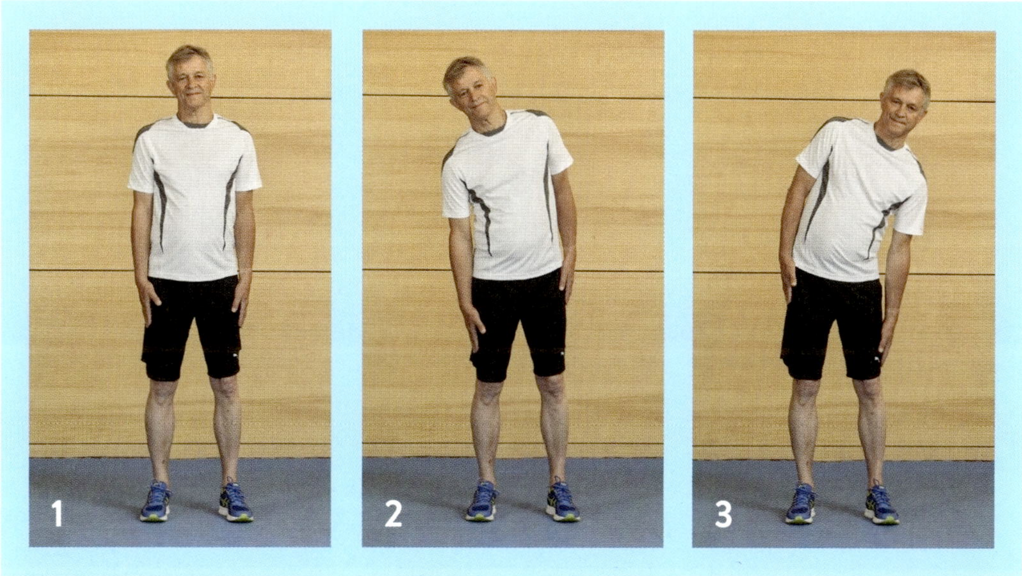

1. Starten Sie in einem etwas mehr als hüftbreiten Stand. Lassen Sie die Arme entspannt neben dem Körper hängen, wobei die Handflächen leicht seitlich an den Oberschenkeln liegen. Richten Sie den Blick geradeaus und spannen Sie die Bauchmuskulatur an, damit Sie das Becken neutral nach vorn ausgerichtet halten können.
2. Lassen Sie nun den rechten Arm in Richtung des rechten Knies gleiten. Es ist besonders wichtig, dass Sie nicht mit dem Becken nach links ausweichen und Ihren Oberkörper nicht eindrehen!
3. Ziehen Sie nun aus der gedehnten linken Bauchmuskulatur den Oberkörper in die Ausgangsposition und weiter in Richtung des linken Knies. Kommen Sie danach in die Ausgangsposition zurück.

Hinweis: Bei dieser Übung ist es sehr wichtig, das Becken zu fixieren. Spannen Sie dafür die Bauch- und Gesäßmuskulatur an. Nur wenn das Becken fixiert bleibt, können Sie die Dehnung in der seitlichen Rumpfmuskulatur spüren.

Bewegungsvorbereitung

› Stuhlkniebeuge

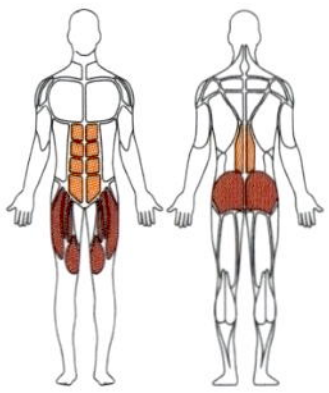

Primär beanspruchte Muskulatur: vierköpfiger Oberschenkelmuskel und großer Gesäßmuskel
Sekundär beanspruchte Muskulatur: gerader Bauchmuskel und die Muskeln des Rückenstreckers, um den Rumpf stabil zu halten

Trainingsziel: Kräftigung der Bein- und Gesäßmuskulatur sowie der Muskeln im Bereich des Rumpfs und des Rückens. Die Stuhl- oder Boxkniebeuge hilft Ihnen dabei, ein Verständnis dafür zu entwickeln, wie tief Sie das Gesäß absenken und die Knie beugen sollten, und fördert die Koordination des gleichzeitigen Beugens von Knie- und Hüftgelenk.

1. Stellen Sie sich mit etwas mehr als hüftbreit geöffneten Füßen vor einen Stuhl. Die Zehenspitzen zeigen leicht nach außen. Ballen Sie die Hände zu Fäusten oder verschränken Sie sie vor der Brust. Richten Sie sich aktiv auf.
2. Schieben Sie nun langsam das Becken nach hinten und achten Sie dabei darauf, dass das Becken nicht nach vorn oder hinten kippt. Beugen Sie die Knie und schieben Sie diese in Richtung Fußmitte.
3. Senken Sie sich nun noch weiter ab, bis das Gesäß leicht den Stuhl berührt. Versuchen Sie zu jedem Zeitpunkt, den Dreipunktstand der Füße zu spüren. Drücken Sie sich dann aus den Beinen in die Ausgangsposition zurück.

Hinweise

- Achten Sie bei dieser Übung zusätzlich darauf, dass die Knie nicht nach innen fallen. Schieben Sie deshalb die Knie beim Absenken des Körpers immer in Richtung Fußmitte.
- Sie können entweder einen Stuhl oder eine Box beziehungsweise einen Kasten für diese Übung verwenden.
- Wenn Sie die Intensität steigern möchten, halten Sie eine Kettlebell oder eine Hantel vor der Brust.

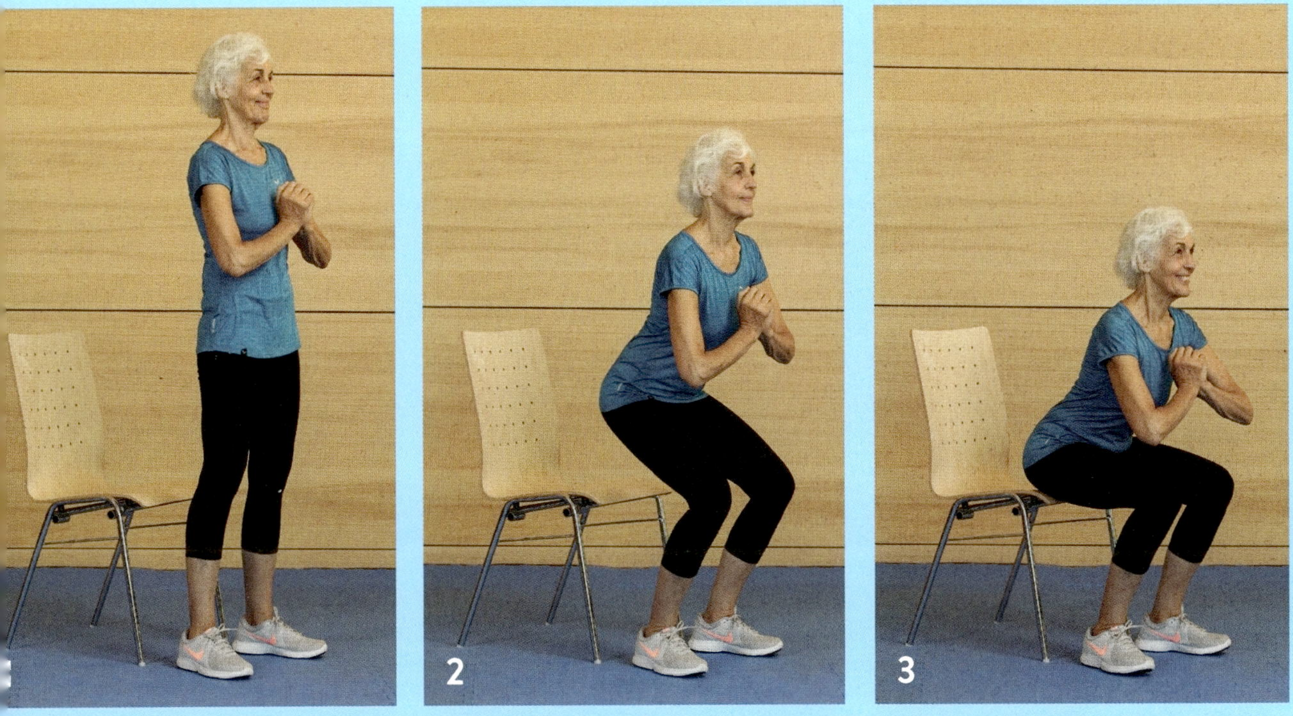

Kontraindikationen

- Wenn Sie unter **Kniegelenksarthrose** leiden, sollten Sie sich langsam an die Übung herantasten. Die Übung schädigt Ihr Knie nicht, kann aber bei einer zu schnellen und starken Belastung zu einer Überbelastung führen. Machen Sie daher anfangs nur vier bis sechs Wiederholungen und beschränken Sie sich auf eine geringe Satzanzahl von ein bis zwei Sätzen. Zudem können Sie den Bewegungsradius verringern und zum Beispiel ein dickes Kissen auf den Stuhl oder die Box legen, mit dem oder der Sie trainieren. Verträgt Ihr Knie die Übung gut, können Sie langsam und nacheinander den Bewegungsradius, die Wiederholungszahl und dann die Intensität steigern. Bei Kniegelenksproblemen könnten Sie zudem auch die Variante der Kniebeuge am Schlingentrainer (Seite 170/171) ausführen – die legt den Fokus mehr auf das Gesäß und entlastet dadurch das Kniegelenk.
- Auch bei einer **Hüftgelenksarthrose** gilt zu Beginn: Weniger ist mehr! Fangen Sie mit wenigen Wiederholungen und Sätzen an und verringern Sie den Bewegungsradius.

› Standwaage

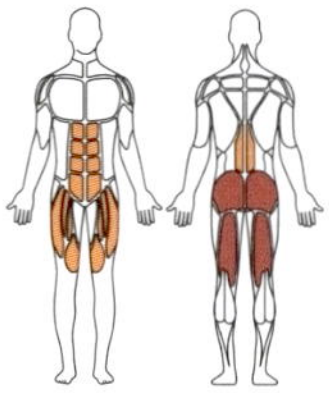

Primär beanspruchte Muskulatur: zweiköpfiger Muskel der Oberschenkelrückseite und großer Gesäßmuskel
Sekundär beanspruchte Muskulatur: gerader Bauchmuskel und die Muskeln des Rückenstreckers, um den Rumpf stabil zu halten; vierköpfiger Oberschenkelmuskel zur Kniestabilisierung des Standbeins

Trainingsziel: Kräftigung des großen Gesäßmuskels und der Muskulatur der Oberschenkelrückseite (ischiocrurale Muskulatur) sowie der stabilisierenden Muskeln im Becken; Vorbereitung für Übungen mit Hüftbeugung und -streckung wie beispielsweise das Kreuzheben und die Kniebeuge; Stabilisierung der Standphase auf einem Bein, zum Beispiel beim Laufen

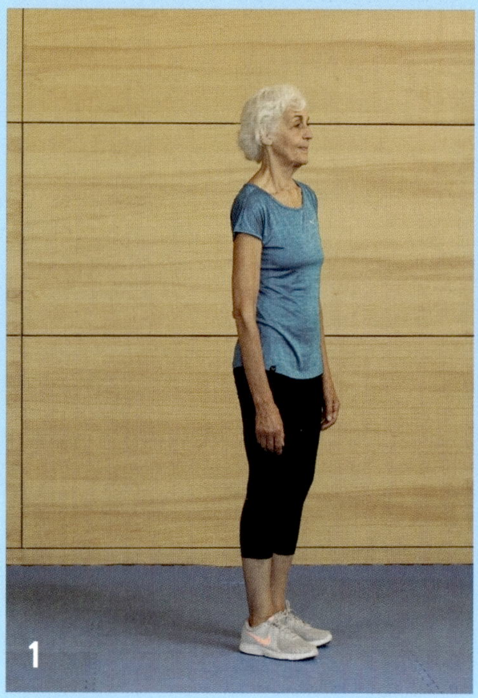
1

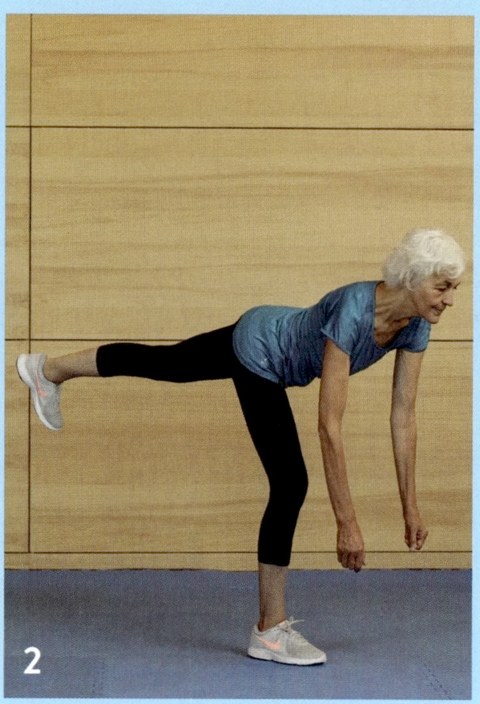
2

1. Starten Sie im aufrechten Stand, die Füße sind hüftbreit geöffnet. Verlagern Sie das Gewicht leicht auf das rechte Bein. Der Rumpf ist aktiv.
2. Heben Sie das linke Bein an und schieben Sie das Gesäß so weit wie möglich nach hinten. Senken Sie gleichzeitig den Oberkörper nach vorn ab, das Becken bildet hier den Dreh- und Angelpunkt der Kippbewegung. Strecken Sie das linke Bein aktiv in die Länge – stellen Sie sich vor, dass Sie den Fuß nach hinten gegen eine Wand schieben. In der Endposition bilden das gestreckte Bein, das neutral ausgerichtete Becken und die Brustwirbelsäule eine Gerade.

Hinweise

- Möchten Sie die Übung etwas leichter machen, können Sie sich auch an einem Tisch oder an einer Stuhllehne festhalten. Das gibt Ihnen Stabilität. Sie heben dann das Bein wie beschrieben nach hinten an und stützen sich mit den Händen leicht ab.
- Um die Übung herausfordernder zu gestalten, greifen Sie zu einer Kettlebell oder Kurzhantel. Wenn das rechte Bein das Standbein ist, halten Sie die Hantel in der linken Hand, wenn das linke Ihr Standbein ist, halten Sie das Gewicht in der rechten Hand. Das Gewicht sinkt dann durch das Vorbeugen des Oberkörpers nach vorn unten Richtung Boden.

Für Ihre Sicherheit: Sollten Sie bei dieser Übung unsicher sein und das Gleichgewicht nicht halten können, nehmen Sie, wie in den Hinweisen beschrieben und nachfolgend abgebildet, einen Stuhl oder Tisch zur Stabilisierung zu Hilfe. Halten Sie sich an der Lehne oder Tischkante fest und führen Sie die Übung wie beschrieben aus.

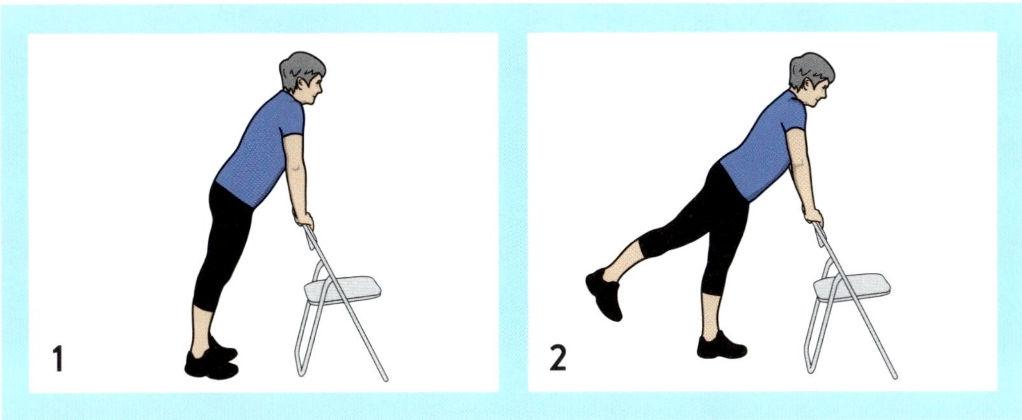

Hauptübungen für den Unterkörper

› Beinpresse

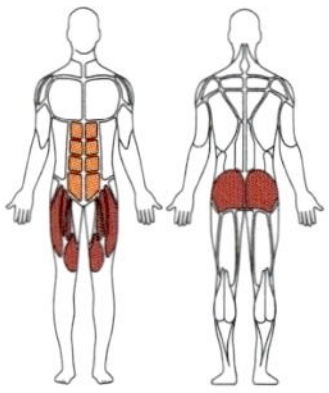

Primär beanspruchte Muskulatur: vierköpfiger Oberschenkelmuskel und großer Gesäßmuskel
Sekundär beanspruchte Muskulatur: gerader Bauchmuskel, um den Rumpf stabil zu halten

Trainingsziel: Kräftigung der Bein- und Gesäßmuskeln. Außerdem werden die Muskeln des Rumpfes in ihrer isometrischen Funktion gekräftigt. Die Muskeln der Oberschenkelvorderseite, die hier besonders trainiert werden, spielen eine wichtige Rolle beim Treppensteigen und Gehen.

1. Setzen Sie sich an die Maschine und lehnen Sie den Rücken komplett ans Polster. Greifen Sie die Griffe seitlich der Sitzfläche. Platzieren Sie die Füße hüftbreit auf der Platte. Sprung- und Kniegelenk bilden eine Linie. Fahren Sie nun den Schlitten der Maschine so weit nach vorn oder hinten, bis die Ober- und Unterschenkel einen 90-Grad Winkel oder etwas weniger bilden.
2. Spannen Sie die Rumpfmuskulatur an, indem Sie den unteren Rücken ins Polster und die Fersen gegen die Platte pressen. Schieben Sie die Platte mit der Ausatmung nach vorn – das Kniegelenk sollte nie komplett durchgestreckt werden. Halten Sie in der Streckung immer Spannung im Oberschenkel.

Hinweise

- Auch wenn diese Übung im Vergleich zur Kniebeuge eine niedrigere Beteiligung der Rumpfmuskulatur verlangt, ist es für die Stabilisierung des Beckens trotzdem unumgänglich, während der ganzen Bewegung die Bauchmuskulatur anzuspannen.
- Zur Steigerung der Intensität führen Sie die Übung einbeinig aus. Setzen Sie dann nur ein Bein auf die Platte und lassen Sie das andere nach unten sinken. Schieben Sie die Platte mit einem Fuß gegen den Widerstand nach vorn. Hier ist es noch wichtiger, eine gute Bauchspannung zu halten.

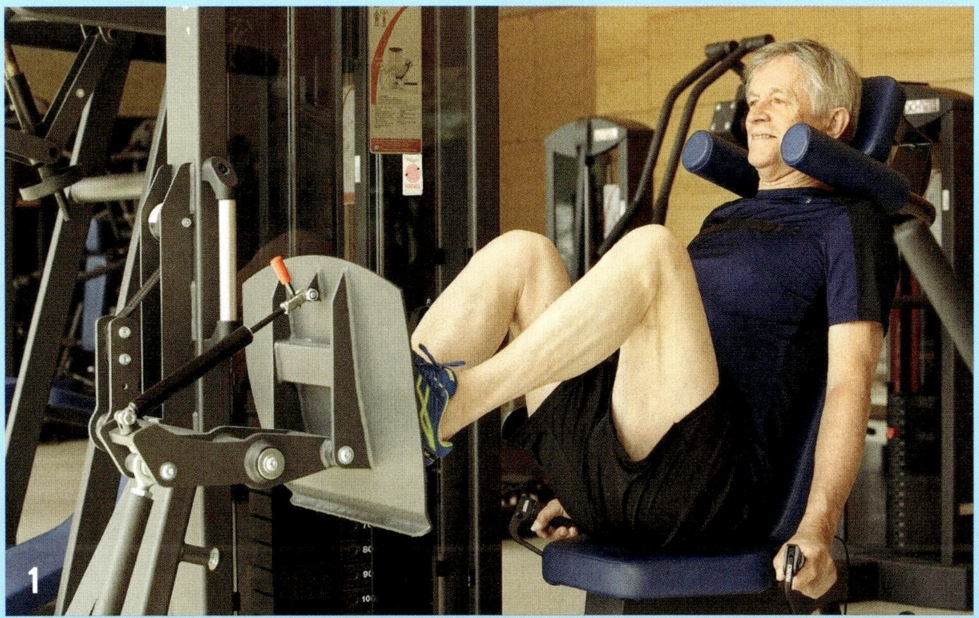
1

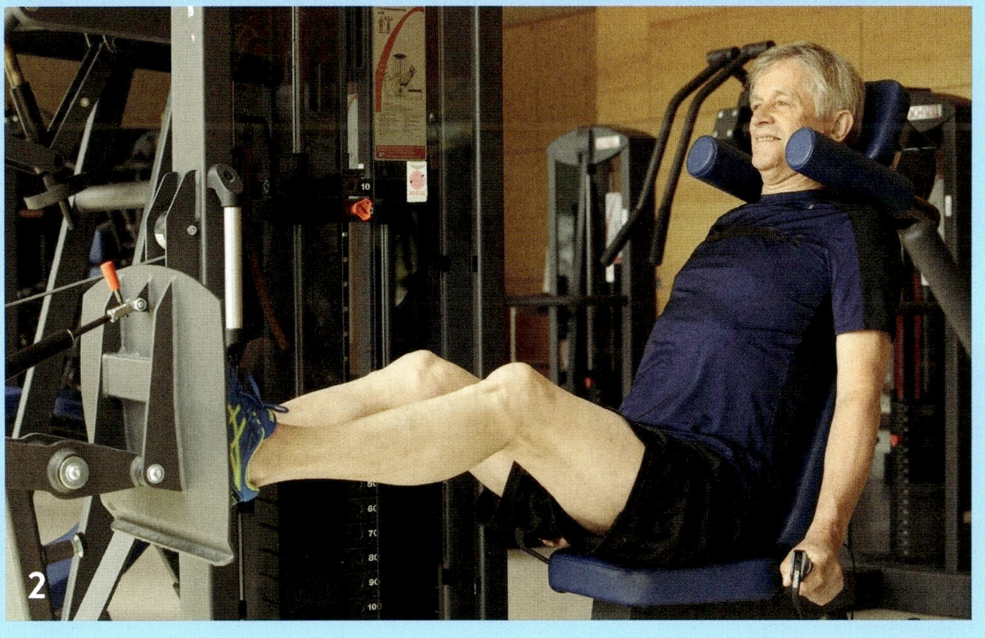
2

› Beinstrecken mit Band

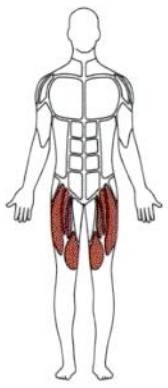

Primär beanspruchte Muskulatur: vierköpfiger Oberschenkelmuskel

Trainingsziel: Kräftigung der an der Kniestreckung beteiligten Muskeln. Sie helfen neben der Kniestreckung auch bei der Stabilisierung des Beins in der Standbeinphase beziehungsweise der Stützphase beim Laufen.

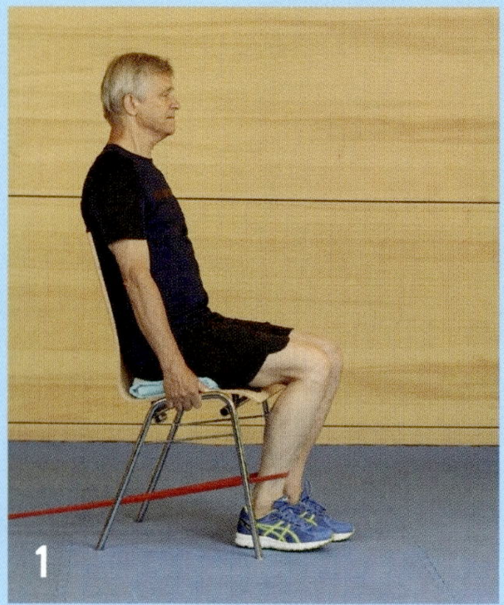

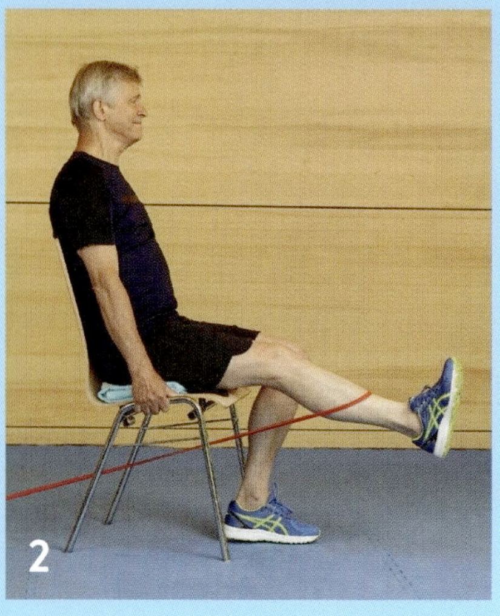

1. Befestigen Sie ein Gummiband an einem Pfosten oder einem Tischbein. Stellen Sie einen Stuhl mit dem Rücken dazu und führen Sie das Gummiband unter dem Stuhl durch. Setzen Sie sich auf den Stuhl und legen Sie dieses Ende des Bandes oberhalb des rechten Knöchels um den Unterschenkel. Lehnen Sie sich mit dem Rücken komplett an die Lehne und greifen Sie seitlich die Stuhlfläche. Ziehen Sie die Zehenspitzen des rechten Fußes an.
2. Aktivieren Sie die Bauchmuskulatur und pressen Sie den unteren Rücken fest in die Lehne. Strecken Sie den rechten Unterschenkel nach vorn und oben. Spannen Sie dabei den Oberschenkel maximal an. Das rechte Bein ist nun fast ganz gestreckt. Senken Sie den Unterschenkel dann langsam, bis Sie wieder in der Ausgangsposition sind.

Hinweis: Im Fitnessstudio können Sie auch die Maschine für die Beinstreckung nutzen und die Übung ein- oder beidbeinig ausführen (Seite 176).

Ausfallschrittkniebeuge

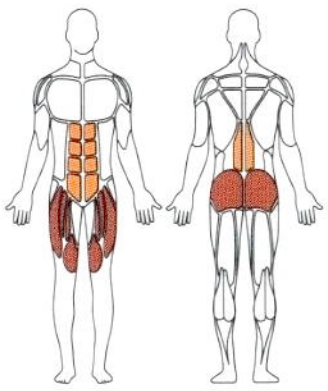

Primär beanspruchte Muskulatur: vierköpfiger Oberschenkelmuskel und großer Gesäßmuskel
Sekundär beanspruchte Muskulatur: gerader Bauchmuskel und die Muskeln des Rückenstreckers, um den Rumpf stabil zu halten

Trainingsziel: Kräftigung der Beinmuskulatur, Schulung des Gleichgewichts und Vorbeugung beziehungsweise Ausgleich eines etwaigen Muskelungleichgewichts zwischen rechtem und linkem Bein

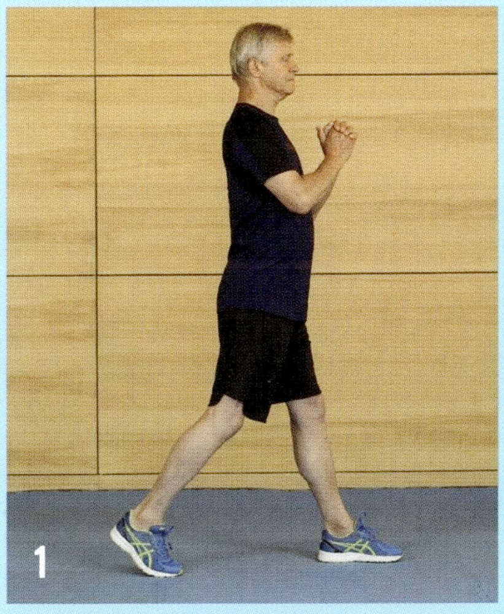

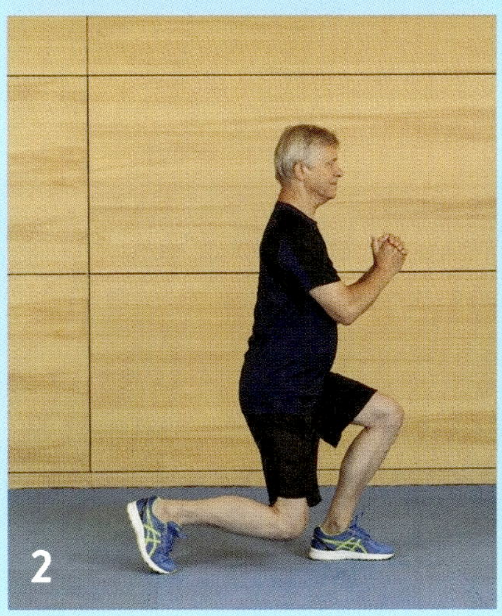

1. Starten Sie einer Schrittposition mit dem linken Fuß vorn. Stellen Sie den rechten Fuß auf den Zehenspitzen auf. Verlagern Sie das Körpergewicht auf den linken Fuß. Verschränken Sie die Hände vor der Brust oder lassen Sie die Arme seitlich neben dem Körper hängen.
2. Aktivieren Sie nun die Bauchmuskulatur und ziehen Sie die Schulterblätter nach hinten und unten. Beugen Sie die Knie und schieben Sie das vordere Knie in Richtung Fußmitte. Sinken Sie mit dem Körper mit geradem Rücken so weit nach unten, wie es Ihnen möglich ist, ohne die Aufrichtung zu verlieren. Drücken Sie sich dann mithilfe der Oberschenkel- und Gesäßmuskeln in die Ausgangsposition zurück.

Hinweise

- Wenn Sie die Übung intensiver gestalten möchten, halten Sie zusätzlich eine Hantel oder Kettlebell vor der Brust. Oder halten Sie in jeder Hand eine Hantel oder Kettlebell und lassen Sie die Arme seitlich des Körpers nach unten hängen.
- Versuchen Sie, das Gewicht auf dem vorderen Bein zu halten und den Dreipunktstand (Seite 64) nicht zu verlieren. Der Oberkörper bleibt möglichst aufrecht.

› Treppensteigen ohne Festhalten

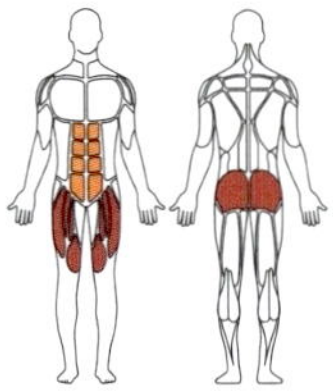

Primär beanspruchte Muskulatur: vierköpfiger Oberschenkelmuskel und großer Gesäßmuskel
Sekundär beanspruchte Muskulatur: gerader Bauchmuskel, um den Rumpf und das Becken stabil zu halten

Trainingsziel: Kräftigung von Gesäß und Oberschenkeln, Verbesserung der Stabilität in der Standbeinphase beim Laufen und Steigen

1. Starten Sie mit dem rechten Fuß auf der Treppe. Die Höhe sollten Sie von Ihrem Trainingsstatus abhängig machen. Verlagern Sie das Körpergewicht auf den vorderen Fuß, der auf der Treppe steht. Spannen Sie die Bauchmuskeln aktiv an, dadurch wird das Becken stabilisiert. Das rechte Knie zeigt in Richtung Mittelfuß.
2. Ziehen Sie die Zehenspitzen des hinteren linken Fußes an und drücken Sie sich aus dem rechten Bein nach oben. Achten Sie dabei darauf, dass der Rumpf stabil bleibt und Sie das Gewicht maßgeblich aus dem vorderen Bein nach oben drücken.
3. Drücken Sie sich ganz nach oben und strecken Sie die Brustwirbelsäule. Das linke Bein wird nicht auf die Treppenstufe gestellt, sondern verharrt in der Luft. Senken Sie nun das linke Bein wieder langsam und kontrolliert in Richtung Boden ab und wiederholen Sie den Ablauf mit der vorgegebenen Anzahl an Wiederholungen. Wechseln Sie danach die Seite.

Hinweise

- Achten Sie bei dieser Übung vor allem darauf, dass das Knie immer zum Mittelfuß zeigt und nicht nach außen oder innen knickt.
- Es ist sehr wichtig, das Becken stabil zu halten, das heißt, das Becken weicht nicht nach rechts oder links aus. Dies erreichen Sie durch eine gespannte Bauchmuskulatur und die Anspannung der Gesäßmuskulatur. Drücken Sie dazu immer fest mit der Ferse des Standbeins in den Boden.

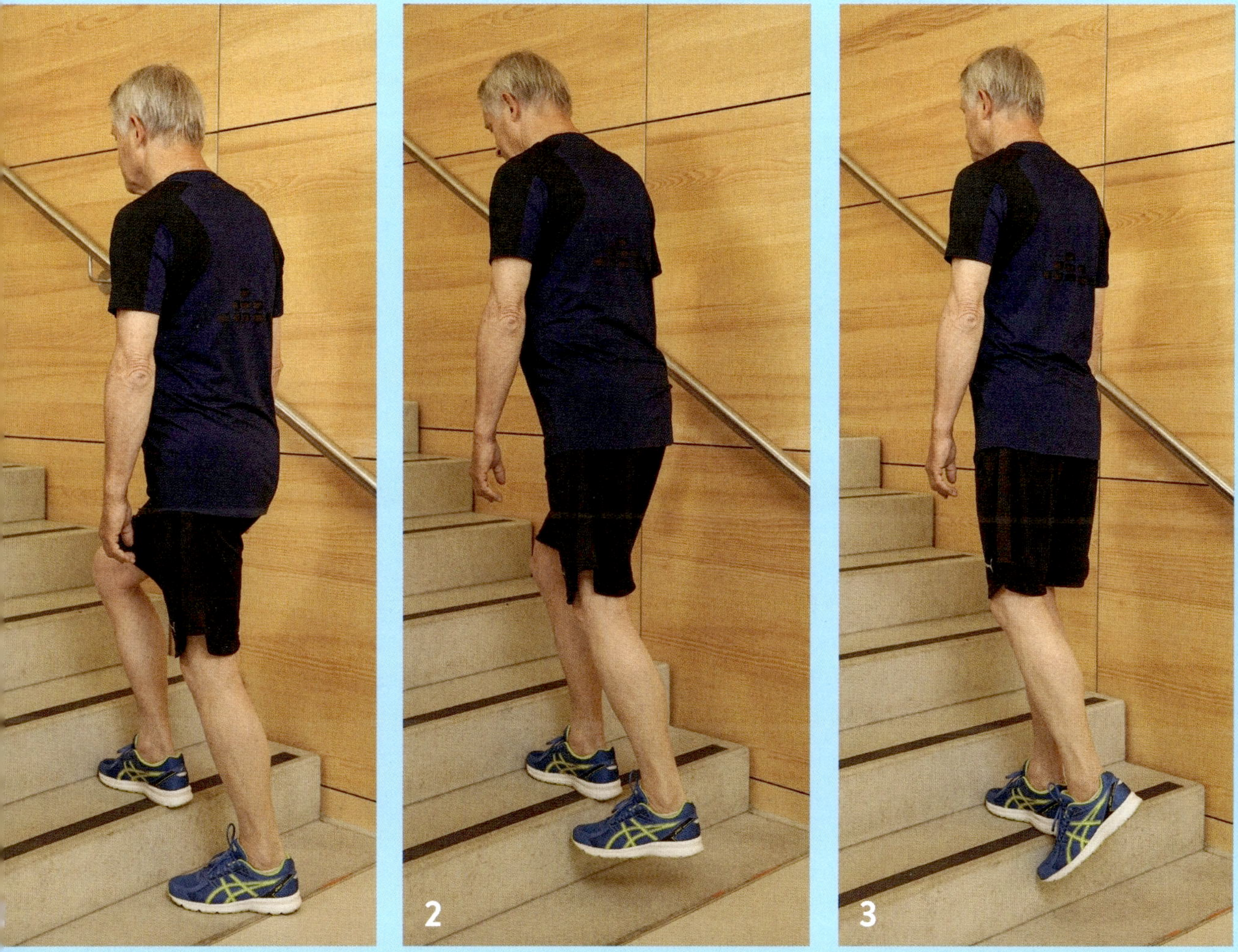
2
3

› Kreuzheben mit Kettlebell

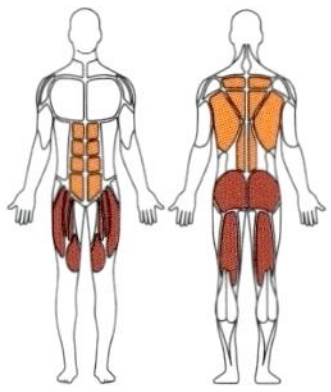

Primär beanspruchte Muskulatur: vierköpfiger Oberschenkelmuskel, großer Gesäßmuskel und zweiköpfiger Muskel der Oberschenkelrückseite
Sekundär beanspruchte Muskulatur: gerader Bauchmuskel und die Muskeln des Rückenstreckers, um den Rumpf stabil zu halten; der große Rückenmuskel und die beiden unteren Anteile des Trapezmuskels halten den oberen Teil des Rückens sowie die Schulterblätter in Position

Trainingsziel: Kräftigung der rückseitigen Beinmuskulatur und des Gesäßes sowie der Rückenmuskulatur. Anders als beim klassischen Kreuzheben mit der Langhantel werden hier auch die vorderen Beinmuskeln (Kniestrecker) trainiert. Sie kräftigen hier alle Muskeln, die Sie beim Heben von Gegenständen im Alltag brauchen.

1. Stellen Sie sich hinter eine Kettlebell. Öffnen Sie die Füße mindestens schulterbreit und greifen Sie die Kettlebell am Griff. Beugen Sie dazu die Knie und senken Sie das Gesäß in eine Hocke, der Rücken bleibt gerade. Die Kettlebell sollte sich mit dem Griff auf Höhe der Schienbeinmitte befinden. Wenn Sie mit einer kleineren Kettlebell arbeiten, können Sie diese auch etwas erhöht auf eine Gewichtsscheibe oder Ähnliches stellen.
2. Atmen Sie tief ein und ziehen Sie die Schultern, die über der Kettlebell ausgerichtet sind, nach hinten und unten. Spannen Sie die Bauchmuskeln fest an. Der Rücken bleibt aufrecht. Drücken Sie die Füße nun fest in den Boden und heben Sie die Kettlebell vom Boden.
3. Ziehen Sie die Kettlebell mit der Ausatmung und geradem Rücken nach oben, bis Sie ganz aufgerichtet sind. Drücken Sie dabei die Füße und besonders die Fersen fest in den Boden. Senken Sie das Gewicht nahe am Körper wieder ab und stoppen Sie knapp über dem Boden. Starten Sie, ohne das Gewicht abzusetzen, direkt mit der nächsten Wiederholung.

Hinweise

- Führen Sie das Kreuzheben immer kontrolliert aus und achten Sie auf einen geraden Rücken. Halten Sie die Bauchmuskeln im Verlauf der Bewegung immer angespannt, um die Körpermitte zu stabilisieren.

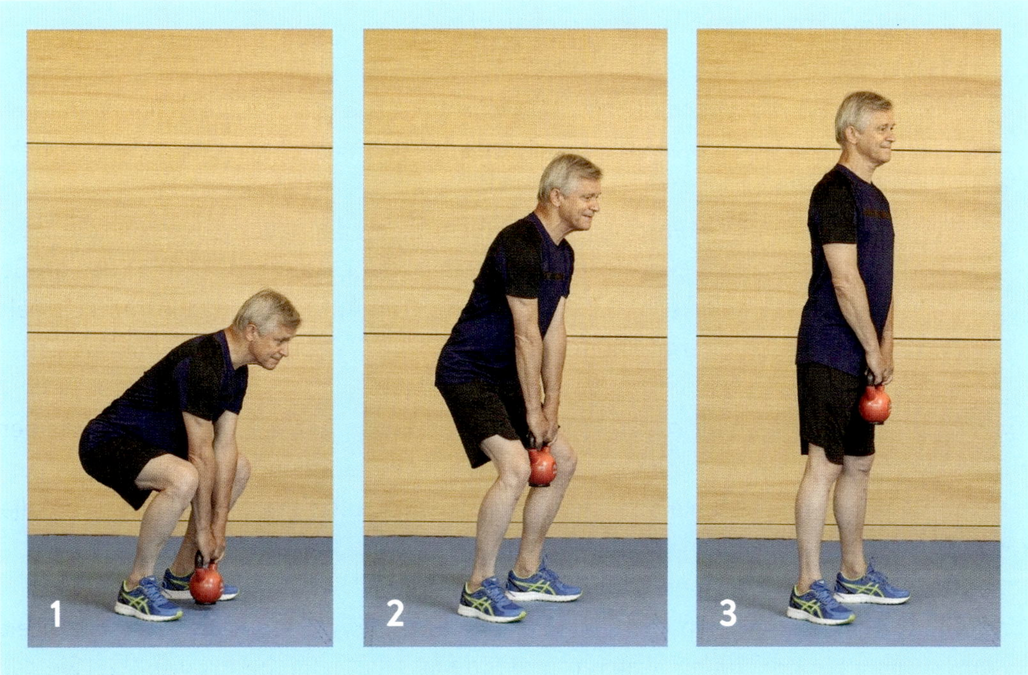

- Als Alternativen bieten sich das rumänische Kreuzheben (Seite 82/83) und das rumänische Kreuzheben in Schrittposition (Seite 185) an.

Kontraindikationen: Generell sollten Sie sich langsam an die Übung herantasten oder zunächst auf eine Übung ausweichen, bei der Sie die Bauchspannung gut halten können – zum Beispiel das rumänische Kreuzheben in Schrittposition. Diese ist wichtig, um den unteren Rücken zu entlasten. Auch Übungen, die nur einen Teil der Bewegung trainieren, können für den Anfang sinnvoll sein, zum Beispiel das rumänische Kreuzheben (Seite 82/83). Führen Sie anfangs nur vier bis sechs Wiederholungen und nur ein bis zwei Sätze aus. Wenn Ihnen die Übung guttut und keine Probleme bereitet, können Sie die Wiederholungs- und Satzzahl langsam steigern. Leiden Sie unter Rückenschmerzen, sollten Sie zuerst auf Stabilitätsübungen (ab Seite 132) ausweichen.

Für Ihre Sicherheit: Starten Sie mit sehr niedrigem Gewicht von vier bis sechs Kilogramm und führen Sie die Bewegung zunächst nur fünf- bis sechsmal aus. Wenn diese Variante des Kreuzhebens dennoch zu intensiv ist, trainieren Sie alternativ das rumänische Kreuzheben oder die Hüftbeugung mit stabilem Rumpf (Seite 169).

› Kreuzheben mit Wasserkasten

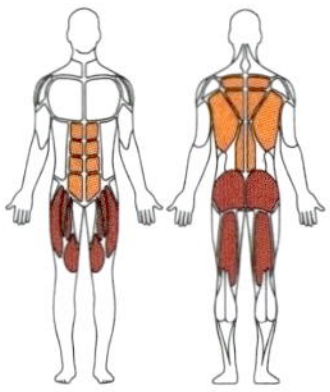

Primär beanspruchte Muskulatur: vierköpfiger Oberschenkelmuskel, großer Gesäßmuskel und zweiköpfiger Muskel der Oberschenkelrückseite

Sekundär beanspruchte Muskulatur: gerader Bauchmuskel und die Muskeln des Rückenstreckers, um den Rumpf stabil zu halten; der große Rückenmuskel und die beiden unteren Anteile des Trapezmuskels halten den oberen Teil des Rückens sowie die Schulterblätter in Position

Trainingsziel: Kräftigung der rückseitigen Beinmuskulatur und des Gesäßes. Auch hier werden, mehr als beim klassischen Kreuzheben mit der Langhantel, die vorderen Beinmuskeln (Kniestrecker) trainiert. Sie kräftigen alle Muskeln für das Heben von Gegenständen.

1. Stellen Sie sich so hinter einen Wasserkasten, dass die Füße rechts und links von ihm stehen, beugen Sie die Knie und greifen Sie den Kasten rechts und links an den Griffen. Richten Sie die Schultern über den Griffen des Kastens aus und ziehen Sie sie Richtung Becken nach hinten unten. Halten Sie das Becken in einer neutralen Position, indem Sie die Bauchmuskeln anspannen.
2. Atmen Sie tief ein und richten Sie sich mit der Ausatmung und geradem Rücken zum Stehen auf. Drücken Sie dabei die Füße und besonders die Fersen fest in den Boden und halten Sie den Kasten möglichst nah am Körper. Schieben Sie anschließend die Hüfte nach hinten und setzen Sie den Wasserkasten wieder vor sich auf dem Boden ab.

Hinweise

- Führen Sie das Kreuzheben immer kontrolliert und mit langem Rücken sowie stabilem Becken aus. Halten Sie die Bauchmuskeln über den gesamten Bewegungsverlauf aktiv.
- Als Alternativen zu dieser Übung bieten sich die Hüftbeugung mit stabilem Rumpf (Seite 169) und das rumänische Kreuzheben in Schrittposition (Seite 185) an.

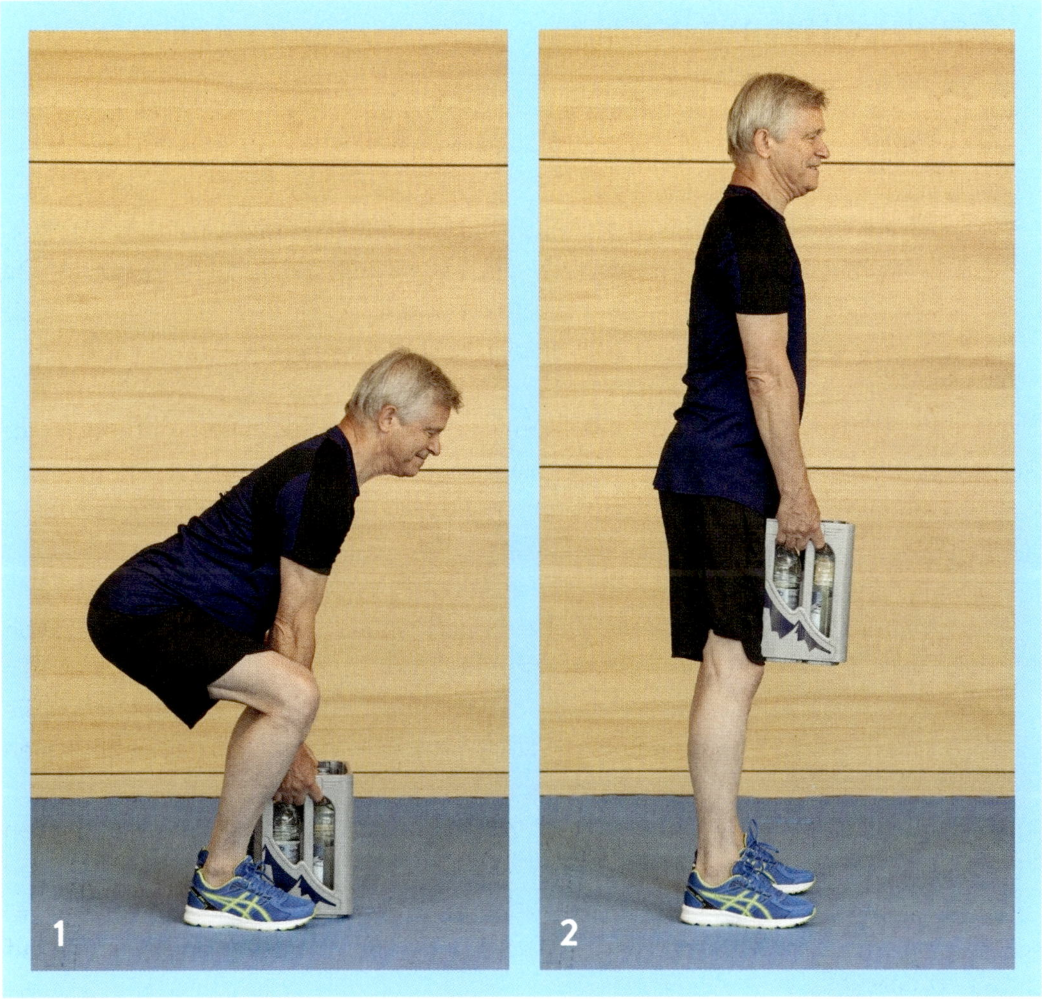

Kontraindikationen: Wenn Sie unter Rückenschmerzen im Lendenwirbelbereich leiden, sollten Sie sich langsam an die Übung herantasten oder auf eine Übung ausweichen, bei der Sie die Bauchspannung gut halten können – zum Beispiel das rumänische Kreuzheben in Schrittposition. Diese ist wichtig, um den unteren Rücken zu entlasten. Auch Übungen, die nur einen Teil der Bewegung trainieren, können für den Anfang sinnvoll sein, zum Beispiel die Hüftbeugung mit stabilem Rumpf (Seite 169). Führen Sie anfangs nur vier bis sechs Wiederholungen und nur ein bis zwei Sätze aus. Wenn Ihnen die Übung guttut und keine Probleme bereitet, können Sie die Wiederholungs- und Satzzahl langsam steigern.

› Beinbeugen mit Band

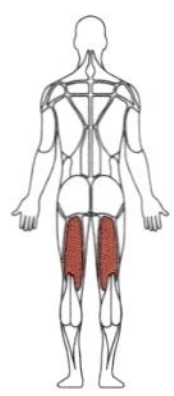

Primär beanspruchte Muskulatur: zweiköpfiger Muskel der Oberschenkelrückseite

Trainingsziel: Kräftigung der Muskeln der Oberschenkelrückseite, die sowohl das Kniegelenk beugen als auch das Hüftgelenk strecken; Stabilisierung des Kniegelenks, insbesondere des vorderen Kreuzbands

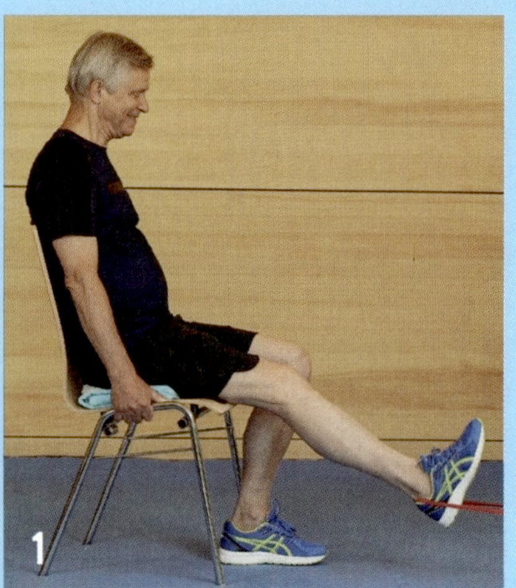

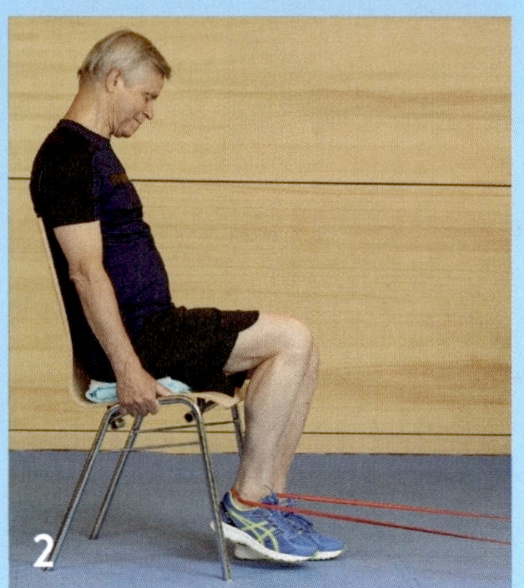

1. Befestigen Sie ein (ringförmiges) Gummiband an einem Pfosten oder einem Tischbein. Stellen Sie mit etwas Abstand einen Stuhl so zu dieser Befestigung auf, dass das Band straff gehalten wird. Setzen Sie sich auf den Stuhl und legen Sie das andere Ende des Gummibands in einer Schlaufe etwa auf Höhe der Achillessehne um die Ferse des rechten Beins. Lehnen Sie sich komplett an die Stuhllehne an und greifen Sie seitlich die Sitzfläche. Lassen Sie das linke Bein angewinkelt auf dem Boden stehen und strecken Sie das rechte Bein aus. Das Gummiband sollte hier schon leicht gespannt sein. Ziehen Sie die Zehenspitzen an.
2. Aktivieren Sie nun die Bauchmuskulatur und pressen Sie den unteren Rücken fest in die Lehne. Ziehen Sie die Ferse des rechten Beins zum Körper und beugen Sie das Kniegelenk. Strecken Sie das Kniegelenk anschließend langsam und gegen den Widerstand haltend, um in die Ausgangsposition zurückzukommen.

Hinweise

- Um das Gummiband nicht zu verlieren, ist es ratsam, das Bein in der Ausgangsposition nicht komplett zu strecken und das Band unter Spannung zu halten.
- Im Fitnessstudio können Sie auch die Maschine für die Beinbeugung nutzen und die Übung ein- oder beidbeinig ausführen (Seite 177).

Gesäßbrücke mit erhöhtem Rücken

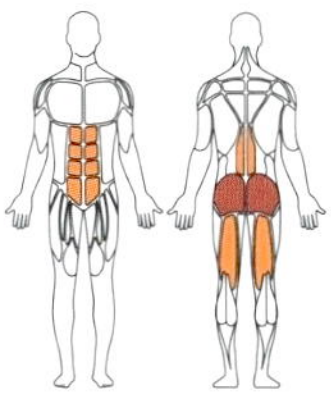

Primär beanspruchte Muskulatur: großer Gesäßmuskel
Sekundär beanspruchte Muskulatur: gerader Bauchmuskel, zweiköpfiger Muskel der Oberschenkelrückseite und die Muskeln des Rückenstreckers

Trainingsziel: Kräftigung der Gesäßmuskeln. Die Übung kann zudem dabei helfen, ein Gefühl für eine Hüftbeugung mit stabilem Rumpf zu bekommen.

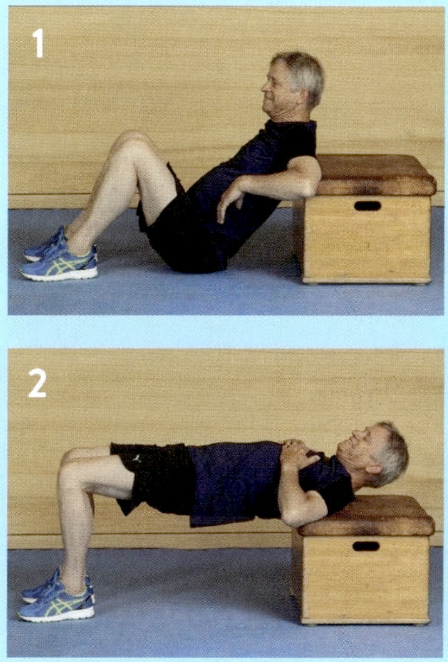

1. Setzen Sie sich auf dem Boden vor einen stabilen Kasten oder eine Bank und lehnen Sie sich mit dem Rücken an. Setzen Sie zusätzlich die Oberarme seitlich der Schultern auf den Kasten oder die Bank auf, lassen Sie die Unterarme und Hände entspannt nach unten hängen.
2. Spannen Sie die Bauchmuskulatur an. Drücken Sie sich mit der Ausatmung über die Fersen und das Anspannen des Gesäßes nach oben, bis Oberkörper, Gesäß und Knie eine Linie bilden. Kneifen Sie dabei die Pobacken fest zusammen und schieben Sie das Becken in Richtung Decke. Achtung: Es sollte in der obersten Position kein Hohlkreuz in der Lendenwirbelsäule entstehen. Senken Sie das Gesäß anschließend wieder zum Boden ab.

Hinweise

- Halten Sie das Gewicht bei dieser Übung etwas mehr auf den Fersen, ohne jedoch die Groß- und Kleinzehenballen vom Boden abzuheben. Drücken Sie die Fersen beim Hochschieben des Gesäßes fest in den Boden.
- Sie können diese Übung auch wunderbar einbeinig ausführen. Heben Sie hierzu das rechte oder linke Bein an und halten Sie das Kniegelenk dieses Beins etwa in einem rechten Winkel in der Luft. Schieben Sie das Becken dann über die Gesäßmuskulatur des Standbeins nach oben (einbeinige Gesäßbrücke, Seite 184). Bei dieser einbeinigen Variante müssen unter anderem die Muskeln in Rumpf und Becken mehr Stabilisierungsarbeit leisten.

Hauptübungen für den Oberkörper

› Rudern am Kabelzug

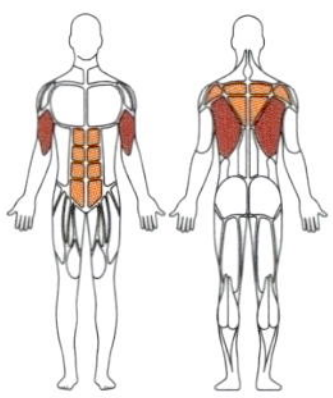

Primär beanspruchte Muskulatur: zweiköpfiger Oberarmmuskel und großer Rückenmuskel
Sekundär beanspruchte Muskulatur: gerader Bauchmuskel, um den Rumpf stabil zu halten; der hintere Anteil des Schultermuskels und die beiden unteren Anteile des Trapezmuskels fixieren die Schulterblätter und ziehen die Schulter nach hinten

Trainingsziel: Kräftigung der Muskeln im oberen Rückenbereich und des großen Rückenmuskels und des vorderen Oberarmmuskels

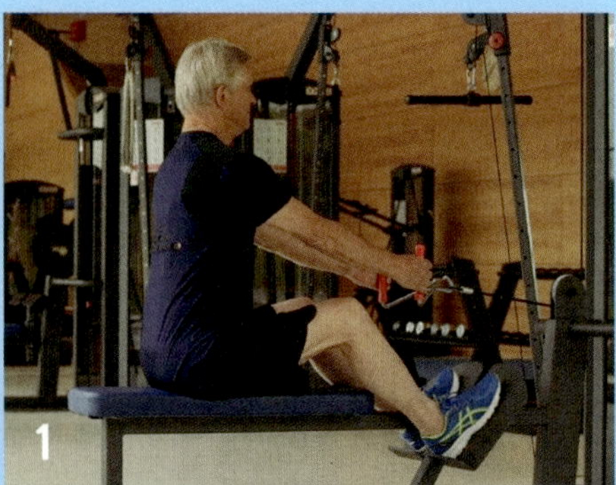

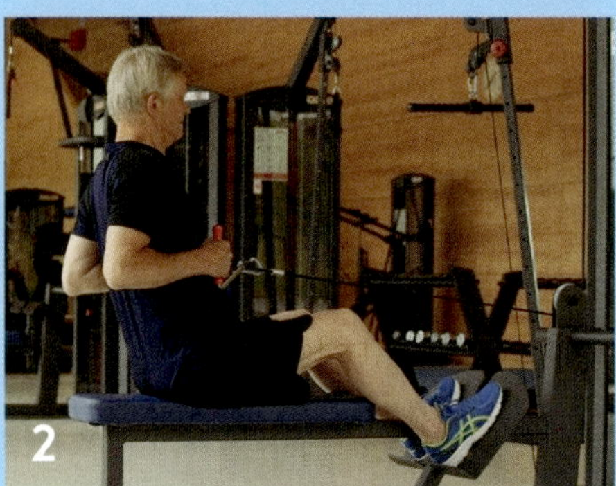

1. Setzen Sie sich an die Rudermaschine, beugen Sie die Knie etwa um 120 Grad und greifen Sie die Griffe des Kabelzugs. Drehen Sie die Handflächen zueinander. Halten Sie den Rücken gerade. Atmen Sie ein und ziehen Sie die Schultern nach hinten und unten. Die Schulterblätter wandern dabei zur Wirbelsäule.
2. Beugen Sie nun die Ellenbogen und ziehen Sie die Griffe mit der Ausatmung in etwa auf Höhe des Bauchnabels in Richtung Rumpf. Strecken Sie anschließend die Arme wieder nach vorn in die Ausgangsposition aus und starten Sie die nächste Wiederholung.

Hinweise

- Halten Sie während der ganzen Übung die Bauchspannung aufrecht und stabilisieren Sie so den Rumpf. Vermeiden Sie, dass der untere Rücken rund wird oder das Becken kippt.
- Sie können diese Übung auch zu Hause an einem Türrahmen ausführen (Rudern an der Tür, Seite 86/87).

Brustpresse

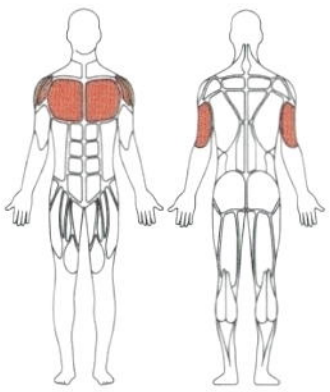

Primär beanspruchte Muskulatur: dreiköpfiger Oberarmmuskel und großer Brustmuskel
Sekundär beanspruchte Muskulatur: vorderer Anteil des Schultermuskels

Trainingsziel: Kräftigung der Brustmuskeln und der hinteren Oberarmmuskulatur. Diese Muskeln brauchen Sie zum Beispiel zum Halten von Gegenständen vor der Brust oder wenn Sie einen Gegenstand über den Kopf heben wollen, etwa beim Verstauen von Geschirr oder Vorratsgläsern in einem Regal über Augenhöhe.

1. Setzen Sie sich aufrecht auf das Gerät und lehnen Sie sich komplett am Rückenpolster an. Drücken Sie den unteren Rücken fest in die Lehne und greifen Sie die Griffe – die Handflächen zeigen nach unten. Greifen Sie so breit, dass die Arme etwa einen 90-Grad-Winkel bilden.
2. Atmen Sie ein und pressen Sie den unteren Rücken fest ins Polster. Fixieren Sie die Schulterblätter, indem Sie diese zur Wirbelsäule und nach unten ziehen. Schieben Sie nun die Griffe mit der Ausatmung nach vorn, bis die Arme gestreckt sind. Beugen Sie die Ellenbogen anschließend wieder, kommen Sie zurück in die Ausgangsposition und starten Sie eine neue Wiederholung.

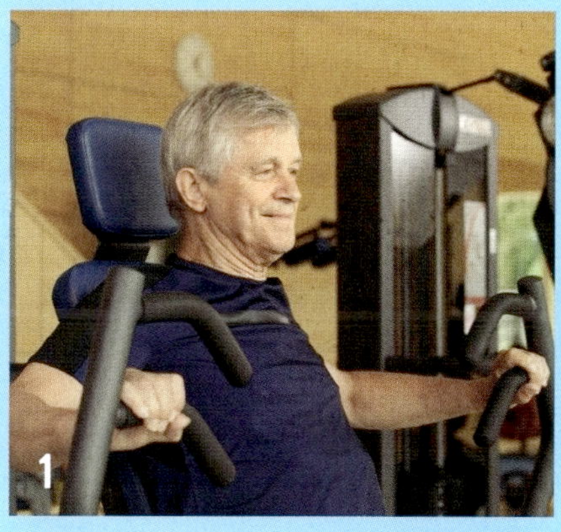

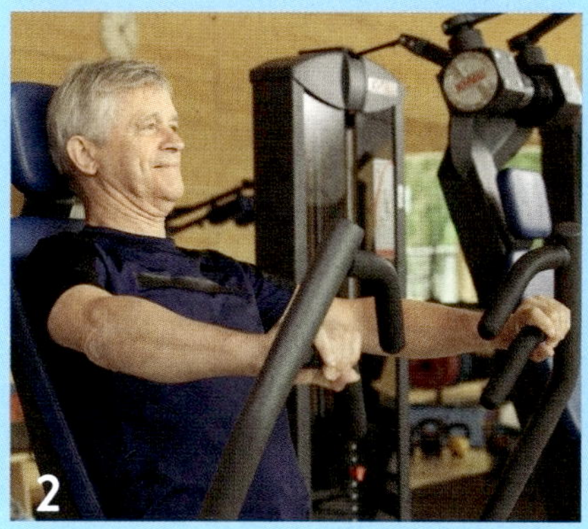

Hinweise

- Achten Sie darauf, dass die Ellenbogen und Schultern beim Nach-vorn-Schieben der Griffe gegen den Widerstand nicht nach oben ausweichen. Dies können Sie verhindern, indem Sie die Schulterblätter zur Wirbelsäule und nach unten ziehen.
- Sie können diese Übung auch ohne Gerät an der Wand (Liegestütz an der Wand, Seite 90/91), auf einem Kasten oder auch am Boden (klassischer Liegestütz) durchführen.

Latzug oben

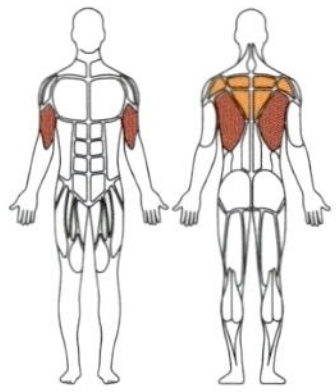

Primär beanspruchte Muskulatur: zweiköpfiger Oberarmmuskel und großer Rückenmuskel
Sekundär beanspruchte Muskulatur: der hintere Anteil des Schultermuskels und die beiden unteren Anteile des Trapezmuskels fixieren die Schulterblätter und ziehen die Schulter nach hinten

Trainingsziel: Kräftigung der Rückenmuskulatur, vor allem des großen Rückenmuskels *(Latissimus)*, der auch Namensgeber dieser Übung ist.

1. Setzen Sie sich an den Gewichtsturm. Greifen Sie die Stange über Kopf etwas mehr als schulterbreit (jeweils circa eine Handflächenbreite nach außen versetzt).
2. Ziehen Sie die Schultern nach hinten und unten und gleichzeitig die Schulterblätter Richtung Wirbelsäule. Atmen Sie ein. Beugen Sie nun mit der Ausatmung die Ellenbogen und ziehen Sie den Griff zur Brust. Der Oberkörper neigt sich dabei leicht nach hinten und die Ellenbogen wandern zur Seite des Rumpfes. Lassen Sie den Griff langsam in die Ausgangsposition zurückgleiten, indem Sie die Bewegung nach oben abbremsen, und starten Sie eine neue Wiederholung.

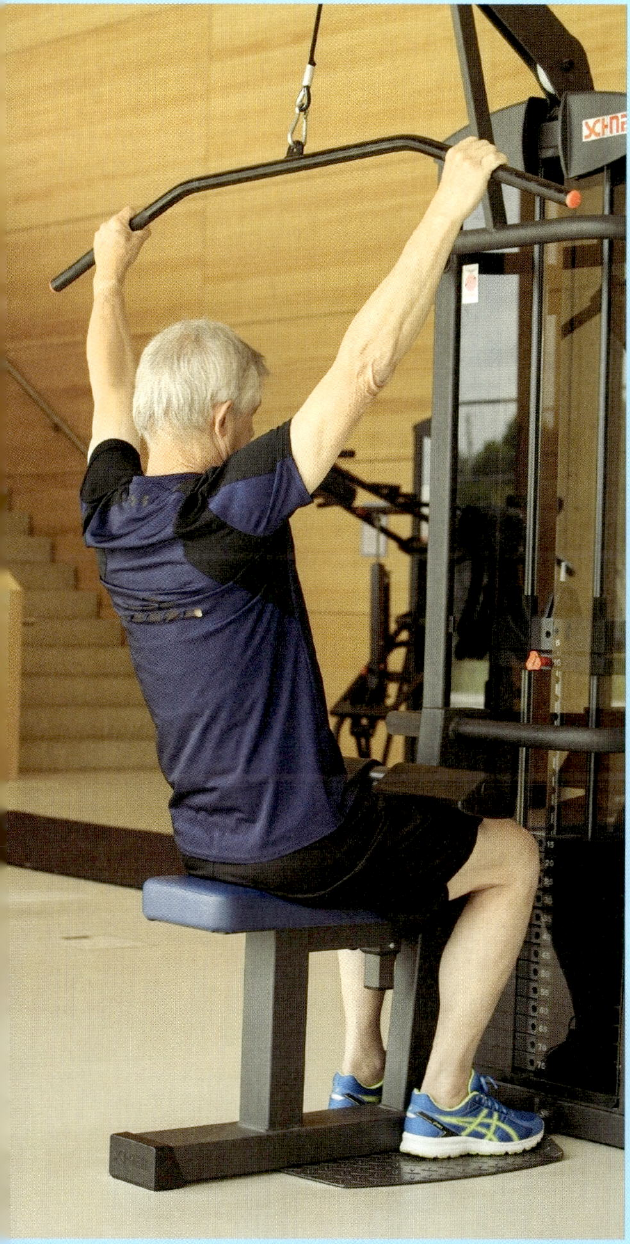

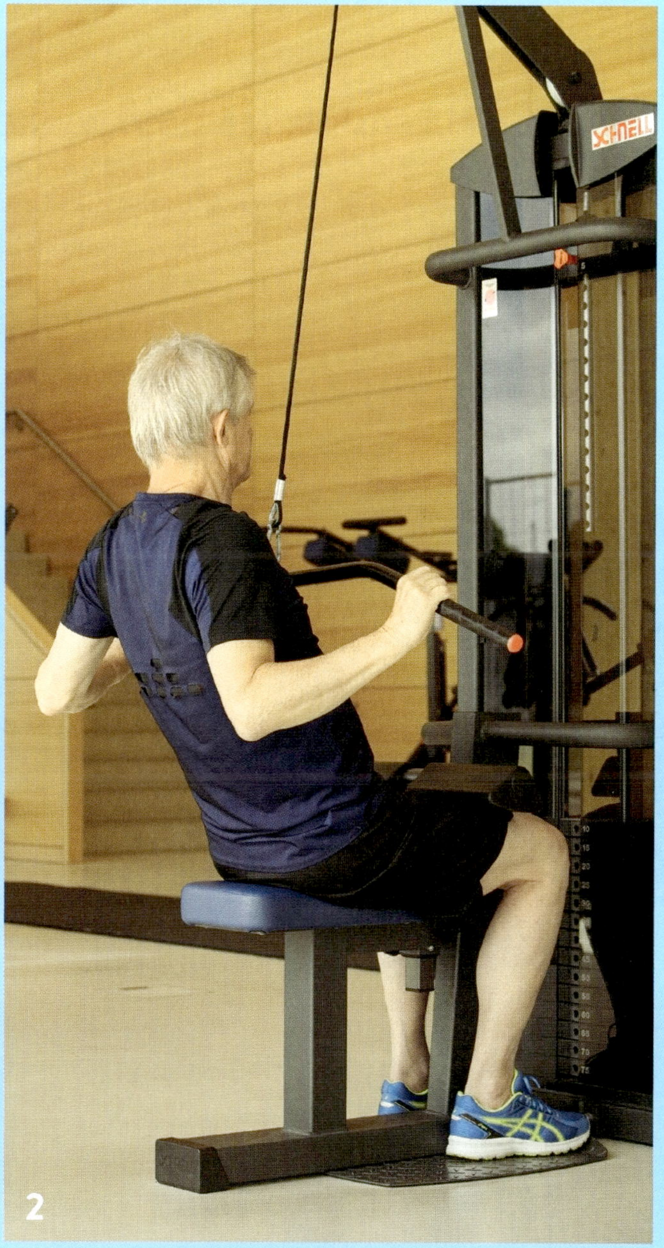

2

Stabilitätsübungen

› Seitstütz mit angewinkelten Knien

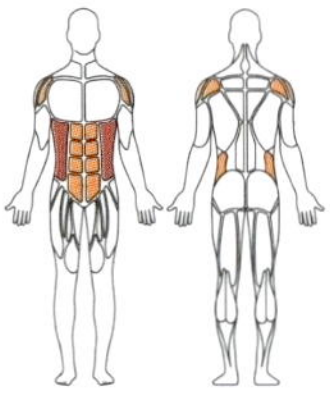

Primär beanspruchte Muskulatur: seitliche Bauchmuskeln
Sekundär beanspruchte Muskulatur: gerader Bauchmuskel und tief liegende Bauchmuskeln, um den Rumpf stabil zu halten; Schultermuskel, der das Schultergelenk stabilisiert

Trainingsziel: Kräftigung der Bauch-, Rücken- und Beckenmuskeln. Diese helfen, das Becken und den Rumpf zu stabilisieren, und gewährleisten dadurch eine gute Haltung und ein besseres Gleichgewicht.

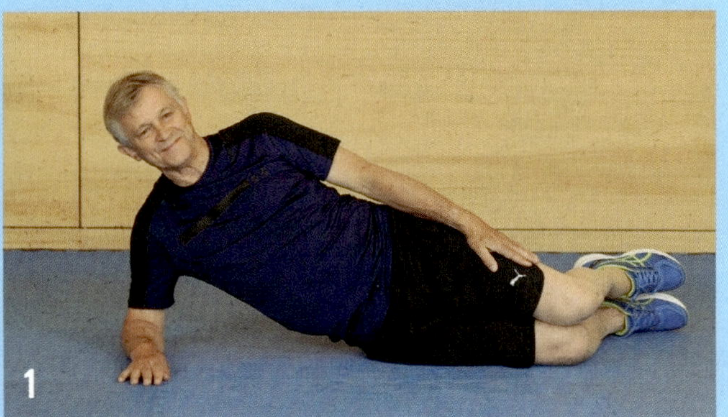

1

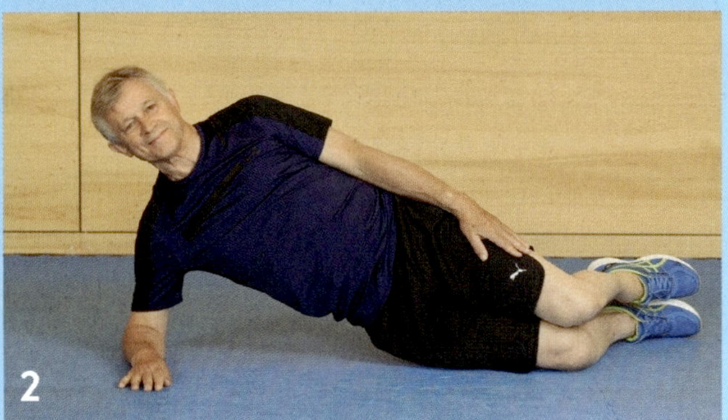

2

1. Starten Sie in der Seitenlage auf einer Matte. Strecken Sie die Beine aus. Winkeln Sie die Unterschenkel auf etwa 90 Grad nach hinten an. Stützen Sie den Ellenbogen des unteren Arms senkrecht unter der Schulter auf.
2. Aktivieren Sie die Bauchmuskulatur und drücken Sie den Unterarm und den Ellenbogen fest in die Matte. Heben Sie die Hüfte nun so weit an, bis Rumpf, Becken und Knie eine Linie bilden. Halten Sie diese Position.

Hinweis: Achten Sie darauf, dass das Becken nicht nach vorn oder hinten kippt. Spannen Sie das Gesäß an, um dies zu verhindern.

› Armstütz mit Arm- und Beinheben

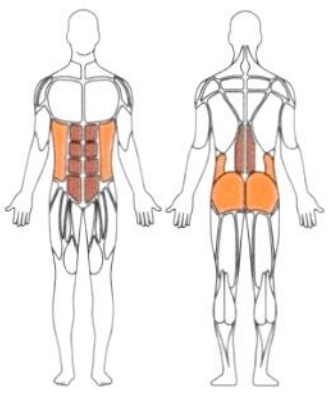

Primär und sekundär beanspruchte Muskulatur: gerader Bauchmuskel und die Muskeln des Rückenstreckers
Sekundär beanspruchte Muskulatur: seitliche und tief liegende Bauchmuskeln sowie großer Gesäßmuskel

Trainingsziel: Kräftigung der Bauch- und Rückenmuskulatur. Hierbei muss die Muskulatur isometrisch arbeiten, um den Rumpf und das Becken während der Bewegung der Arme und Beine stabil zu halten.

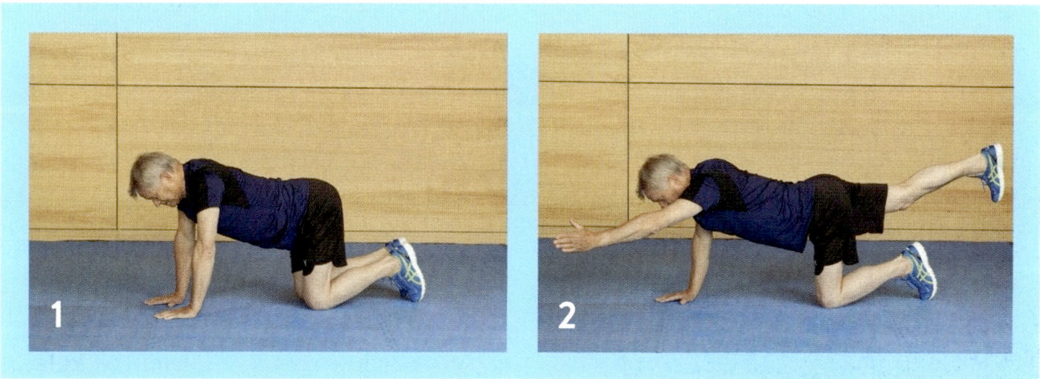

1. Starten Sie im Vierfüßlerstand. Platzieren Sie die Hände unter den Schultern und die Knie unterhalb des Hüftgelenks. Stellen Sie die Zehenspitzen auf.
2. Spannen Sie die Bauchmuskulatur an und heben Sie dann den linken Arm und das rechte Bein an. Führen Sie den linken Arm nach vorn und strecken Sie das rechte Bein nach hinten aus, bis der gesamte Körper eine Linie bildet. Führen Sie Arm und Bein zurück in die Ausgangsposition und starten Sie, ohne Arm und Bein abzusetzen, gleich in die nächste Wiederholung.

Hinweise

- Arm und Bein können beim Übergang zur nächsten Wiederholung auch unter dem Körper zusammengeführt werden. Die Bewegung ähnelt dann einer Bauchmuskelübung, dem sogenannten Crunch, bei dem sich beide Enden der Bauchmuskulatur annähern.
- In der obersten Position sollte der Gesäßmuskel unter Spannung sein.

› Käfer mit Armbewegung

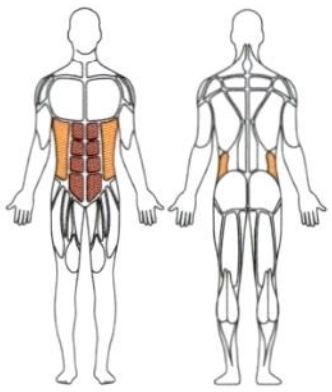

Primär beanspruchte Muskulatur: gerader Bauchmuskel
Sekundär beanspruchte Muskulatur: tiefe und seitliche Bauchmuskeln

Trainingsziel: Kräftigung der Bauchmuskulatur, hierbei muss die Muskulatur isometrisch arbeiten; Stabilisierung der Rumpf- und Beckenmuskulatur. Genau diese Stabilität brauchen Sie beim Hochheben schwerer Dinge oder wenn Sie von einem Stuhl aufstehen.

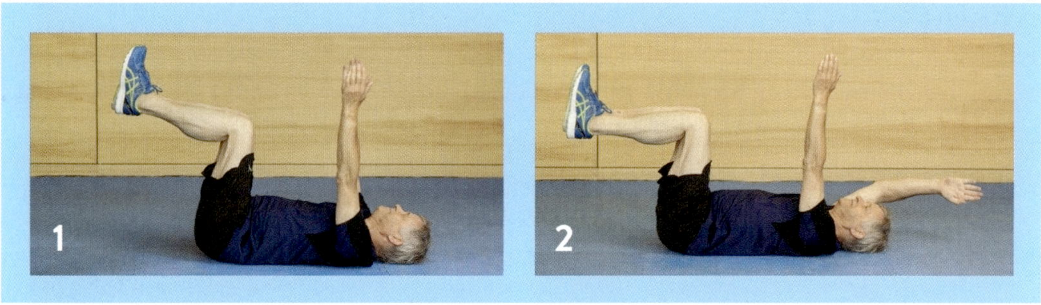

1. Starten Sie in der Rückenlage. Heben Sie die Beine so an, dass die Knie direkt über den Hüften sind und der Winkel zwischen Ober- und Unterschenkel sowie zwischen Oberschenkel und Oberkörper jeweils 90 Grad beträgt. Strecken Sie die Arme senkrecht nach oben. Spannen Sie nun die Bauchmuskeln an, indem Sie den Bauchnabel nach innen ziehen. Drücken Sie den unteren Rücken fest in den Boden und ziehen Sie die Rippen in Richtung Wirbelsäule.
2. Atmen Sie nun gegen die Bauchspannung ein und strecken Sie mit der Ausatmung den rechten Arm über Kopf nach hinten. Strecken Sie den Arm nur so weit, wie Sie die Bauchspannung halten können. Führen Sie den Arm mit der Einatmung wieder nach oben und strecken Sie mit der folgenden Ausatmung den linken Arm über Kopf nach hinten.

Hinweis: Bleiben Sie in Rumpf und Becken stabil. Die Rippen ziehen zur Wirbelsäule und der untere Rücken drückt in die Matte. Stellen Sie sich vor, Ihr Rumpf wäre eine Dose, die Sie mit Druck von oben (Rippen) und unten (Becken) zusammendrücken. Die Arme sind, um in diesem Bild zu bleiben, an die Dose geschraubt und bewegen sich völlig autark.

› Knieheben im Vierfüßlerstand

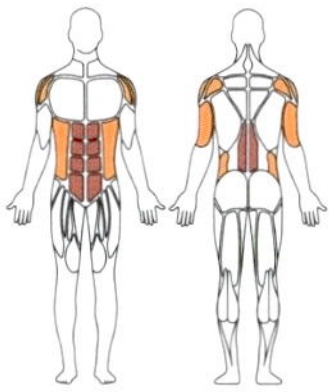

Primär beanspruchte Muskulatur: gerader Bauchmuskel und Rückenstrecker
Sekundär beanspruchte Muskulatur: seitliche und tief liegende Bauchmuskeln sowie dreiköpfiger Oberarmmuskel und Schultermuskel

Trainingsziel: Kräftigung der Bauch- und Beckenmuskulatur. Durch die Position im Vierfüßlerstand können Sie zudem ein besseres Gefühl für die Annäherung der Rippen an die Wirbelsäule und so die Fixierung des Rumpfes bekommen.

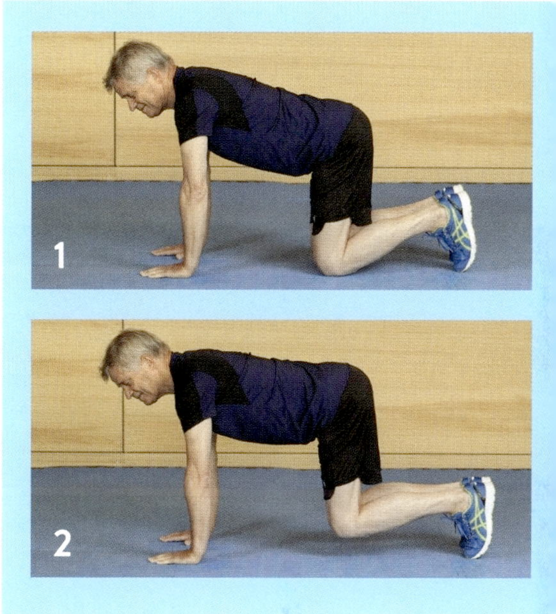

1. Starten Sie im Vierfüßlerstand. Platzieren Sie die Hände unter den Schultern und die Knie unterhalb der Hüftgelenke. Stellen Sie die Zehenspitzen auf.
2. Drücken Sie die Handflächen fest in den Boden, um so die Schulterblätter etwas auseinanderzuziehen, und spannen Sie die Bauchmuskulatur an. Heben Sie nun die Knie zwei bis drei Zentimeter vom Boden ab, ohne dabei die Position der Arme, der Beine oder des Rumpfes zu verändern. Halten Sie diese Position.

Trainingspläne für durchschnittlich fitte Senioren

Wenn Sie schon etwas Erfahrung im Krafttraining haben, sind die folgenden Trainingspläne genau richtig für Sie. Selbst wenn Sie unerfahren sind, aber keine größeren Einschränkungen Ihrer Kraft feststellen, empfehlen wir Ihnen ebenfalls diese Pläne Die Trainingseinheiten A, B und C sind für vier Wochen konzipiert und können sowohl zu Hause als auch im Fitnessstudio trainiert werden. Bei einigen Übungen sind Kurzhanteln vorgesehen. Alternativ eignen sich gefüllte Wasserflaschen oder andere Gewichte wie Kettlebells.

Woche 1

Trainingseinheit A für zu Hause

Aufwärmen		
	Übung	Wiederholungen
1	Rumpfrotation in Schrittposition	8–10
2	Dynamisches Knieheben	8–10
3	Schmetterling	8–10
2 Runden mit 1 Minute Pause zwischen den Runden		

Bewegungsvorbereitung	
Übung	Wiederholungen
Stuhlkniebeuge	6–8
2 Sätze mit 1 Minute Pause zwischen den Sätzen – langsame und kontrollierte Ausführung	

Trainingsplan						
	Übung	Wiederholungen	Sätze	Anstrengung	% 1RM	Hinweise
1	Stuhlkniebeuge mit Kurzhantel	8	2	6–7	65 %	Kurzhantel, Kettlebell oder Wasserflasche vor der Brust
2	Beinstrecken mit Band	8 pro Seite	2	5–6		In der Streckung 1 Sekunde halten
3	Beinbeugen mit Band	8 pro Seite	2	5–6		In der Beugung 1 Sekunde halten
4	Rudern mit Kurzhantel	8 pro Seite	2	5–6	65 %	
5	Liegestütz an der Wand	8	2	5–6		Zur Steigerung des Schwierigkeitsgrads auf eine Bank oder den Boden stützen
6	Käfer mit Armbewegung	8 pro Seite	2	5–6		
Die Pause zwischen den Sätzen sollte 2 bis 3 Minuten betragen.						

Trainingseinheit B für zu Hause

Aufwärmen		
Übung		Wiederholungen
1	Schmetterling	8–10
2	Dynamisches Knieheben	8–10
3	Seitneigen	8–10
2 Runden mit 1 Minute Pause zwischen den Runden		

Bewegungsvorbereitung	
Übung	Wiederholungen
Standwaage	6–8
2 Sätze mit 1 Minute Pause zwischen den Sätzen – langsame und kontrollierte Ausführung	

Trainingsplan						
Übung		Wiederholungen/ Dauer	Sätze	Anstrengung	% 1RM	Hinweise
1	Ausfallschrittkniebeuge (mit Kurzhanteln)	8 pro Seite	2	6–7	70 %	Mit je einem Gewicht in der rechten und linken Hand
2	Beinstrecken mit Band	8 pro Seite	2	5–6		
3	Beinbeugen mit Band	8 pro Seite	2	5–6		
4	Seitstütz mit angewinkelten Knien	20 Sekunden pro Seite	2	5–6		
5	Käfer mit Armbewegung	8 pro Seite	2	5–6		
6	Knieheben im Vierfüßlerstand	3 × 10 Sekunden	2	5–6		10 Sekunden halten – kurz absetzen – 10 Sekunden halten etc.
Die Pause zwischen den Sätzen sollte 2 bis 3 Minuten betragen.						

Trainingseinheit C für zu Hause

Aufwärmen		
Übung		Wiederholungen
1	Dynamisches Knieheben	8–10
2	Seitneigen	8–10
3	Rumpfrotation in Schrittposition	8–10
2 Runden mit 1 Minute Pause zwischen den Runden		

Bewegungsvorbereitung	
Übung	Wiederholungen
Stuhlkniebeuge	6–8
2 Sätze mit 1 Minute Pause zwischen den Sätzen – langsame und kontrollierte Ausführung	

Trainingsplan						
Übung		Wiederholungen/ Dauer	Sätze	Anstrengung	% 1RM	Hinweise
1	Kreuzheben mit Kettlebell oder Wasserkasten	6	2	6–7	75 %	
2	Treppensteigen einbeinig	8 pro Seite	2	5–6		Langsam absetzen (bis 3 zählen)
3	Gesäßbrücke mit erhöhtem Rücken	10	2	5–6		Langsam absetzen (bis 3 zählen)
4	Rudern an der Tür	8	2	5–6		
5	Überkopfdrücken	8	2	5–6		
6	Seitstütz mit angewinkelten Knien	20 Sekunden pro Seite	2	5–6		
7	Armstütz mit Arm- und Beinheben	10 pro Seite	2	5–6		
Die Pause zwischen den Sätzen sollte 2 bis 3 Minuten betragen.						

Woche 2

Trainingseinheit A für zu Hause

Aufwärmen		
	Übung	Wiederholungen
1	Rumpfrotation in Schrittposition	8–10
2	Dynamisches Knieheben	8–10
3	Schmetterling	8–10
2 Runden mit 1 Minute Pause zwischen den Runden		

Bewegungsvorbereitung	
Übung	Wiederholungen
Stuhlkniebeuge	6–8
2 Sätze mit 1 Minute Pause zwischen den Sätzen – langsame und kontrollierte Ausführung	

Trainingsplan						
	Übung	Wieder-holungen	Sätze	Anstrengung	% 1RM	Hinweise
1	Stuhlkniebeuge mit Kurzhantel	8	3	6–7	65 %	
2	Beinstrecken mit Band	10 pro Seite	2	5–6		In der Streckung 1 Sekunde halten
3	Beinbeugen mit Band	10 pro Seite	2	5–6		In der Beugung 1 Sekunde halten
4	Rudern mit Kurzhantel	8	2	5–6	65 %	
5	Liegestütz an der Wand	8	2	5–6		Zur Steigerung des Schwierigkeitsgrads auf eine Bank oder den Boden stützen
6	Käfer mit Armbewegung	8 pro Seite	2	5–6		
Die Pause zwischen den Sätzen sollte 2 bis 3 Minuten betragen.						

Trainingseinheit B für zu Hause

Aufwärmen		
	Übung	Wiederholungen
1	Schmetterling	8–10
2	Dynamisches Knieheben	8–10
3	Seitneigen	8–10
2 Runden mit 1 Minute Pause zwischen den Runden		

Bewegungsvorbereitung	
Übung	Wiederholungen
Standwaage	6–8
2 Sätze mit 1 Minute Pause zwischen den Sätzen – langsame und kontrollierte Ausführung	

Trainingsplan						
	Übung	Wiederholungen/ Dauer	Sätze	Anstrengung	% 1RM	Hinweise
1	Ausfallschrittkniebeuge (mit Kurzhanteln)	10 pro Seite	2	7	70 %	Mit je einem Gewicht in der rechten und linken Hand
2	Beinstrecken mit Band	10 pro Seite	2	6		
3	Beinbeugen mit Band	10 pro Seite	2	6		
4	Seitstütz mit angewinkelten Knien	20 Sekunden pro Seite	2	5–6		
5	Käfer mit Armbewegung	8 pro Seite	2	5–6		
6	Knieheben im Vierfüßlerstand	3 × 10 Sekunden	2	5–6		10 Sekunden halten – kurz absetzen – 10 Sekunden halten etc.
Die Pause zwischen den Sätzen sollte 2 bis 3 Minuten betragen.						

Trainingseinheit C für zu Hause

Aufwärmen		
	Übung	**Wiederholungen**
1	Dynamisches Knieheben	8–10
2	Seitneigen	8–10
3	Rumpfrotation in Schrittposition	8–10
2 Runden mit 1 Minute Pause zwischen den Runden		

Bewegungsvorbereitung	
Übung	**Wiederholungen**
Stuhlkniebeuge	6–8
2 Sätze mit 1 Minute Pause zwischen den Sätzen – langsame und kontrollierte Ausführung	

Trainingsplan						
	Übung	**Wiederholungen/ Dauer**	**Sätze**	**Anstrengung**	**% 1RM**	**Hinweise**
1	Kreuzheben mit Kettlebell oder Wasserkasten	6	2	7	77,5 %	
2	Treppensteigen einbeinig	10 pro Seite	2	6		Langsam absetzen (bis 3 zählen)
3	Gesäßbrücke mit Bank	10	2	6		Langsam absetzen (bis 3 zählen)
4	Überkopfdrücken mit Curl	10	2	6	67,5 %	
5	Seitstütz mit angewinkelten Knien	20 Sekunden pro Seite	2	4–5		
6	Armstütz mit Arm- und Beinheben	10 pro Seite	2	4–5		
Die Pause zwischen den Sätzen sollte 2 bis 3 Minuten betragen.						

Woche 3

Trainingseinheit A für zu Hause

Aufwärmen		
	Übung	**Wiederholungen**
1	Rumpfrotation in Schrittposition	8–10
2	Dynamisches Knieheben	8–10
3	Schmetterling	8–10
2 Runden mit 1 Minute Pause zwischen den Runden		

Bewegungsvorbereitung	
Übung	**Wiederholungen**
Stuhlkniebeuge	6–8
2 Sätze mit 1 Minute Pause zwischen den Sätzen – langsame und kontrollierte Ausführung	

Trainingsplan						
	Übung	**Wiederholungen**	**Sätze**	**Anstrengung**	**% 1RM**	**Hinweise**
1	Stuhlkniebeuge mit Kurzhantel	10	3	7–8	65 %	Kurzhantel, Kettlebell oder Wasserflasche vor der Brust halten
2	Beinstrecken mit Band	10 pro Seite	3	5–6		In der Streckung 1 Sekunde halten
3	Beinbeugen mit Band	10 pro Seite	3	5–6		In der Beugung 1 Sekunde halten
4	Rudern mit Kurzhantel	8 pro Seite	2	5–6	65 %	
5	Liegestütz an der Wand	8	2	5–6		Zur Steigerung des Schwierigkeitsgrads auf eine Bank oder den Boden stützen
6	Käfer mit Armbewegung	10 pro Seite	2	5–6		
Die Pause zwischen den Sätzen sollte 2 bis 3 Minuten betragen.						

Trainingseinheit B für zu Hause

Aufwärmen		
Übung		Wiederholungen
1	Schmetterling	8–10
2	Dynamisches Knieheben	8–10
3	Seitneigen	8–10
2 Runden mit 1 Minute Pause zwischen den Runden		

Bewegungsvorbereitung	
Übung	Wiederholungen
Standwaage	6–8
2 Sätze mit 1 Minute Pause zwischen den Sätzen – langsame und kontrollierte Ausführung	

Trainingsplan						
Übung		Wieder-holungen/ Dauer	Sätze	Anstrengung	% 1RM	Hinweise
1	Ausfallschritt-kniebeuge (mit Kurzhanteln)	10 pro Seite	3	1–2	72,5 %	Mit je einem Gewicht in der rechten und linken Hand
2	Beinstrecken mit Band	10 pro Seite	3	6		
3	Beinbeugen mit Band	10 pro Seite	3	6		
4	Seitstütz mit angewinkelten Knien	25 Sekunden pro Seite	2	5–6		
5	Käfer mit Armbewegung	10 pro Seite	2	5–6		
6	Knieheben im Vierfüßlerstand	3 × 15 Sekunden	2	5–6		10 Sekunden halten – kurz absetzen – 10 Sekunden halten etc.
Die Pause zwischen den Sätzen sollte 2 bis 3 Minuten betragen.						

Trainingseinheit C für zu Hause

Aufwärmen		
	Übung	Wiederholungen
1	Dynamisches Knieheben	8–10
2	Seitneigen	8–10
3	Rumpfrotation in Schrittposition	8–10
2 Runden mit 1 Minute Pause zwischen den Runden		

Bewegungsvorbereitung	
Übung	Wiederholungen
Stuhlkniebeuge	6–8
2 Sätze mit 1 Minute Pause zwischen den Sätzen – langsame und kontrollierte Ausführung	

Trainingsplan						
	Übung	Wiederholungen/ Dauer	Sätze	Anstrengung	% 1RM	Hinweise
1	Kreuzheben mit Kettlebell oder Wasserkasten	6	3	7–8	80 %	
2	Treppensteigen einbeinig (mit Kurzhanteln)	12 pro Seite	2	7		
3	Gesäßbrücke mit erhöhtem Rücken	12	3	6		Langsam absetzen (bis 3 zählen)
4	Überkopfdrücken	10	3	6	67,5 %	
5	Seitstütz mit angewinkelten Knien	25 Sekunden pro Seite	2	4–5		
6	Armstütz mit Arm- und Beinheben	12 pro Seite	2	4–5		
Die Pause zwischen den Sätzen sollte 2 bis 3 Minuten betragen.						

Woche 4

Trainingseinheit A für zu Hause

Aufwärmen		
	Übung	Wiederholungen
1	Rumpfrotation in Schrittposition	8–10
2	Dynamisches Knieheben	8–10
3	Schmetterling	8–10
2 Runden mit 1 Minute Pause zwischen den Runden		

Bewegungsvorbereitung	
Übung	Wiederholungen
Stuhlkniebeuge	6–8
2 Sätze mit 1 Minute Pause zwischen den Sätzen – langsame und kontrollierte Ausführung	

Trainingsplan						
	Übung	Wiederholungen	Sätze	Anstrengung	% 1RM	Hinweise
1	Stuhlkniebeuge mit Kurzhantel	10	3	8–9	70 %	Kurzhantel, Kettlebell oder Wasserflasche vor der Brust halten
2	Beinstrecken mit Band	12 pro Seite	3	6–7		In der Streckung 1 Sekunde halten
3	Beinbeugen mit Band	12 pro Seite	3	6–7		In der Beugung 1 Sekunde halten
4	Rudern mit Kurzhantel	10	2	6–7	65 %	
5	Liegestütz an der Wand	10	2	6–7		Zur Steigerung des Schwierigkeitsgrads auf eine Bank oder den Boden stützen
6	Käfer mit Armbewegung	10 pro Seite	2	4–5		
Die Pause zwischen den Sätzen sollte 2 bis 3 Minuten betragen.						

Trainingseinheit B für zu Hause

Aufwärmen		
	Übung	Wiederholungen
1	Schmetterling	8–10
2	Dynamisches Knieheben	8–10
3	Seitneigen	8–10
2 Runden mit 1 Minute Pause zwischen den Runden		

Bewegungsvorbereitung	
Übung	Wiederholungen
Standwaage	6–8
2 Sätze mit 1 Minute Pause zwischen den Sätzen – langsame und kontrollierte Ausführung	

Trainingsplan						
	Übung	Wieder-holungen/ Dauer	Sätze	Anstrengung	% 1RM	Hinweise
1	Ausfallschritt-kniebeuge (mit Kurzhanteln)	10 pro Seite	3	6–7	75 %	Mit je einem Gewicht in der rechten und linken Hand
2	Beinstrecken mit Band	10 pro Seite	3	6		
3	Beinbeugen mit Band	10 pro Seite	3	6		
4	Seitstütz mit angewinkelten Knien	25 Sekunden pro Seite	2	5–6		
5	Käfer mit Armbewegung	10 pro Seite	2	5–6		
6	Knieheben im Vierfüßlerstand	3 × 15 Sekunden	2	5–6		10 Sekunden halten – kurz absetzen – 10 Sekunden halten etc.
Die Pause zwischen den Sätzen sollte 2 bis 3 Minuten betragen.						

Trainingseinheit C für zu Hause

Aufwärmen		
Übung		Wiederholungen
1	Dynamisches Knieheben	8–10
2	Seitneigen	8–10
3	Rumpfrotation in Schrittposition	8–10
2 Runden mit 1 Minute Pause zwischen den Runden		

Bewegungsvorbereitung	
Übung	Wiederholungen
Boxkniebeuge	6–8
2 Sätze mit 1 Minute Pause zwischen den Sätzen – langsame und kontrollierte Ausführung	

Trainingsplan						
Übung		Wiederholungen/ Dauer	Sätze	Anstrengung	% 1RM	Hinweise
1	Kreuzheben mit Kettlebell oder Wasserkasten	6	3	7–8	82,5 %	
2	Treppensteigen einbeinig (mit Kurzhanteln)	8 pro Seite	2	6–7		Langsam absetzen (bis 3 zählen); mit je einem Gewicht in der rechten und linken Hand
3	Gesäßbrücke mit erhöhtem Rücken	10	3	6–7		Langsam absetzen (bis 3 zählen)
4	Überkopfdrücken	10	3	6–7	70 %	
5	Seitstütz mit angewinkelten Knien	25 Sekunden pro Seite	2	5–6		
6	Armstütz mit Arm- und Beinheben	12 pro Seite	2	5–6		
Die Pause zwischen den Sätzen sollte 2 bis 3 Minuten betragen.						

Woche 1

Trainingseinheit A für das Fitnessstudio

Aufwärmen		
	Übung	Wiederholungen
1	Rumpfrotation in Schrittposition	8–10
2	Dynamisches Knieheben	8–10
3	Schmetterling	8–10
2 Runden mit 1 Minute Pause zwischen den Runden		

Bewegungsvorbereitung	
Übung	Wiederholungen
Stuhlkniebeuge	6–8
2 Sätze mit 1 Minute Pause zwischen den Sätzen – langsame und kontrollierte Ausführung	

Trainingsplan						
	Übung	Wieder-holungen	Sätze	Anstrengung	% 1RM	Hinweise
1	Beinpresse	8	2	6	70 %	
2	Beinstrecken mit Band	8 pro Seite	2	5–6		In der Streckung 1 Sekunde halten
3	Beinbeugen mit Band	8 pro Seite	2	5–6		In der Beugung 1 Sekunde halten
4	Rudern am Kabelzug	8	2	5–6	65 %	
5	Brustpresse	8	2	5–6	65 %	
6	Käfer mit Armbewegung	8 pro Seite	2	5–6		
Die Pause zwischen den Sätzen sollte 2 bis 3 Minuten betragen.						

Trainingseinheit B für das Fitnessstudio

Aufwärmen		
	Übung	Wiederholungen
1	Schmetterling	8–10
2	Dynamisches Knieheben	8–10
3	Seitneigen	8–10
2 Runden mit 1 Minute Pause zwischen den Runden		

Bewegungsvorbereitung	
Übung	Wiederholungen
Standwaage	6–8
2 Sätze mit 1 Minute Pause zwischen den Sätzen – langsame und kontrollierte Ausführung	

Trainingsplan						
	Übung	Wieder-holungen/ Dauer	Sätze	Anstrengung	% 1RM	Hinweise
1	Ausfallschritt-kniebeuge (mit Kurzhanteln)	8 pro Seite	2	6–7	70 %	Mit je einem Gewicht in der rechten und linken Hand
2	Beinstrecken mit Band	8 pro Seite	2	5–6		
3	Beinbeugen mit Band	8 pro Seite	2	5–6		
4	Seitstütz mit angewinkelten Knien	20 Sekunden pro Seite	2	5–6		
5	Käfer mit Armbewegung	8 pro Seite	2	5–6		
6	Vierfüßler mit Knieheben	3 × 10 Sekunden	2	5–6		10 Sekunden halten – kurz absetzen – 10 Sekunden halten etc.
Die Pause zwischen den Sätzen sollte 2 bis 3 Minuten betragen.						

Trainingseinheit C für das Fitnessstudio

Aufwärmen		
	Übung	Wiederholungen
1	Dynamisches Knieheben	8–10
2	Seitneigen	8–10
3	Rumpfrotation in Schrittposition	8–10
2 Runden mit 1 Minute Pause zwischen den Runden		

Bewegungsvorbereitung	
Übung	Wiederholungen
Stuhlkniebeuge	6–8
2 Sätze mit 1 Minute Pause zwischen den Sätzen – langsame und kontrollierte Ausführung	

Trainingsplan						
	Übung	Wieder-holungen/ Dauer	Sätze	Anstrengung	% 1RM	Hinweise
1	Kreuzheben mit Kettlebell oder Wasserkasten	6	2	6–7	75 %	
2	Treppensteigen einbeinig	8 pro Seite	2	5–6		Langsam absetzen (bis 3 zählen)
3	Gesäßbrücke mit erhöhtem Rücken	10	2	5–6		Langsam absetzen (bis 3 zählen)
4	Latzug oben	8	2	5–6	65 %	
5	Überkopfdrücken	8	2	5–6	65 %	
6	Seitstütz mit angewinkelten Knien	20 Sekunden pro Seite	2	5–6		
7	Armstütz mit Arm- und Beinheben	10 pro Seite	2	5–6		
Die Pause zwischen den Sätzen sollte 2 bis 3 Minuten betragen.						

Woche 2

Trainingseinheit A für das Fitnessstudio

Aufwärmen		
	Übung	Wiederholungen
1	Rumpfrotation in Schrittposition	8–10
2	Dynamisches Knieheben	8–10
3	Schmetterling	8–10
2 Runden mit 1 Minute Pause zwischen den Runden		

Bewegungsvorbereitung	
Übung	Wiederholungen
Stuhlkniebeuge	6–8
2 Sätze mit 1 Minute Pause zwischen den Sätzen – langsame und kontrollierte Ausführung	

Trainingsplan						
	Übung	Wieder-holungen	Sätze	Anstrengung	% 1RM	Hinweise
1	Beinpresse	8	2	6–7	72,5 %	
2	Beinstrecken mit Band	10 pro Seite	2	5–6		In der Streckung 1 Sekunde halten
3	Beinbeugen mit Band	10 pro Seite	2	5–6		In der Beugung 1 Sekunde halten
4	Rudern am Kabelzug	10	2	6	65 %	
5	Brustpresse	10	2	6	65 %	
6	Käfer mit Armbewegung	8 pro Seite	2	5–6		
Die Pause zwischen den Sätzen sollte 2 bis 3 Minuten betragen.						

Trainingseinheit B für das Fitnessstudio

Aufwärmen		
	Übung	Wiederholungen
1	Schmetterling	8–10
2	Dynamisches Knieheben	8–10
3	Seitneigen	8–10
2 Runden mit 1 Minute Pause zwischen den Runden		

Bewegungsvorbereitung	
Übung	Wiederholungen
Standwaage (mit Festhalten)	6–8
2 Sätze mit 1 Minute Pause zwischen den Sätzen – langsame und kontrollierte Ausführung	

Trainingsplan						
	Übung	Wiederholungen/ Dauer	Sätze	Anstrengung	% 1RM	Hinweise
1	Ausfallschrittkniebeuge (mit Kurzhanteln)	10 pro Seite	2	7	70 %	Mit jeweils einem Gewicht in der rechten und linken Hand
2	Beinstrecken mit Band	10 pro Seite	2	6		
3	Beinbeugen mit Band	10 pro Seite	2	6		
4	Seitstütz mit angewinkelten Knien	20 Sekunden pro Seite	2	5–6		
5	Käfer mit Armbewegung	8 pro Seite	2	5–6		
6	Knieheben im Vierfüßlerstand	3 × 10 Sekunden	2	5–6		10 Sekunden halten – kurz absetzen – 10 Sekunden halten etc.
Die Pause zwischen den Sätzen sollte 2 bis 3 Minuten betragen.						

Trainingseinheit C für das Fitnessstudio

Aufwärmen		
	Übung	Wiederholungen
1	Dynamisches Knieheben	8–10
2	Seitneigen	8–10
3	Rumpfrotation in Schrittposition	8–10
2 Runden mit 1 Minute Pause zwischen den Runden		

Bewegungsvorbereitung	
Übung	Wiederholungen
Stuhlkniebeuge	6–8
2 Sätze mit 1 Minute Pause zwischen den Sätzen – langsame und kontrollierte Ausführung	

Trainingsplan						
	Übung	Wieder-holungen/ Dauer	Sätze	Anstrengung	% 1RM	Hinweise
1	Kreuzheben mit Kettlebell oder Wasserkasten	6	2	7	77,5 %	
2	Treppensteigen einbeinig	10 pro Seite	2	6		Langsam absetzen (bis 3 zählen)
3	Gesäßbrücke mit erhöhtem Rücken	10	2	6		Langsam absetzen (bis 3 zählen)
4	Latzug oben	10	2	6	65 %	
5	Überkopfdrücken mit Curl	10	2	6	67,5 %	
6	Seitstütz mit angewinkelten Knien	20 Sekunden pro Seite	2	5–6		
7	Armstütz mit Arm- und Beinheben	10 pro Seite	2	5–6		
Die Pause zwischen den Sätzen sollte 2 bis 3 Minuten betragen.						

Woche 3

Trainingseinheit A für das Fitnessstudio

Aufwärmen		
Übung		Wiederholungen
1	Rumpfrotation in Schrittposition	8–10
2	Dynamisches Knieheben	8–10
3	Schmetterling	8–10
2 Runden mit 1 Minute Pause zwischen den Runden		

Bewegungsvorbereitung	
Übung	Wiederholungen
Boxkniebeuge	6–8
2 Sätze mit 1 Minute Pause zwischen den Sätzen – langsame und kontrollierte Ausführung	

Trainingsplan						
Übung		Wieder-holungen	Sätze	Anstrengung	% 1RM	Hinweise
1	Beinpresse	6	3	7–8	75 %	
2	Beinstrecken mit Band	10 pro Seite	3	7		In der Streckung 1 Sekunde halten
3	Beinbeugen mit Band	10 pro Seite	3	7		In der Beugung 1 Sekunde halten
4	Rudern am Kabelzug	10	3	7	67,5 %	
5	Brustpresse	10	3	7	67,5 %	
6	Käfer mit Armbewegung	10 pro Seite	2	7		
Die Pause zwischen den Sätzen sollte 2 bis 3 Minuten betragen.						

Trainingseinheit B für das Fitnessstudio

Aufwärmen		
	Übung	Wiederholungen
1	Schmetterling	8–10
2	Dynamisches Knieheben	8–10
3	Seitneigen	8–10
2 Runden mit 1 Minute Pause zwischen den Runden		

Bewegungsvorbereitung	
Übung	Wiederholungen
Standwaage	6–8
2 Sätze mit 1 Minute Pause zwischen den Sätzen – langsame und kontrollierte Ausführung	

Trainingsplan						
	Übung	Wieder-holungen/ Dauer	Sätze	Anstrengung	% 1RM	Hinweise
1	Ausfallschritt-kniebeuge (mit Kurzhanteln)	10 pro Seite	3	7–8	72,5 %	Mit je einem Gewicht in der rechten und linken Hand
2	Beinstrecken mit Band	10 pro Seite	3	6		
3	Beinbeugen mit Band	10 pro Seite	3	6		
4	Seitstütz mit angewinkelten Knien	25 Sekunden pro Seite	2	6		
5	Käfer mit Armbewegung	10 pro Seite	2	5–6		
6	Knieheben im Vierfüßlerstand	3 × 15 Sekunden	2	5–6		10 Sekunden halten – kurz absetzen – 10 Sekunden halten etc.
Die Pause zwischen den Sätzen sollte 2 bis 3 Minuten betragen.						

Trainingseinheit C für das Fitnessstudio

Aufwärmen		
	Übung	Wiederholungen
1	Dynamisches Knieheben	8–10
2	Seitneigen	8–10
3	Rumpfrotation in Schrittposition	8–10
2 Runden mit 1 Minute Pause zwischen den Runden		

Bewegungsvorbereitung	
Übung	Wiederholungen
Stuhlkniebeuge	6–8
2 Sätze mit 1 Minute Pause zwischen den Sätzen – langsame und kontrollierte Ausführung	

Trainingsplan						
	Übung	Wieder-holungen/ Dauer	Sätze	Anstrengung	% 1RM	Hinweise
1	Kreuzheben mit Kettlebell oder Wasserkasten	6	3	7–8	80 %	
2	Treppensteigen einbeinig (mit Kurzhanteln)	8 pro Seite	2	7		Langsam absetzen (bis 3 zählen); mit je einem Gewicht in der rechten und linken Hand
3	Gesäßbrücke mit erhöhtem Rücken	10	3	7		Langsam absetzen (bis 3 zählen)
4	Latzug oben	10	3	6–7	67,5 %	
5	Überkopfdrücken	10	3	6–7	67,5 %	
6	Seitstütz mit angewinkelten Knien	25 Sekunden pro Seite	2	7		
7	Armstütz mit Arm- und Beinheben	12 pro Seite	2	7		
Die Pause zwischen den Sätzen sollte 2 bis 3 Minuten betragen.						

Woche 4

Trainingseinheit A für das Fitnessstudio

Aufwärmen		
	Übung	Wiederholungen
1	Rumpfrotation in Schrittposition	8–10
2	Dynamisches Knieheben	8–10
3	Schmetterling	8–10
2 Runden mit 1 Minute Pause zwischen den Runden		

Bewegungsvorbereitung	
Übung	Wiederholungen
Stuhlkniebeuge	6–8
2 Sätze mit 1 Minute Pause zwischen den Sätzen – langsame und kontrollierte Ausführung	

Trainingsplan						
	Übung	Wiederholungen	Sätze	Anstrengung	% 1RM	Hinweise
1	Beinpresse	6	3	7	77,5 %	
2	Beinstrecken mit Band	10 pro Seite	3	7		In der Streckung 1 Sekunde halten
3	Beinbeugen mit Band	10 pro Seite	3	7		In der Beugung 1 Sekunde halten
4	Rudern am Kabelzug	10	3	6–7	67,5 %	
5	Brustpresse	10	3	6–7	67,5 %	
6	Käfer mit Armbewegung	10 pro Seite	2	7		
Die Pause zwischen den Sätzen sollte 2 bis 3 Minuten betragen.						

Trainingseinheit B für das Fitnessstudio

Aufwärmen		
Übung		Wiederholungen
1	Schmetterling	8–10
2	Dynamisches Knieheben	8–10
3	Seitneigen	8–10
2 Runden mit 1 Minute Pause zwischen den Runden		

Bewegungsvorbereitung	
Übung	Wiederholungen
Standwaage	6–8
2 Sätze mit 1 Minute Pause zwischen den Sätzen – langsame und kontrollierte Ausführung	

Trainingsplan						
Übung		Wiederholungen/ Dauer	Sätze	Anstrengung	% 1RM	Hinweise
1	Ausfallschrittkniebeuge (mit Kurzhanteln)	10 pro Seite	3	7–8	75 %	Mit je einem Gewicht in der rechten und linken Hand
2	Beinstrecken mit Band	12 pro Seite	3	7		
3	Beinbeugen mit Band	12 pro Seite	3	7		
4	Seitstütz mit angewinkelten Knien	30 Sekunden pro Seite	2	7		
5	Käfer mit Armbewegung	10 pro Seite	2	6		
6	Knieheben im Vierfüßlerstand	3 × 15 Sekunden	2	6		10 Sekunden halten – kurz absetzen – 10 Sekunden halten etc.
Die Pause zwischen den Sätzen sollte 2 bis 3 Minuten betragen.						

Trainingseinheit C für das Fitnessstudio

Aufwärmen		
	Übung	Wiederholungen
1	Dynamisches Knieheben	8–10
2	Seitneigen	8–10
3	Rumpfrotation in Schrittposition	8–10
2 Runden mit 1 Minute Pause zwischen den Runden		

Bewegungsvorbereitung	
Übung	Wiederholungen
Stuhlkniebeuge	6–8
2 Sätze mit 1 Minute Pause zwischen den Sätzen – langsame und kontrollierte Ausführung	

Trainingsplan						
	Übung	Wieder-holungen/ Dauer	Sätze	Anstrengung	% 1RM	Hinweise
1	Kreuzheben mit Kettlebell oder Wasserkasten	6	3	8	82,5 %	
2	Treppensteigen einbeinig (mit Kurzhanteln)	8 pro Seite	2	7		Langsam absetzen (bis 3 zählen); mit je einem Gewicht in der rechten und linken Hand
3	Gesäßbrücke mit erhöhtem Rücken	10	3	7		Langsam absetzen (bis 3 zählen)
4	Latzug oben	10	3	7–8	70 %	
5	Überkopfdrücken	10	3	7–8	70 %	
6	Seitstütz mit angewinkelten Knien	25 Sekunden pro Seite	2	6		
7	Armstütz mit Arm- und Beinheben	12 pro Seite	2	7		
Die Pause zwischen den Sätzen sollte 2 bis 3 Minuten betragen.						

Das Training für Supersenioren

Wenn Sie für Ihr Alter überdurchschnittlich fit und mobil sind, noch eine gute Muskelmasse und Muskelfunktion haben und sich nicht oder kaum eingeschränkt fühlen, zählen wir Sie zu den sogenannten Supersenioren. Wir hatten beispielsweise einmal in einer Studie in Aberdeen in Schottland einen 75-jährigen Probanden in der Gruppe, dessen Beinkraft der mittleren Beinkraft eines 25-jährigen Studenten entsprach. Beschwerden wie Rückenschmerzen, Hüft- oder Kniearthrose, Schwindel bestehen bei Ihnen nur, wenn Sie sich zum Beispiel bei einer Mountainbike-Tour übernehmen. Dennoch gilt auch für Sie: Wer rastet, der rostet. Es ist daher wichtig, regelmäßig etwas zu tun, um die gute Muskelmasse und Muskelfunktion so lange wie möglich zu erhalten.

Sollten Sie einzelne Übungen aufgrund von Vorerkrankungen oder Einschränkungen nicht durchführen können, dürfen Sie gerne auf Alternativen aus den anderen Abschnitten des Buches ausweichen. Bei einigen Übungen verweisen wir explizit auf Alternativen.

Kniebeuge und Kreuzheben sicher erlernen

Nicht jeder muss oder sollte Kniebeugen und Kreuzheben mit Gewicht beziehungsweise der Langhantel trainieren. Senioren und Präsarkopene können stattdessen zum Beispiel die Kniebeugen auf einen Stuhl mit und ohne Festhalten wählen und sich dann langsam steigern. Dennoch ist es sinnvoll, diese komplexen und alltagsrelevanten Bewegungsabläufe zu festigen und die Übungsausführung zu verfeinern.

Wie wir bereits in unserem einleitenden Abschnitt beschrieben hatten, versuchen wir, vor allem mit Übungen zu arbeiten, die alltagsnahe Situationen wie zum Beispiel das Treppensteigen, das Hinsetzen und das Anheben von Gegenständen »abbilden« und Sie fit halten. Durch das wiederholte Üben im Training werden Sie sich bei den Bewegungen auch im täglichen Leben immer sicherer fühlen. Die Kniebeuge und das Kreuzheben beinhalten Bewegungsabläufe, die sich in zahlreichen Alltagsanforderungen wiederfinden. Beim Kreuzheben – mit Hüftbeugung und festem Rumpf – lernen Sie zum Beispiel das rückengerechte Heben. Allerdings ist hierfür eine rücken- und gelenkschonende Ausführung wichtig. Dafür ist für alle Übungsvarianten eine gute Rumpfspannung wichtig, die Sie gegen die Bewegung des Beckens und der Hüfte halten. Damit Sie später in den Trainingseinheiten gut mit diesen Übungen zurechtkommen, widmen wir der Kniebeuge und dem Kreuzheben eine etwas ausführlichere Beschreibung. Hier finden Sie auch Hinweise, wie Sie sich an diese Bewegungsabläufe herantasten können, indem Sie leichtere und anspruchsvollere Varianten kennenlernen. Starten Sie immer mit einer leichten Variante. Beherrschen Sie diese oder ist sie Ihnen zu einfach, können Sie zum nächsten Schwierigkeitsgrad übergehen. Dieses Vorgehen bezeichnet man auch als didaktische Reihe – von leicht zu schwer.

Kniebeuge

Die folgenden vier Schritte erleichtern das Erlernen einer korrekten Kniebeuge. Tasten Sie sich Schritt für Schritt heran:

1. Stuhlkniebeuge mit Festhalten (Seite 76/77) oder Kniebeuge am Schlingentrainer (Seite 170/171): Halten Sie sich dabei an einem geeigneten Gegenstand wie einem Schlingentrainer fest und schieben Sie das Gesäß nach hinten, als wollten Sie sich

hinsetzen. Die Knie bewegen sich beim Beugen nicht oder nur wenig in Richtung Zehen. Der Fokus liegt auf der Hüftbeugung.

Was wird hier geübt?

- Hüftbeugung und Absetzen des Beckens nach hinten und unten
- Gefühl für Tiefe der Kniebeuge

2. Stuhlkniebeuge (Seite 112/113): Mit der Stuhlkniebeuge kommen Sie nun schon näher an die klassische Kniebeuge heran. Wenn Sie sich nicht festhalten, schieben sich die Knie beim Hinsetzen weiter nach vorn, damit Sie nicht umfallen. Das geschieht zwar automatisch, dennoch müssen Knie- und Hüftbeugung stärker koordiniert werden. Ein Stuhl oder eine Box bieten Ihnen dabei einen Anhaltspunkt, wie weit Sie mit dem Becken nach unten kommen sollten.

   Was wird hier geübt?

   - Koordination von Knie- und Hüftbeugung
   - Gefühl für Tiefe der Kniebeuge
   - Schulung des Gleichgewichtssinns

3. Stuhlkniebeuge mit Gewicht (Seite 77): Das Halten eines Gewichts etwa auf Brusthöhe eng vor dem Körper kann Ihnen dabei helfen, die Rumpfmuskeln besser anzusteuern. Da die stabile Haltung des Rumpfes sehr wichtig für die Kniebeuge ist, ist diese Kniebeugenvariante besonders hilfreich für das Erlernen eines guten Bewegungsablaufs.

   Was wird hier geübt?

   - Ansteuerung der Rumpfmuskeln und Stabilisierung des Beckens
   - Koordination von Knie- und Hüftbeugung
   - Gefühl für Tiefe der Kniebeuge
   - Das Absetzen auf einen Stuhl oder eine Kiste

4. Kniebeuge mit hoher Stangenablage (Seite 172–175): Sobald Ihnen die Koordination von Hüft- und Kniebeugung sowie die Stabilisierung des Rumpfes und des Beckens gelingt, gehen Sie zu dieser Variante der Kniebeuge über.

   Was wird hier geübt?

   - Diese Übungsvariante ist dann die »Königsdisziplin« der vorher genannten Übungsvarianten.
   - Sie trainiert effektiv Ihre Beinmuskeln und die Rumpfmuskulatur.
   - Sie trainiert die Koordination der Bewegung des Hinsetzens.

Kreuzheben

Die folgenden vier Schritte erleichtern das Erlernen des Kreuzhebens beziehungsweise generell des Hebens von Lasten. Tasten Sie sich Schritt für Schritt heran.

1. Hüftbeugung mit stabilem Rumpf (Seite 169): Sie stabilisieren das Becken, während Sie die Hüfte beugen. In dieser ersten Phase schieben Sie das Becken nur nach hinten. Im Sportlerjargon nennt man diese Bewegung auch »Hip Hinge«, die Hüftbeugung mit stabilem Rumpf.
   Was wird hier geübt?
   Das Becken nach hinten schieben und dabei Rumpf und Becken stabilisieren.

2. Rumänisches Kreuzheben mit Langhantel (Seite 82/83): Ziel ist, die Hüfte nach hinten zu schieben und dabei den Rumpf und das Becken stabil zu halten. Zusätzlich neigen Sie nun aber auch den Rumpf leicht nach vorn, um mit der Hantelstange bis unter die Knie zu kommen. Sie trainieren also vermehrt die Rückenmuskulatur.
   Was wird hier geübt?
   - Hüftbeugung und Stabilisierung des Beckens und des Rumpfes
   - Vorbeugen des Rumpfes

3. Kreuzheben mit Kettlebell (Seite 122/123): Nun führen Sie den kompletten Bewegungsablauf aus. Das Beugen und Strecken der Hüfte muss nun auch mit der Kniebeugung und -streckung koordiniert werden.
   Was wird hier geübt?
   - Koordination der Hüft- und Kniebewegung
   - Aufrechterhaltung der Rumpfspannung bei Anheben eines Gewichts
   - Integration des großen Rückenmuskels und des Trapezmuskels, um den Rücken gerade zu halten und die Schulterblätter zu stabilisieren.

4. Kreuzheben mit Langhantel (Seite 182/183): Sie trainieren das klassische Kreuzheben mit der Langhantel.
   Was wird hier geübt?
   Diese Übungsvariante ist die Königsdisziplin der gerade genannten Varianten und kräftigt effektiv die Muskeln des Rückens, des Rumpfes, des Gesäßes und der Beinrückseite.

Übungen zum Aufwärmen

› Hund und Schlange

Trainingsziel: Dehnung der Muskulatur der Beinrückseite, Mobilisierung des Sprunggelenks und der Brustwirbelsäule, Aktivierung der Muskulatur im Schultergürtel

1. Starten Sie in einer Liegestützposition, platzieren Sie die Hände unter den Schultern. Achten Sie darauf, den Rumpf stabil zu halten, und hängen Sie nicht im unteren Rücken durch. Halten Sie den Körper lang und stabil wie ein Brett.
2. Kommen Sie nun in die Position des Hundes, indem Sie das Gesäß in Richtung Decke schieben, sodass Ihr Körper ein Dreieck bildet. Wenn Sie es schaffen, können Sie die Fersen absetzen. Halten Sie die Beine möglichst gestreckt – Sie sollten Zug auf der Oberschenkelrückseite spüren.
3. Schieben Sie die Schultern wieder nach vorn in die Liegestützposition und lassen Sie dann das Becken weiter in Richtung Boden sinken. Drücken Sie sich aktiv aus den Schultern und Armen vom Boden weg. Ziehen Sie die Schulterblätter nach hinten und in die Mitte des oberen Rückens. Schieben Sie das Gesäß anschließend wieder in Richtung Decke und kommen Sie zurück in den Hund. Wechseln Sie zwischen den beiden Positionen fließend hin und her.

Hinweise

- Versuchen Sie im Hund, das Brustbein in Richtung Boden zu schieben. Achten Sie dann verstärkt darauf, dass Sie in der Lendenwirbelsäule lang bleiben und kein Hohlkreuz bilden.
- Wenn die Belastung zu groß ist, üben Sie alternativ das Wirbelsäulenrollen (Seite 74/75).

Kontraindikationen

- Wenn Sie unter Rückenschmerzen leiden, sollten Sie die Übung besonders langsam ausführen. Achten Sie auf eine gute Bauchspannung. Tasten Sie sich mit fünf bis sechs Wiederholungen und ein bis zwei Sätzen an die Belastung heran und testen Sie, wie Ihr Körper reagiert.
- Auch bei Gleitwirbeln sollten Sie die Übung mit Bedacht durchführen: langsam und mit zunächst nur wenigen Wiederholungen.

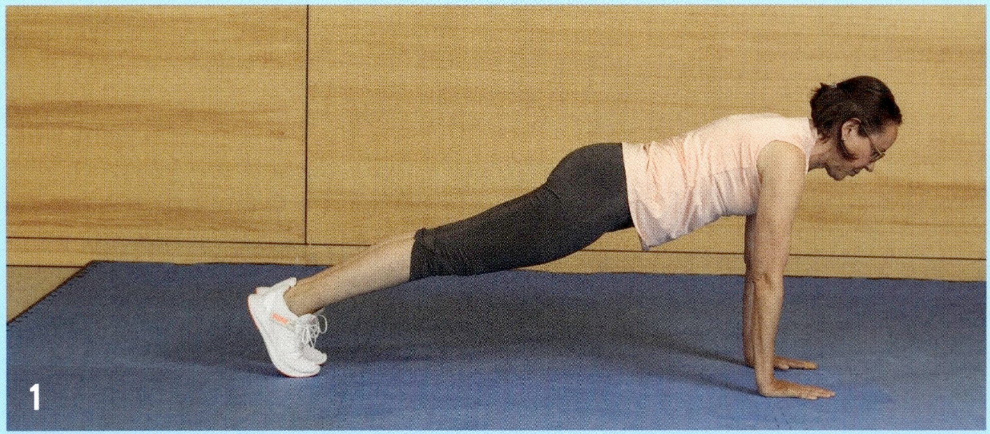
1

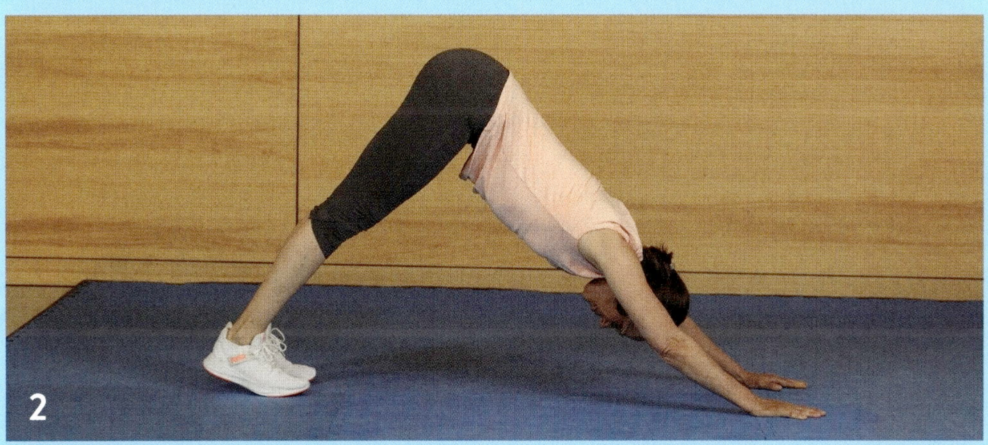
2

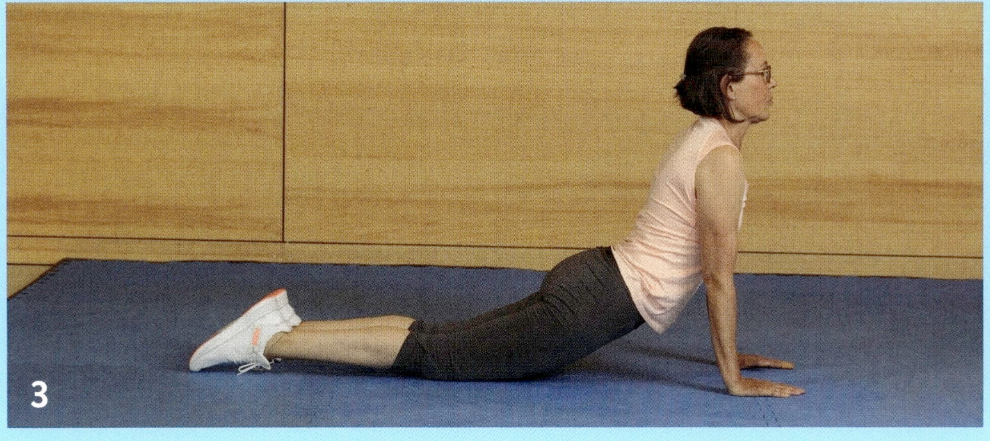
3

› Tiefer Ausfallschritt mit Rotation

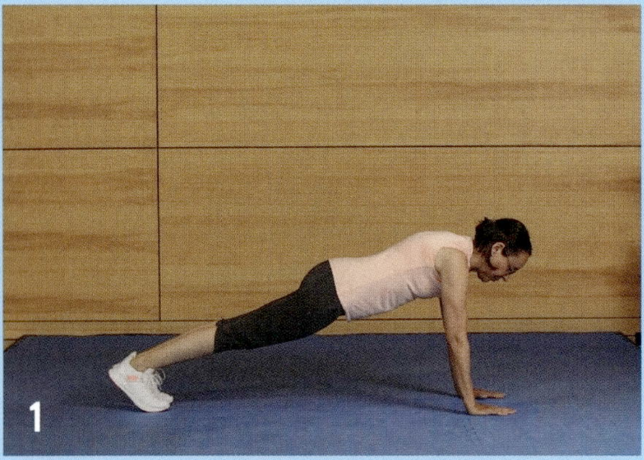

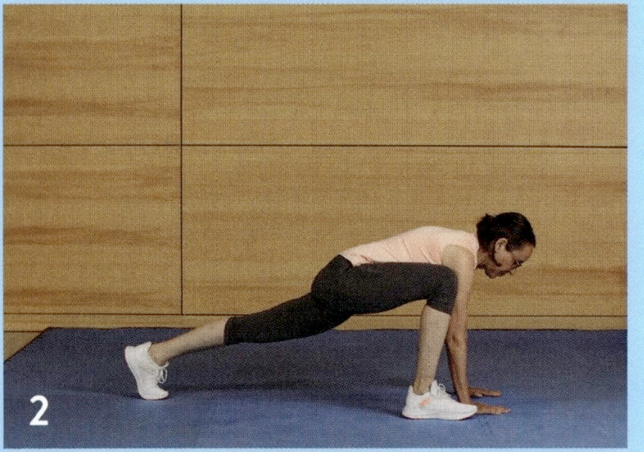

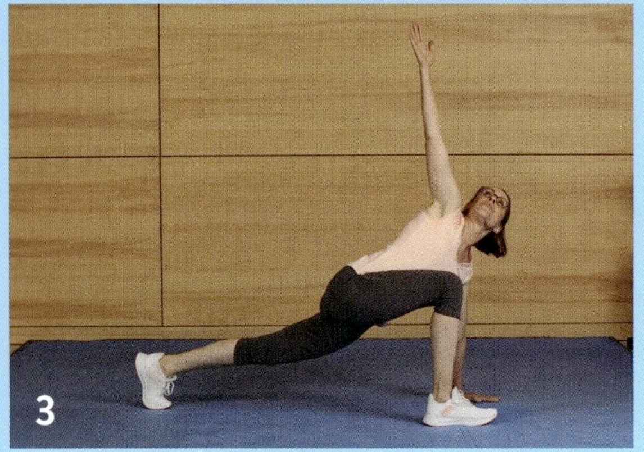

Trainingsziel: Diese Übung dient vor allem zur Aktivierung der Muskel- und Faszialketten, das sind die Bindegewebsverkettungen des Körpers. Zudem wird durch die Rotation die Rumpf- und Beckenstabilität trainiert. Die Übung beinhaltet zudem eine Dehnung der Hüftbeuger und eine Mobilisation der vorderen Faszialkette.

1. Kommen Sie in die Liegestützposition. Platzieren Sie die Hände unter den Schultern und achten Sie darauf, den Rumpf stabil zu halten und nicht im unteren Rücken beziehungsweise in der Körpermitte durchzuhängen. Der ganze Körper ist in einer Linie stabil wie ein Brett.
2. Lösen Sie den rechten Fuß vom Boden und ziehen Sie das rechte Knie zum Oberkörper in Richtung der rechten Schulter. Setzen Sie nun den rechten Fuß neben der rechten Hand auf – die Fußspitze zeigt dabei nach vorn. Das rechte Knie befindet sich nun außerhalb des rechten Oberarms. Schieben Sie das Becken sanft in Richtung Boden und strecken Sie die Brustwirbelsäule.
3. Lösen Sie nun den rechten Arm und strecken Sie ihn nach oben. Die Fingerspitzen zeigen zur Decke und der Oberkörper dreht sich nach rechts auf. Folgen Sie der Hand mit dem Blick. Achten Sie darauf, dass Becken und Gesäß nicht nach links ausweichen.

Hinweise

- Heben Sie den Arm beziehungsweise drehen Sie den Oberkörper nur so weit zur Seite und nach oben auf, wie Sie das Becken stabil halten können. Wenn Sie bemerken, dass sich das Becken seitlich mitdreht, verringern Sie den Bewegungsradius.
- Wenn die Übung noch zu komplex ist, teilen Sie die Bewegung auf. Führen Sie die Übung wie in den Schritten 1 und 2, also ohne die Rotation, aus und trainieren Sie die Rotation gesondert im Stand oder in einer stehenden Schrittposition.

Kontraindikationen

- Wenn Sie unter Schwindel oder Drehschwindel leiden, sollten Sie die Übung, vor allem die Rotation des Oberkörpers, besonders langsam durchführen. Tasten Sie sich mit fünf bis sechs Wiederholungen und ein bis zwei Sätzen an die Belastung heran und testen Sie, wie Ihr Körper reagiert.
- Auch bei Gleitwirbeln sollten Sie die Übung mit Bedacht, langsam und zunächst nur wenige Wiederholungen ausführen.

Was sind Faszien?

Faszien sind Bindegewebsstrukturen, die aus Kollagenfasern bestehen und die unsere Muskelfasern und die Muskelfaserbündel einfassen (Seite 27, Aufbau des Muskels). Sie verbinden auch einzelne Muskeln miteinander. Man kann sie sich als eine Netzstruktur vorstellen, die viele Muskeln indirekt miteinander verbindet.

Standwaage mit Knieheben

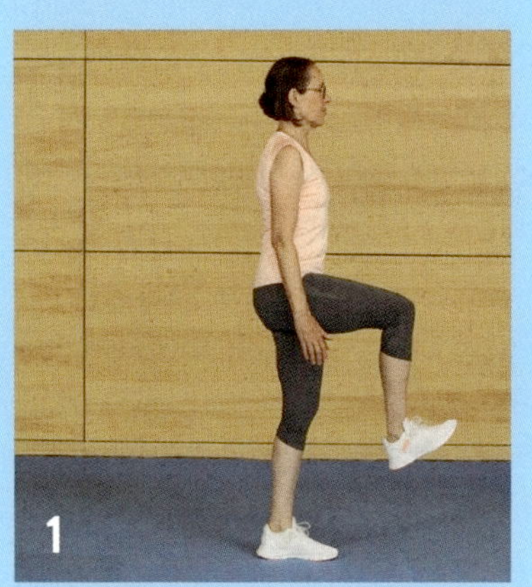

1

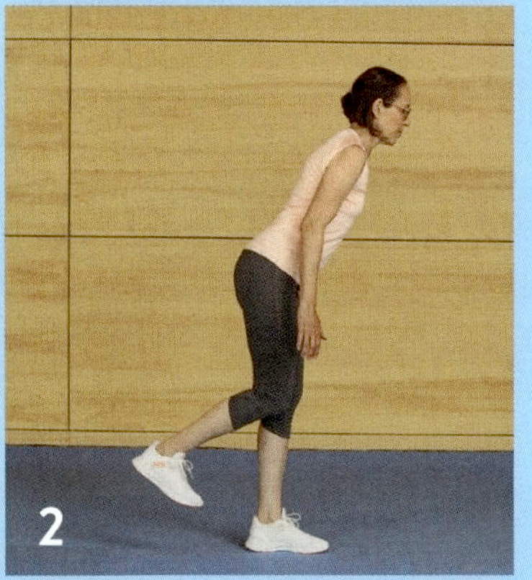

2

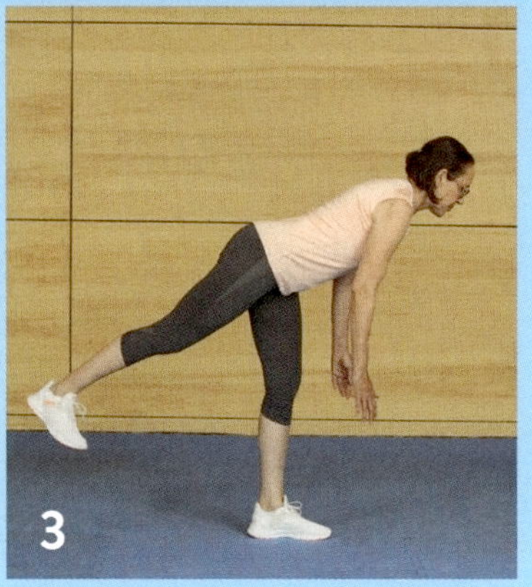

3

Trainingsziel: Die Übung bereitet zielführend auf alle Übungen mit Hüftbeugung und Streckung, wie beispielsweise das Kreuzheben und die Kniebeuge, vor. Zusätzlich wird mit dieser Übung die Standphase auf einem Bein, zum Beispiel beim Laufen, trainiert, und Sie hilft bei der Stabilisierung.

1. Starten Sie im aufrechten Stand mit hüftbreit geöffneten Füßen. Ziehen Sie das rechte Knie aktiv nach oben an, bis der Oberschenkel etwa parallel zum Boden ausgerichtet ist. Achten Sie darauf, dass Sie in Rumpf und Becken stabil bleiben.
2. Senken Sie den Oberkörper aus dem Becken nach vorn. Heben Sie gleichzeitig das rechte Bein nach hinten und oben. Das Becken bildet hier den Dreh- und Angelpunkt der Kippbewegung.
3. In der Endposition sollte Ihr Körper eine Gerade bilden: ein gestrecktes Bein, ein neutral ausgerichtetes Becken und eine gestreckte (Brust-)Wirbelsäule. Ziehen Sie die Zehenspitzen an, sodass sie zum Boden zeigen, und strecken Sie das rechte Bein aktiv in die Länge. Stellen Sie sich vor, Sie würden mit der Fußsohle nach hinten gegen eine Wand schieben.

Hinweis: Stellen Sie sich im aufrechten Stand mit angezogenem Knie vor, an Ihrem Kopf wäre ein Seil befestigt – ähnlich einer Marionette –, das Sie nach oben zieht. Diese Vorstellung hilft, gerade aufgerichtet zu bleiben.

Bewegungsvorbereitung

› Hüftbeugung mit stabilem Rumpf

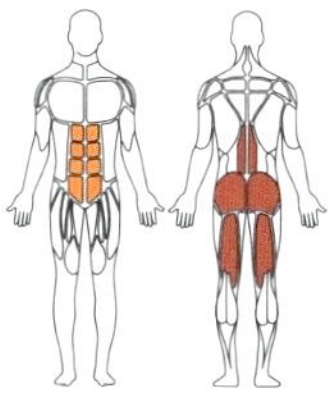

Primär beanspruchte Muskulatur: Rückenstrecker, zweiköpfiger Muskel der Oberschenkelrückseite, großer Gesäßmuskel
Sekundär beanspruchte Muskulatur: gerader Bauchmuskel

Trainingsziel: Kippen und Aufrichten des Beckens, ohne dabei die Rumpfstabilität zu verlieren. Anders als bei der Kniebeuge setzen Sie sich allerdings nicht nach hinten ab, sondern lehnen sich nach vorn. Während die Rückenmuskulatur, die für die Aufrichtung verantwortlich ist, gekräftigt wird, muss die Bauchmuskulatur isometrisch – stabilisierend – arbeiten. Die Übung bereitet auf das Kreuzheben und generell auf das Hochheben von Lasten vom Boden vor.

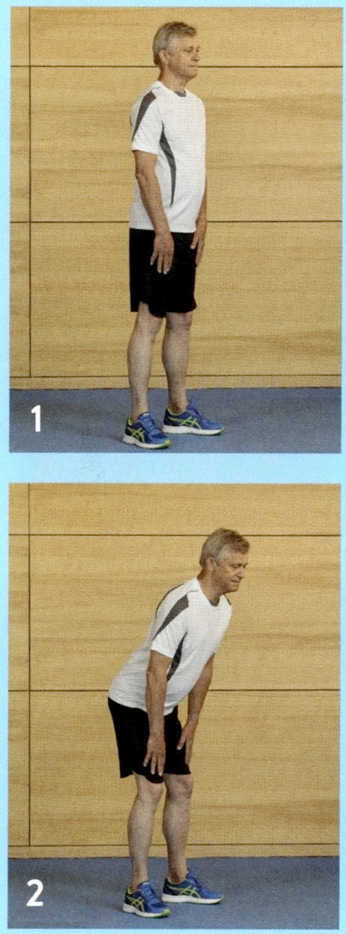

1. Platzieren Sie im Stand die Füße hüftbreit. Legen Sie die Hände entspannt auf die Oberschenkelvorderseite. Sie sind ganz aufgerichtet und der Rumpf ist aktiv – spannen Sie die Bauchmuskeln an.
2. Schieben Sie das Becken nach hinten und lassen Sie den Oberkörper nach vorn sinken. Gleiten Sie mit den Händen an den Oberschenkeln entlang in Richtung Knie, als würden Sie sich vornüber aufstützen wollen. Schieben Sie das Gesäß so weit nach hinten, bis Sie einen Zug auf der Oberschenkelrückseite spüren. Achten Sie darauf, dass das Becken nicht nach vorn oder hinten kippt. Ziehen Sie sich über die Gesäßmuskulatur in die Ausgangsposition zurück.

Hinweis: Führen Sie die Übung mit einer Langhantel (Seite 83) oder einem Besenstiel vor dem Körper durch. Wichtig ist, dass Sie die Langhantel oder den Besenstiel immer nah am Körper halten. Gleiten Sie dann mit der Stange an den Beinen entlang.

Kniebeuge am Schlingentrainer

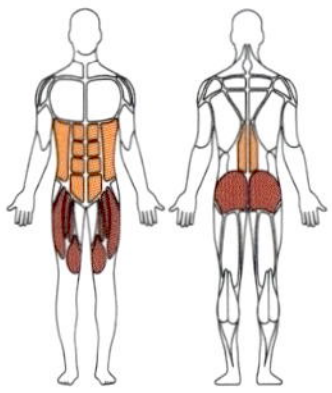

Primär beanspruchte Muskulatur: vierköpfiger Oberschenkelmuskel und großer Gesäßmuskel
Sekundär beanspruchte Muskulatur: gerader Bauchmuskel, seitliche Bauchmuskeln, Rückenstrecker, um den Rumpf stabil zu halten

Trainingsziel: Vorbereitung der Kniebeuge mit der Langhantel. Sie lernen, das Becken nach hinten zu schieben und sich abzusetzen, ohne dabei die Rumpfposition zu ändern. Sie trainieren damit vor allem die Oberschenkel und das Gesäß. Die Rumpf- beziehungsweise Bauchmuskulatur muss isometrisch, also haltend und stabilisierend, arbeiten.

1. Stellen Sie sich mit etwas mehr als hüftbreit geöffneten Füßen vor den Schlingentrainer. Greifen Sie mit gebeugten Ellenbogen nach den Griffen und ziehen Sie sie zu sich heran. Achten Sie hier schon auf einen aktiven Rumpf, indem Sie die Bauchmuskulatur anspannen. Schieben Sie das Becken nach hinten und unten. Die Knie schieben leicht nach vorn und außen in Richtung Fußmitte. »Setzen« Sie sich so weit wie möglich nach hinten unten und bis die Arme beinahe gestreckt sind ab. Halten Sie den Rumpf stabil.
2. Drücken Sie sich anschließend aktiv aus den Beinen in die Ausgangsposition nach oben. Versuchen Sie, sich nicht mit den Armen nach oben zu ziehen.

Hinweise

- Achten Sie darauf, dass die Knie nicht nach innen fallen. Schieben Sie deshalb die Knie beim Absenken immer in Richtung Fußmitte oder sogar in Richtung kleinem Zeh.
- Verteilen Sie die Last gleichmäßig auf beiden Füßen und achten Sie dabei darauf, dass Vorderfuß, Ferse und Fußaußenkante (Dreipunktstand, Seite 64) fest auf dem Boden stehen.
- Wenn Ihnen diese Übung Probleme bereitet, trainieren Sie alternativ die Stuhlkniebeuge mit Festhalten (Seite 76/77).

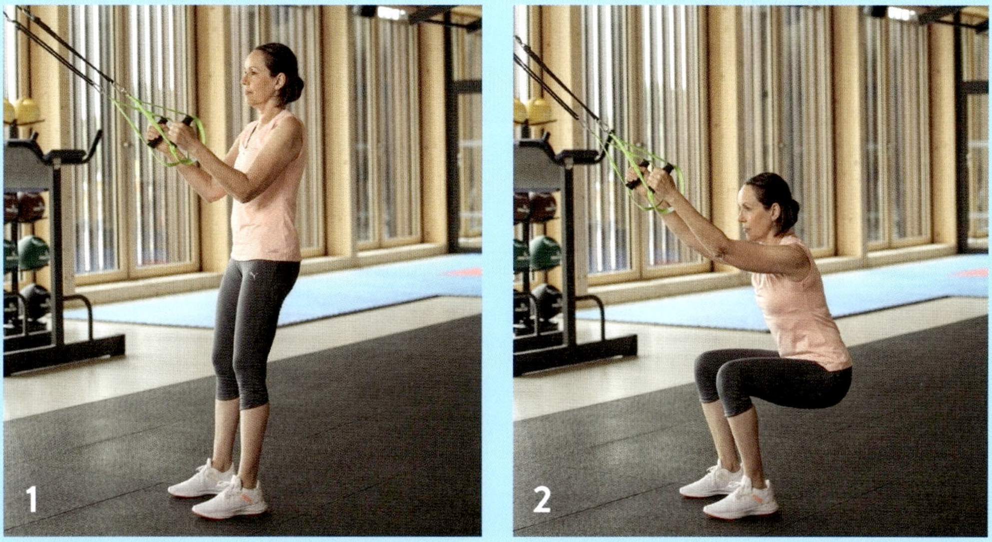

Kontraindikationen

- Kniegelenksarthrose: Wenn Sie unter Kniegelenksarthrose leiden, sollten Sie sich langsam an die Übung herantasten. Die Übung schädigt Ihr Knie nicht, kann aber bei einer zu schnellen und starken Belastung zu einer Überbelastung führen. Machen Sie daher anfangs nur vier bis sechs Wiederholungen und führen Sie nur ein bis zwei Sätze aus. Sie können die Wiederholungs- und Satzanzahl langsam steigern, wenn Sie keine Probleme mit der Übung haben.
- Hüftgelenksarthrose: Auch bei Hüftgelenksarthrose gilt hier am Anfang »Weniger ist mehr«. Fangen Sie mit wenigen Wiederholungen und Sätzen an. Sie können zusätzlich den Bewegungsradius verkleinern.

Trainieren mit dem Schlingentrainer

Bei diesem Trainingsgerät, das Sie in Sportfachgeschäften erwerben können, handelt es sich um ein Seil mit zwei Schlaufenenden, das Sie an einer Tür oder an einem Pfosten befestigen können. Mit dem Schlingentrainer können Sie vielseitige Übungen, wie Rudern an der Tür oder Liegestützen, durchführen.

Hauptübungen für den Unterkörper

› Kniebeuge mit Langhantel

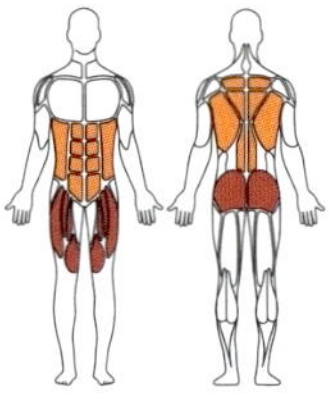

Primär beanspruchte Muskulatur: vierköpfiger Oberschenkelmuskel und großer Gesäßmuskel
Sekundär beanspruchte Muskulatur: gerader Bauchmuskel, Rückenstrecker, seitliche Bauchmuskeln, großer Rückenmuskel und die beiden unteren Anteile des Trapezmuskels

Trainingsziel: Die Kniebeuge ist, wenn richtig ausgeführt, eine gute Übung für den ganzen Körper. Es werden die Muskeln in den Beinen, dem Gesäß, dem Rumpf und dem Rücken trainiert. Die Rumpfmuskulatur stabilisiert die Wirbelsäule und sorgt für die Kraftübertragung von den unteren Extremitäten auf die Hantel. Diese nötige Stabilität haben Sie bereits in den Aufwärm- und Vorbereitungsübungen trainiert.

1. Stellen Sie sich vor das Rack, auf dem die Langhantelstange liegt, und greifen Sie die Stange mit beiden Händen. Platzieren Sie die Füße hüftbreit unter der Langhantel. Bringen Sie den Oberkörper unter die Stange und legen Sie die Stange auf dem Rücken ab. Achten Sie generell darauf, die Schulterblätter nach hinten und in Richtung Wirbelsäule zu ziehen (Abbildungen Seite 175). So können Sie die Hantel gut auf der Muskulatur platzieren.
2. Spannen Sie die Bauchmuskulatur an und heben Sie die Stange aus der Halterung. Dies gelingt Ihnen ganz einfach durch das Aufrichten zu Ihrer vollen Größe, indem Sie Oberschenkel und Hüfte strecken.
3. Treten Sie nun einen Schritt nach hinten und platzieren Sie die Füße etwas breiter als hüftbreit. Achten Sie darauf, die Bauchspannung nicht zu verlieren.
4. Atmen Sie nun tief ein und schieben Sie das Gesäß nach hinten, als wollten Sie sich nach unten und »zwischen die Beine« setzen. Senken Sie sich nur so weit nach unten ab, wie Sie die Dreipunktebelastung auf den Füßen und den Rumpf stabil halten können. Schieben Sie sich anschließend mit der Ausatmung wieder nach oben in die Ausgangsposition. Knie und die Hüfte strecken sich dabei und Sie schieben damit kraftvoll die Stange nach oben.

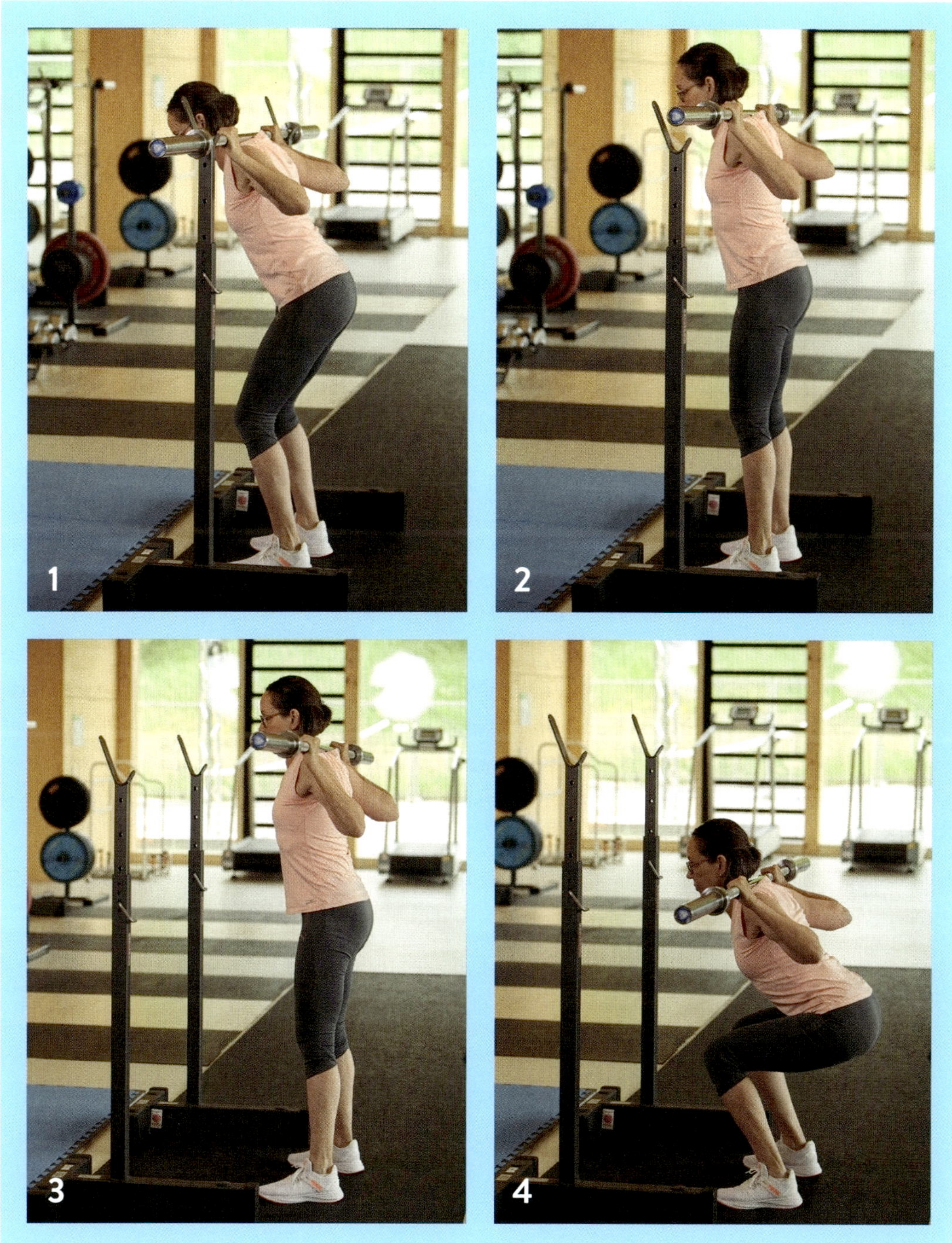
1
2
3
4

Hinweise

- Halten Sie den Rumpf stabil und die Bauchmuskeln im Verlauf der gesamten Übung aktiv.
- Wenn Sie seitlich neben dem Ständer stehen, sollte die Stange circa 5 Zentimeter unterhalb Ihrer Schulter liegen.
- Starten Sie immer mit der Hantelstange ohne Zusatzgewicht. Wenn Sie hier die Bewegung sauber ausführen können, dürfen Sie sich langsam steigern und kleine Scheiben wie zum Beispiel 2,5 Kilogramm pro Seite für den Anfang verwenden. Steigern Sie das Zusatzgewicht weiter, wenn Sie die Übung auch damit sauber und sicher ausführen können.
- Wenn Ihnen die Übung Probleme macht, trainieren Sie zunächst alternativ die Stuhlkniebeuge (Seiten 76/77 und 112/113), die Kniebeuge am Schlingentrainer (Seite 170/171) oder die Ausfallschrittkniebeuge (Seiten 119 und 178/179).

Kontraindikationen

- Wenn Sie unter Kniegelenksarthrose leiden, sollten Sie sich langsam an die Übung herantasten. Die Übung schädigt Ihr Knie nicht, kann aber bei einer zu schnellen und starken Belastung zu einer Überbelastung führen. Führen Sie daher anfangs nur vier bis sechs Wiederholungen mit nur ein bis zwei Sätzen aus. Wenn Sie damit gut zurechtkommen und Sie keine weiteren Knieprobleme bekommen, können Sie langsam die Wiederholungs- und Satzzahlen steigern.
- Auch bei Hüftgelenksarthrose gilt hier am Anfang »Weniger ist mehr«. Fangen Sie mit wenigen Wiederholungen und Sätzen an.

Warum das Training mit Langhantel so effektiv ist !

Die Stange richtig greifen

Die Hantelstange bietet Ihnen einige Orientierungspunkte wie beispielsweise Einkerbungen, wo Sie sie greifen. So können Sie sich merken, wo Sie die Stange festgehalten haben, wenn Sie einmal Pause machen. Greifen Sie die Stange so, dass die Arme mit dem Rumpf ein leichtes »V« bilden. Achten Sie darauf, dass Sie rechts und links gleich weit von der Mitte entfernt greifen – hier können Ihnen die Markierungen an der Stange helfen.

Wie die Höhe der Stangenablage den Schwerpunkt der Übung verändert

Wie Sie sehen, kann die Langhantel weiter oben oder etwas weiter unten auf der Halterung abgelegt werden. Aus der höheren Position fällt es Anfängern oft etwas leichter, die Stange aufzunehmen. Die höhere Ablage ist aber grundsätzlich nicht als besser anzusehen. Je nachdem, ob Sie die Stange von weiter oben oder etwas weiter unten von der Halterung aufnehmen, verändert sich der Fokus der Übung minimal. Um die Dreipunktbelastung der Füße und einen geraden Stangenweg zu ermöglichen – während der Übung sollte die Stange senkrecht nach unten und oben wandern, wenn man sie von der Seite aus betrachtet –, erfolgt bei der niedrigeren Ablage meist eine höhere Beteiligung der Gesäßmuskulatur, bei der höheren Ablage eine vermehrte Beteiligung der Oberschenkelmuskulatur. Der Schwerpunkt der Muskelbelastung hängt außerdem von Ihren Körperproportionen, zum Beispiel den Längenverhältnissen vom Oberkörper zu den Beinen oder von den Oberschenkeln zu den Unterschenkeln, ab. Probieren Sie deshalb einfach verschiedene Ablagehöhen aus und wählen Sie die, mit der Sie sich am wohlsten und sichersten fühlen.

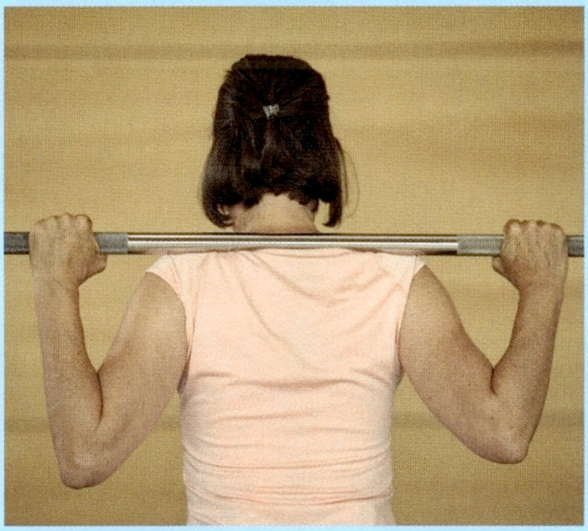

Die hohe Stangenablage (High-bar)

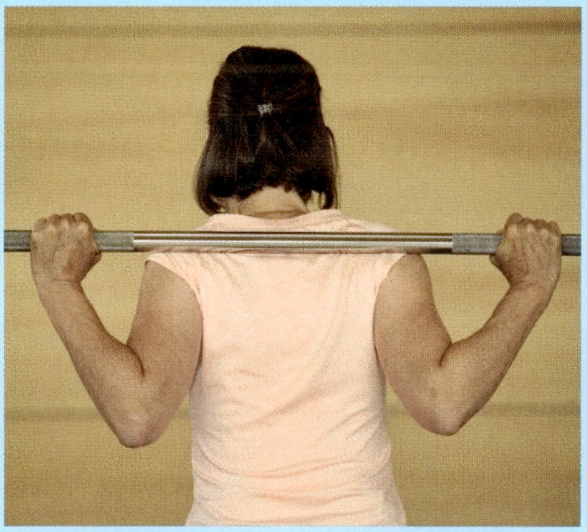

Die niedrige Stangenablage (Low-bar)

Beinstrecken am Gerät

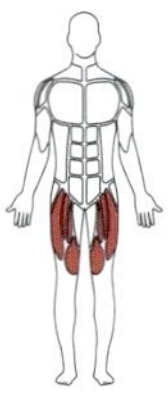

Primär beanspruchte Muskulatur: vierköpfiger Oberschenkelmuskel

Trainingsziel: Kräftigung der das Knie streckenden Muskulatur. Diese Muskeln helfen neben der Kniestreckung auch bei der Stabilisierung des Beins in der Standbein- beziehungsweise der Stützphase beim Laufen.

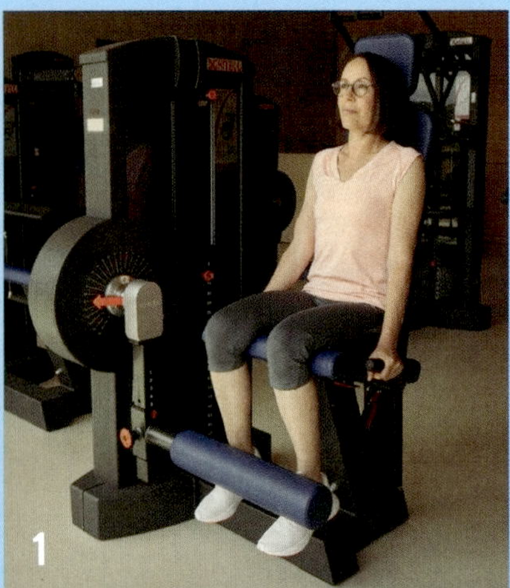

1

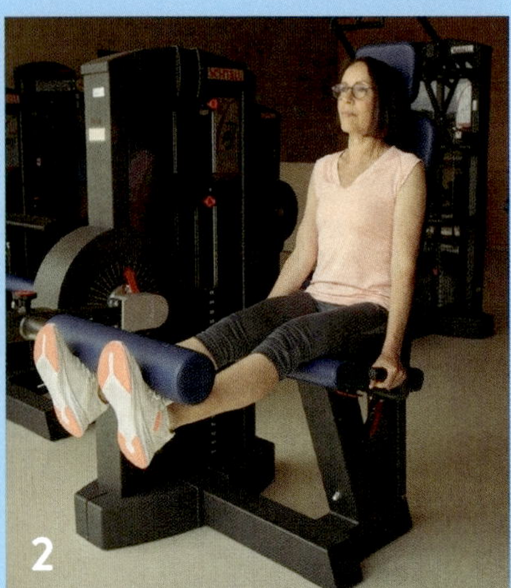

2

1. Setzen Sie sich an das Gerät und lehnen Sie sich komplett an. Halten Sie sich an den Griffen fest. Platzieren Sie die Füße unterhalb der Rolle des Hebelarms, diese sollte auf dem unteren Teil des Schienbeins aufliegen.
2. Aktivieren Sie nun die Bauchmuskulatur und pressen Sie den unteren Rücken fest ins Polster. Strecken Sie die Unterschenkel gegen den Widerstand nach vorn und oben. Spannen Sie dabei die Oberschenkel maximal an. Senken Sie die Unterschenkel anschließend langsam und gegen das Gewicht haltend ab, bis Sie wieder in der Ausgangsposition sind.

Hinweise

- Stellen Sie die Sitztiefe so ein, dass sich der Dreharm des Geräts auf der Höhe Ihrer Kniegelenke befindet. So gewährleisten Sie, dass das Polster des Hebelarms seine Position während der Bewegung nicht stark verändert.
- Wenn Sie eine Steigerung möchten, führen Sie die Übung mit nur einem Bein aus. Folgen Sie der Anweisung wie beschrieben. Absolvieren Sie zunächst die Anzahl der Wiederholungen mit einem Bein, bevor Sie dann zum anderen Bein wechseln.

Beinbeugen am Gerät

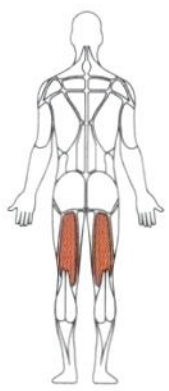

Primär beanspruchte Muskulatur: zweiköpfiger Muskel der Oberschenkelrückseite

Trainingsziel: Kräftigung der Oberschenkelrückseite, die sowohl das Kniegelenk beugt als auch das Hüftgelenk streckt; Stabilisierung des Kniegelenks, insbesondere des vorderen Kreuzbands

1. Setzen Sie sich an das Gerät und lehnen Sie sich komplett am Polster an. Legen Sie die Hände an das quer liegende Polster vor sich, das auf Ihren Oberschenkeln aufliegt, und üben Sie Druck darauf aus. Die Beine sind gestreckt und die Waden liegen auf dem Polster des Hebelarms. Ziehen Sie die Zehenspitzen an.
2. Aktivieren Sie die Bauchmuskulatur und pressen Sie den unteren Rücken fest ins Polster. Ziehen Sie nun die Fersen zum Körper und beugen Sie die Knie. Es ist wichtig, dass Sie die Hände nun fest gegen das Polster drücken und so die Oberschenkel auf dem Sitz fixieren. Die Oberschenkelrückseite sollte nicht vom Sitz abheben.

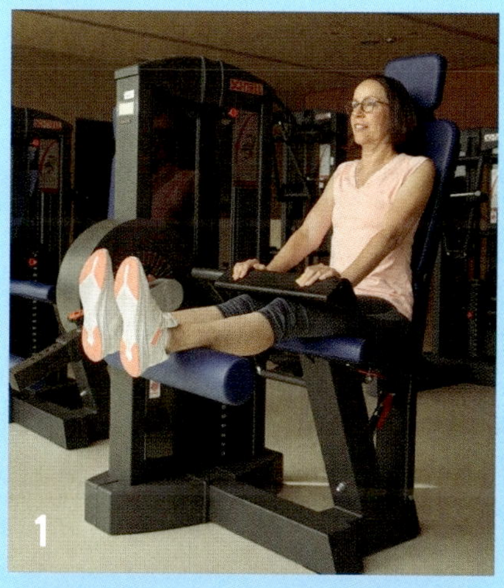

1

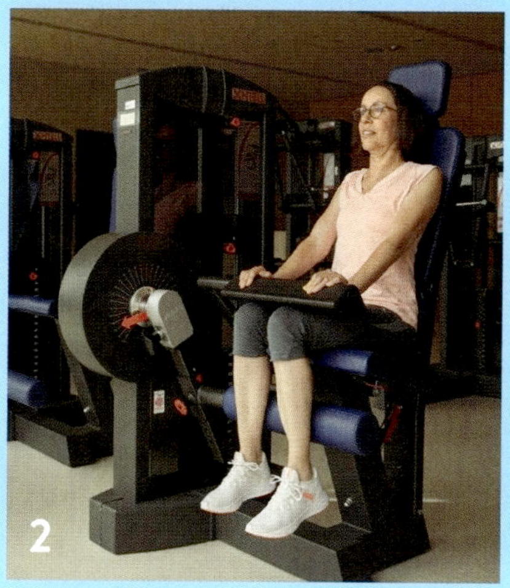

2

Hinweis: Zur Steigerung führen Sie die Übung einbeinig aus. Folgen Sie dazu der Anweisung, aber beugen Sie immer nur ein Knie. Absolvieren Sie die vorgegebene Anzahl der Wiederholungen mit einem Bein, bevor Sie dann zum anderen Bein wechseln.

Ausfallschrittkniebeuge mit abgelegtem Fuß

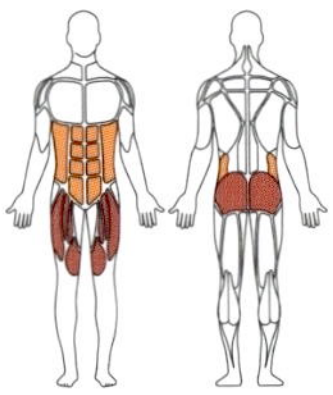

Primär beanspruchte Muskulatur: vierköpfiger Oberschenkelmuskel und großer Gesäßmuskel
Sekundär beanspruchte Muskulatur: gerader Bauchmuskel und seitliche sowie tief liegende Bauchmuskeln, um den Rumpf stabil zu halten

Trainingsziel: Kräftigung der Beinmuskulatur, vor allem der Oberschenkel, und des Gesäßes; Rumpfstabilisierung; durch den einbeinigen Stand wird auch das Gleichgewicht geschult und einem etwaigen Muskelungleichgewicht vorgebeugt oder es wird ausgeglichen

1. Stellen Sie sich einen großen Schritt von einer Box entfernt mit hüftbreit geöffneten Füßen auf. Legen Sie den rechten Fußrist auf die Box. Verlagern Sie das Körpergewicht auf das linke Standbein. Lassen Sie die Arme locker an den Körperseiten hängen oder halten Sie sie vor der Brust.
2. Aktivieren Sie die Bauchmuskulatur und beugen Sie das Knie des Standbeins, das Knie bleibt dabei in Richtung der Fußmitte ausgerichtet. Beugen Sie gleichzeitig die Hüfte und setzen Sie sich nach unten ab. Versuchen Sie, das Gewicht auf dem vorderen (linken) Bein zu halten, achten Sie dabei auf den Dreipunktstand. Halten Sie den Oberkörper so weit wie möglichst aufrecht. Senken Sie sich so weit nach unten ab, wie Sie die Aufrichtung des Rumpfes und die Dreipunktbelastung halten können. Drücken Sie das Standbein fest in den Boden, um sich in die Ausgangsposition zurückzuschieben.

Hinweise

- Wenn Sie die Intensität steigern möchten, führen Sie die Übung mit einer Kettlebell oder Kurzhantel aus. Halten Sie hierfür das Gewicht vor der Brust oder seitlich rechts und links neben dem Becken.
- Wenn die Übung zu intensiv ist, trainieren Sie alternativ die Beinpresse mit einem Bein (Seite 116/117).

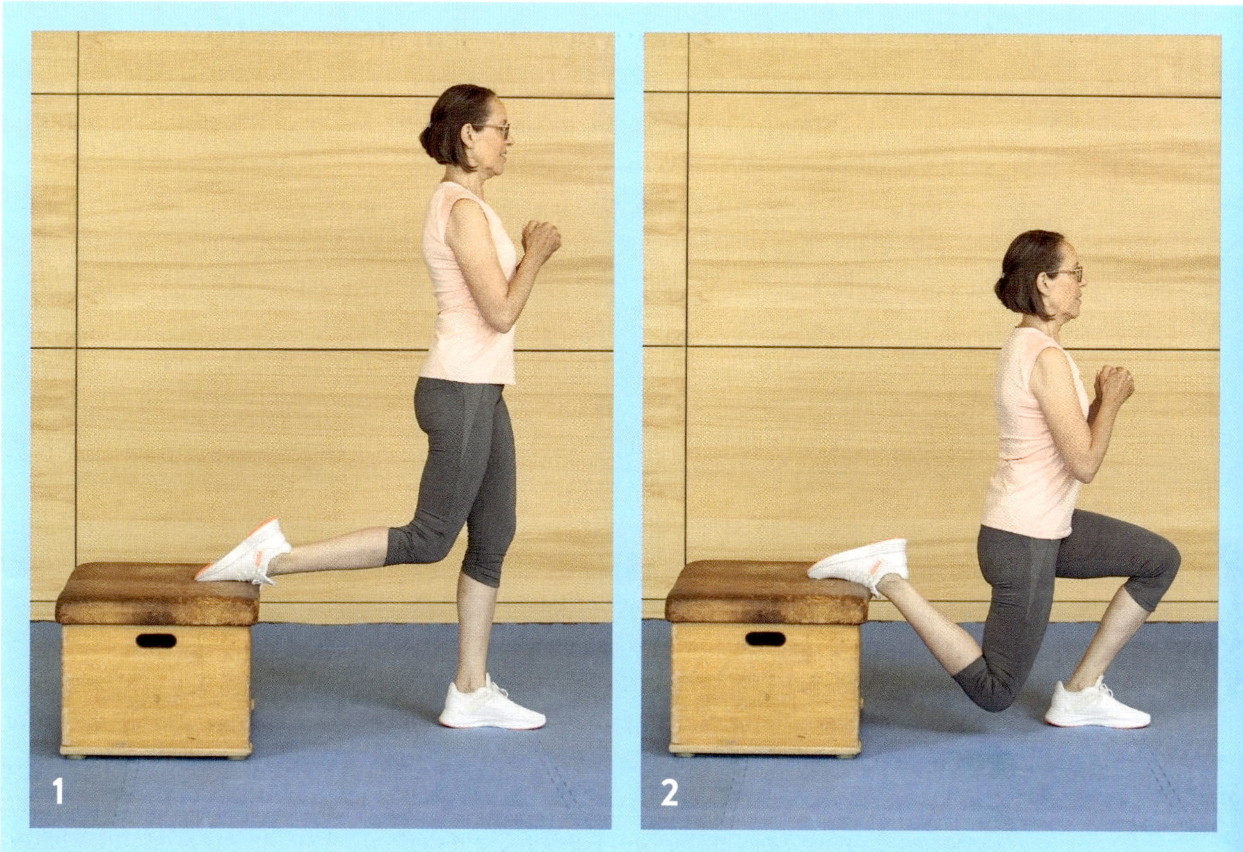

Kontraindikationen

- Wenn Sie unter Kniegelenksarthrose leiden, sollten Sie sich langsam an die Übung herantasten. Die Übung schädigt Ihr Knie nicht, kann aber bei einer zu schnellen und starken Belastung zu einer Überbelastung führen. Führen Sie daher anfangs nur vier bis sechs Wiederholungen und nur ein bis zwei Sätze aus. Wenn Sie keine weiteren Knieprobleme bekommen, steigern Sie langsam die Wiederholungs- und Satzzahl.
- Auch bei Hüftgelenksarthrose gilt hier zunächst »Weniger ist mehr«. Fangen Sie mit wenigen Wiederholungen und Sätzen an.

› Step-up

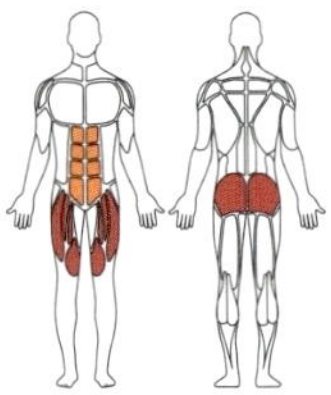

Primär beanspruchte Muskulatur: vierköpfiger Oberschenkelmuskel und großer Gesäßmuskel
Sekundär beanspruchte Muskulatur: gerader Bauchmuskel

Trainingsziel: Kräftigung der Gesäß- und Oberschenkelmuskeln. Diese Übung ähnelt dem Treppensteigen (englisch *step-up* für »Anstieg, Erhöhung«) und führt zudem zu einer Verbesserung der Stabilität in der Standbeinphase beim Laufen.

1. Stellen Sie sich vor eine stabile Kiste oder andere Erhöhung, platzieren Sie den linken Fuß darauf und verlagern Sie das Körpergewicht auf diesen Fuß. Spannen Sie die Bauchmuskeln an, sodass das Becken stabilisiert ist. Richten Sie das linke Knie in Richtung Mittelfuß aus.
2. Drücken Sie sich kraftvoll aus dem linken Bein nach oben. Achten Sie dabei darauf, dass der Rumpf stabil bleibt und Sie das Gewicht maßgeblich aus dem vorderen Bein nach oben drücken und sich nicht mit dem unteren Fuß vom Boden abstoßen.
3. Drücken Sie sich ganz nach oben und strecken Sie die Brustwirbelsäule. Stellen Sie das hintere rechte Bein nicht auf den Kasten, sondern halten Sie es in der Luft. Senken Sie dann das rechte Bein kontrolliert wieder in Richtung Boden ab und starten Sie eine neue Wiederholung. Wechseln Sie das Bein erst nach der letzten Wiederholung der aktuellen Seite.

Hinweise

- Achten Sie darauf, dass das Knie immer zum Mittelfuß zeigt und nicht nach außen oder innen ausbricht.
- Halten Sie das Becken stabil, die Hüfte weicht nicht nach rechts oder links aus. Dies erreichen Sie durch eine gespannte Bauchmuskulatur und die Anspannung der Gesäßmuskulatur. Drücken Sie dazu immer fest mit der oben stehenden Ferse auf die Box.
- Führen Sie zunächst alle Wiederholungen mit dem gleichen Bein aus und wechseln Sie dann die Seite. Wenn Ihnen das zunächst zu belastend für das obere Bein erscheint, dann wechseln Sie die Beine bei jeder Wiederholung.

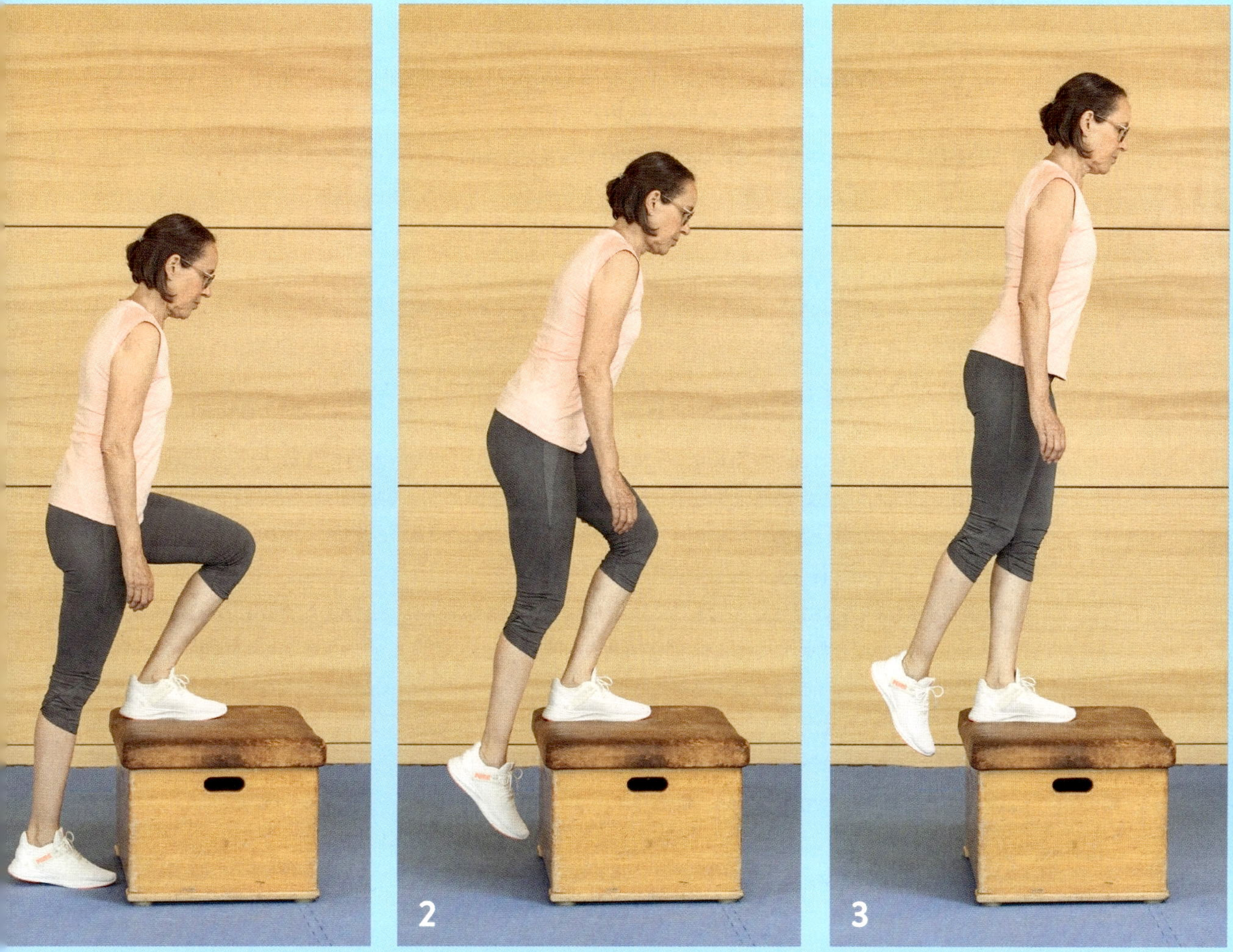

Die passende Höhe der Box

Wie weit Sie auf die Trainingsstufe aufsteigen, sollten Sie von Ihrem Trainingsstatus abhängig machen. Am besten fangen Sie mit einer 25 bis 35 Zentimeter hohen Box an. Die Box in unseren Bildern ist etwa 45 Zentimeter hoch.

› Kreuzheben mit Langhantel

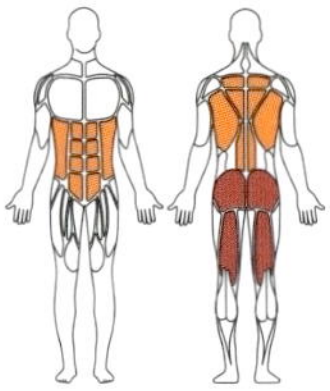

Primär beanspruchte Muskulatur: zweiköpfiger Muskel der Oberschenkelrückseite und großer Gesäßmuskel
Sekundär beanspruchte Muskulatur: gerade und seitliche Bauchmuskeln, Rückenstrecker, großer Rückenmuskel und Anteile des Trapezmuskels

Trainingsziel: Kräftigung der Oberschenkelrückseite, des Rückens und des Gesäßes. Diese Übung bereitet Sie auf das Heben von Gegenständen im Alltag vor.

1. Stellen Sie sich mit hüftbreit geöffneten Füßen an die Hantelstange. Die Stange sollte mittig über dem Fußrist liegen, also möglichst nah am Körper. Greifen Sie die Stange etwas breiter als schulterbreit und beugen Sie die Knie und die Hüfte. Die Schultern sollten direkt über der Stange sein. Spannen Sie nun die Bauchmuskeln an und strecken Sie den Rücken.
2. Atmen Sie tief ein und ziehen Sie die Stange mit der Ausatmung und mit geradem Rücken an den Schienbeinen und Oberschenkeln entlang nach oben, bis Sie ganz aufgerichtet sind. Drücken Sie dabei die Füße und besonders die Fersen fest in den Boden. Stabilisieren Sie Rumpf und Rücken, indem Sie die Bauchmuskeln angespannt halten. Schieben Sie anschließend das Gesäß nach hinten und setzen Sie die Langhantel wieder unten ab.

Hinweise

- Führen Sie das Kreuzheben immer kontrolliert und mit korrekter Körperhaltung aus. Halten Sie insbesondere die Bauchmuskeln im Bewegungsablauf immer aktiv.
- Wenn diese Übung zu intensiv ist, trainieren Sie alternativ das rumänische Kreuzheben (Seite 82/83), das rumänische Kreuzheben in Schrittposition (Seite 185) oder das Kreuzheben mit Kettlebell (Seite 122/123).

Kontraindikationen: Seien Sie vorsichtig, wenn Sie unter Rückenschmerzen im Lendenwirbelsäulenbereich leiden. Weichen Sie lieber auf eine Übung aus, bei der Sie die Bauchspannung gut halten können, um den unteren Rücken zu entlasten. Trainieren Sie daher zunächst Teilbewegungen wie das rumänische Kreuzheben (Seite 82/83). Führen Sie nur vier bis sechs Wiederholungen und ein bis zwei Sätze aus. Wenn Sie da-

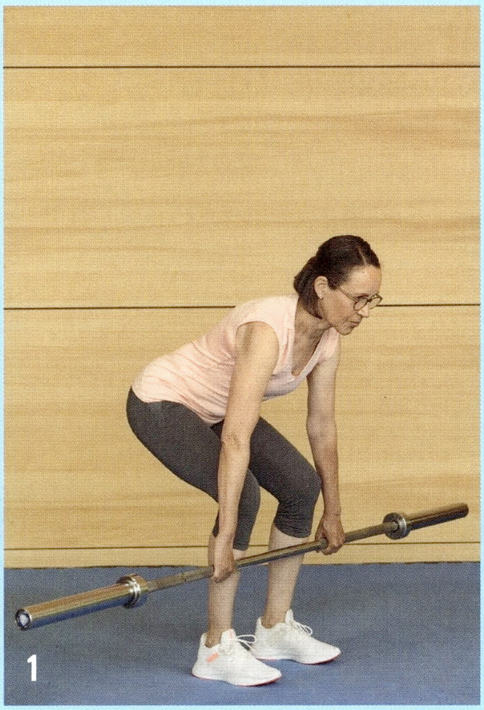

1

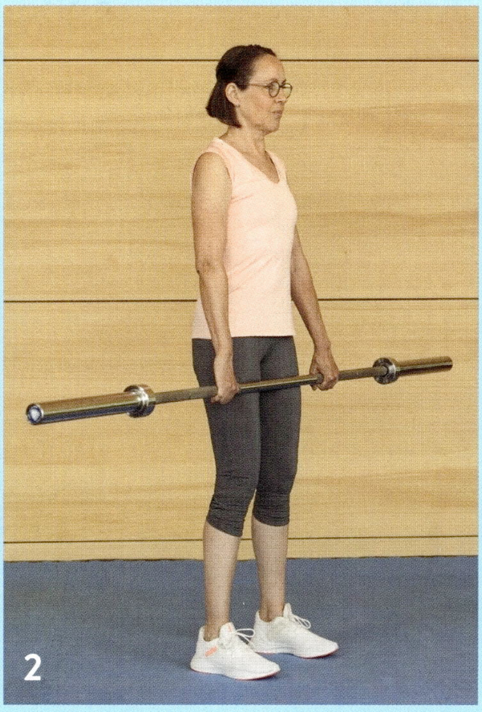

2

mit gut zurechtkommen und keine Probleme feststellen, können Sie die Wiederholungs- und Satzzahl oder das Gewicht langsam steigern.

Ausgangsposition der Langhantel

Anders als bei dem rumänischen Kreuzheben (Seite 82/83) starten Sie hier in der unteren Position. Halten Sie die Stange mittig vor den Schienbeinen. Wenn Sie ohne zusätzliche Gewichte oder mit sehr kleinen Gewichtsscheiben trainieren, empfiehlt es sich, die Langhantel rechts und links auf Blöcke zu legen, damit Sie sie leichter aufnehmen können und sich nicht ganz bis zum Boden bücken müssen. Stapeln Sie alternativ zwei bis drei große Gewichtsscheiben und legen Sie die Langhantel darauf ab.

› Einbeinige Gesäßbrücke

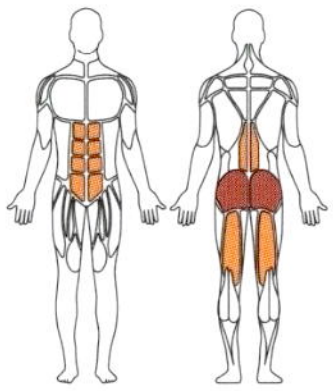

Primär beanspruchte Muskulatur: großer Gesäßmuskel
Sekundär beanspruchte Muskulatur: gerader Bauchmuskel und Rückenstrecker, um den Rumpf stabil zu halten, sowie zweiköpfiger Muskel der Oberschenkelrückseite

Trainingsziel: Kräftigung der Gesäßmuskulatur und der Oberschenkelrückseite, Stabilisierung des Rumpfes, Sensibilisierung für die Hüftbewegung. Einbeinig ausgeführte Übungen helfen, Muskelungleichheiten auszugleichen oder ihnen vorzubeugen.

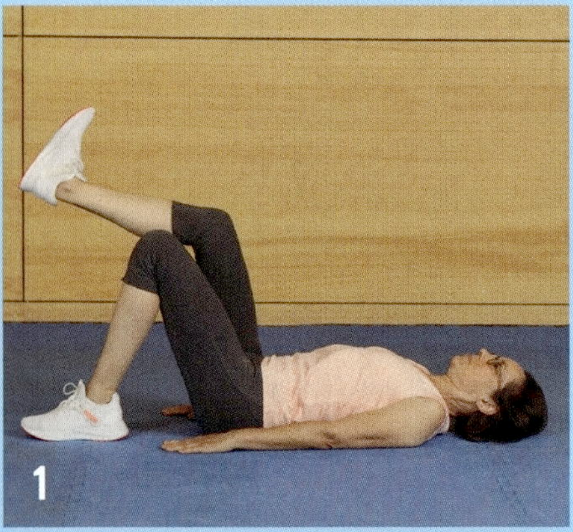
1

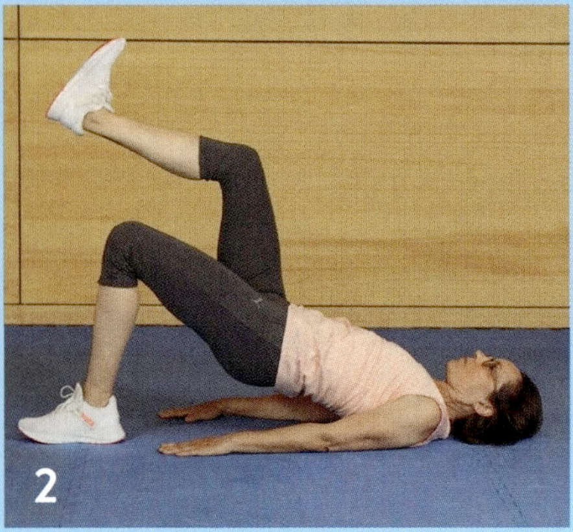
2

1. Legen Sie sich auf den Rücken und stellen Sie die Füße auf. Legen Sie die Arme neben dem Körper ab und die Handflächen auf dem Boden auf. Heben Sie nun das rechte Bein an und halten Sie das Kniegelenk annähernd in einem 90-Grad-Winkel.
2. Drücken Sie die Handflächen in die Matte und ziehen Sie die Bauchdecke nach innen und Richtung Brustkorb. Pressen Sie die Ferse fest in den Boden und schieben Sie das Gesäß nach oben, bis Oberkörper, Gesäß und Knie eine Linie bilden. Spannen Sie dabei beide Pobacken fest an und schieben Sie das Becken in Richtung Decke. Senken Sie das Gesäß dann kontrolliert wieder in Richtung Boden ab.

Hinweise

- Achten Sie darauf, dass in der obersten Position kein Hohlkreuz entsteht.
- Verlagern Sie das Gewicht bei dieser Übung etwas mehr auf die Ferse, ohne jedoch den Kontakt zu Groß- und Kleinzehenballen zu verlieren. Drücken Sie die Ferse beim Hochschieben des Gesäßes fest in den Boden.
- Um die Übung einfacher zu gestalten, lassen Sie beide Füße am Boden stehen.

› Rumänisches Kreuzheben in Schrittposition

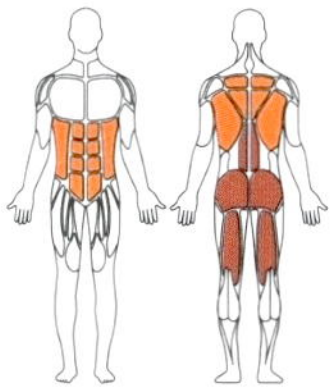

Primär beanspruchte Muskulatur: großer Gesäßmuskel, Rückenstrecker und der zweiköpfige Muskel der Oberschenkelrückseite
Sekundär beanspruchte Muskulatur: gerade und seitliche Bauchmuskeln sowie großer Rückenmuskel und Anteile des Trapezmuskels

Trainingsziel: Kräftigung der Oberschenkelrückseite, des Gesäßes, des Rumpfes und des Rückens. Der Rumpf, also die Bauch- und Rückenmuskeln, erfüllen dabei eine haltende, stabilisierende Funktion.

1. Starten Sie in einer aufrechten Position und greifen Sie eine Langhantelstange etwa schulterbreit. Setzen Sie den rechten Fuß nach hinten, sodass sich der rechte große Zeh etwa zwei bis drei Zentimeter hinter der Ferse des linken Fußes befindet. Die Füße sind dabei etwa hüftbreit platziert.
2. Verlagern Sie das Gewicht auf den vorderen linken Fuß und heben Sie die Ferse des rechten Fußes ab. Atmen Sie nun tief ein und schieben Sie das Becken nach hinten. Beugen Sie die Knie nur leicht und senken Sie gleichzeitig die Langhantel an den Oberschenkeln entlang zum Knie und leicht darüber hinaus. Stoppen Sie die Bewegung, sobald Sie einen Zug auf der Oberschenkelrückseite spüren und Sie das Becken nicht weiter nach hinten schieben können. Strecken Sie die Hüfte mit der Ausatmung nach vorn und ziehen Sie die Langhantelstange nach oben, bis Sie wieder in der Ausgangsposition sind.

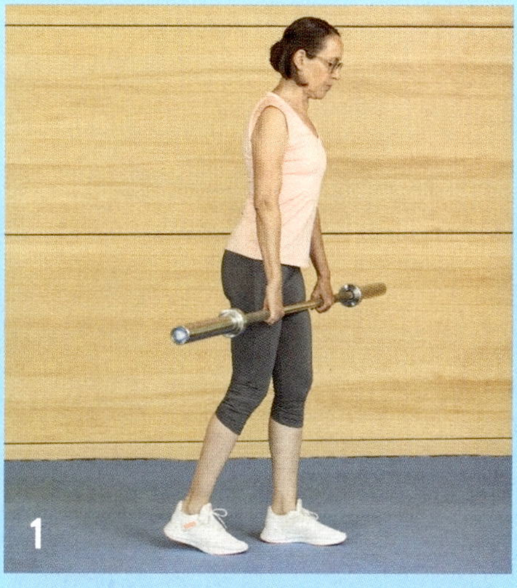
1

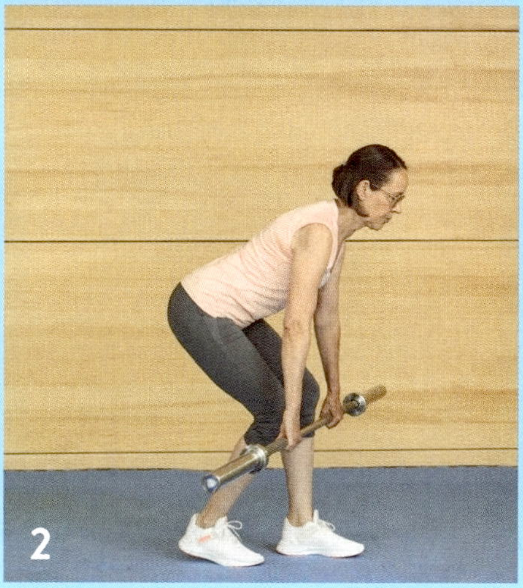
2

Hinweis: Achten Sie auf einen neutralen, gestreckten Rücken und ein stabiles Becken. Dies erreichen Sie über aktive Bauch- und Gesäßmuskeln.

Hauptübungen für den Oberkörper

› Einarmiges Rudern mit Kurzhantel

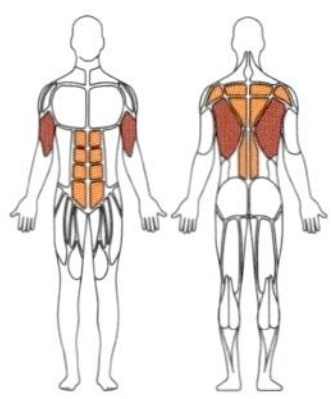

Primär beanspruchte Muskulatur: großer Rückenmuskel und zweiköpfiger Oberarmmuskel
Sekundär beanspruchte Muskulatur: gerader Bauchmuskel und Rückenstrecker, um den Rumpf stabil zu halten; zudem helfen die Anteile des Trapezmuskels und des Schultermuskels bei der Bewegungsausführung

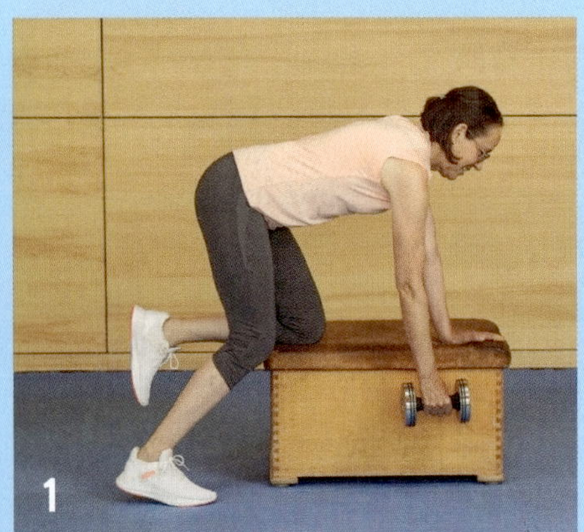

1

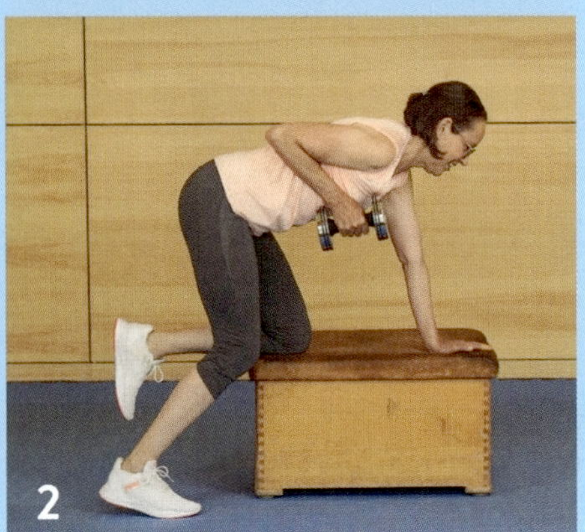

2

Trainingsziel: Kräftigung der gesamten Rückenmuskulatur und damit Verbesserung der Haltung im oberen Rücken

1. Platzieren Sie das linke Knie und die linke Hand auf einer Bank oder Kiste. Stellen Sie das rechte Bein etwas nach hinten versetzt auf dem Fußballen auf – die Ferse hebt vom Boden ab. Nehmen Sie eine Kurzhantel in die rechte Hand, drehen Sie die Handfläche zum Körper.
2. Atmen Sie ein und ziehen Sie das Schulterblatt Richtung Decke und Wirbelsäule. Beugen Sie dann den Ellenbogen und ziehen Sie ihn mit der Ausatmung nah an der Körperseite vorbei nach oben. Halten Sie die Endposition kurz und führen Sie die Hantel anschließend kontrolliert in die Ausgangsposition zurück.

Hinweis: Obwohl bei dieser Übung keine aktive Hüftbeugung stattfindet und auch kein Gewicht vom Boden gehoben wird, ist eine neutrale Position des Beckens wichtig, um den unteren Rücken zu entlasten. Achten Sie darauf, dass das Becken nicht nach rechts oder links ausweicht.

Schrägbankdrücken mit Kurzhanteln

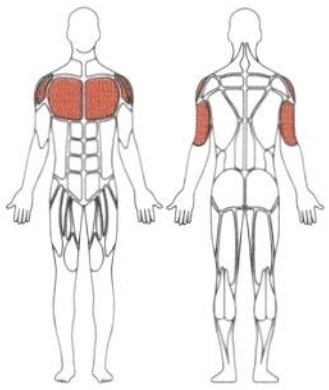

Primär beanspruchte Muskulatur: großer Brustmuskel, Schultermuskel und dreiköpfiger Oberarmmuskel

Trainingsziel: Kräftigung der Brust- und Schultermuskulatur sowie der Oberarmrückseiten (Trizeps). Diese Muskeln sind vor allem beim Heben von Gegenständen über Kopf beteiligt.

1. Legen Sie sich mit dem Rücken auf eine Schrägbank. Stellen Sie die Beine in einem 90-Grad-Winkel auf. Nehmen Sie in jede Hand eine Kurzhantel und halten Sie sie nah der Brust. Drehen Sie nun die Ellenbogen um circa 45 Grad nach außen. Achten Sie darauf, dass die Handgelenke nicht abknicken, Handrücken und Unterarm bilden eine Linie.
2. Aktivieren Sie nun die Bauchmuskeln und pressen Sie den unteren Rücken fest ins Polster. Atmen Sie ein und schieben Sie mit der Ausatmung beide Arme nach oben in Richtung Decke, bis die Ellenbogen fast gestreckt sind. Senken Sie die Hanteln anschließend in einer kontrollierten Bewegung zurück in die Ausgangsposition. Achten Sie dabei wieder auf die Rumpfspannung.

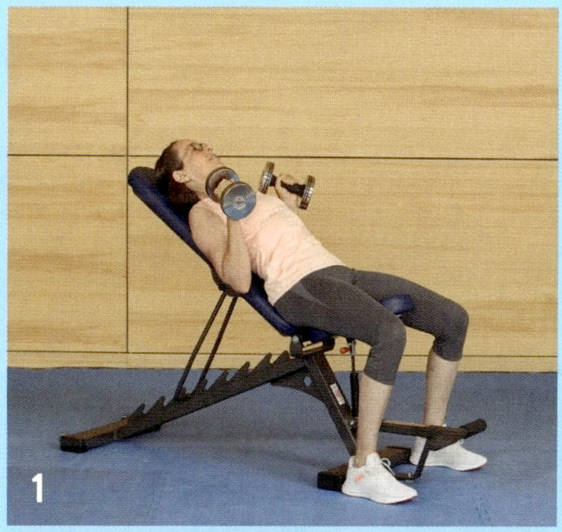

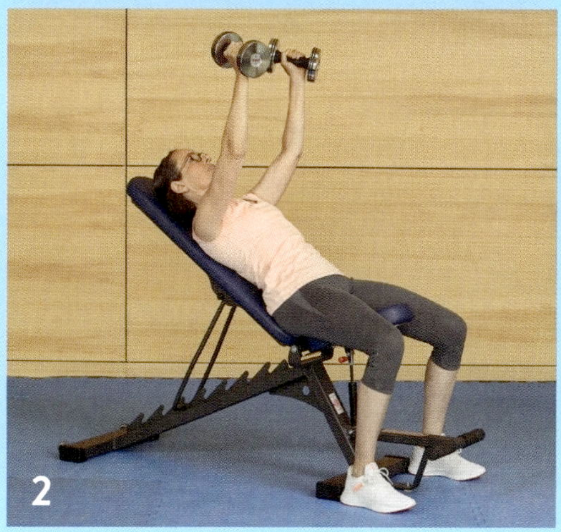

Hinweis: Variieren Sie die Neigung der Schrägbank, um verschiedene Muskeln verstärkt anzusprechen. Bei einer flacheren Einstellung muss die Brustmuskulatur mehr arbeiten; je steiler Sie die Schrägbank stellen, desto mehr übernimmt die Schultermuskulatur. Daher kann man in einer flacheren Position generell etwas mehr Gewicht bewegen als in einer steileren Position.

› Kurzhantelrudern mit Rotation

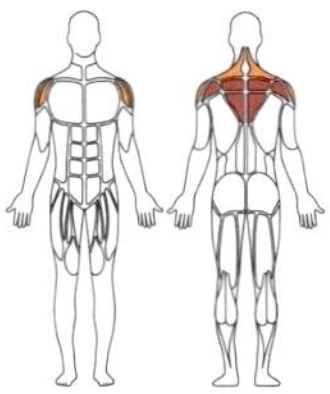

Primär beanspruchte Muskulatur: hinterer Teil des Schultermuskels und der Trapezmuskel
Sekundär beanspruchte Muskulatur: seitliche und vordere Anteile des Schultermuskels und der obere Anteil des Trapezmuskels

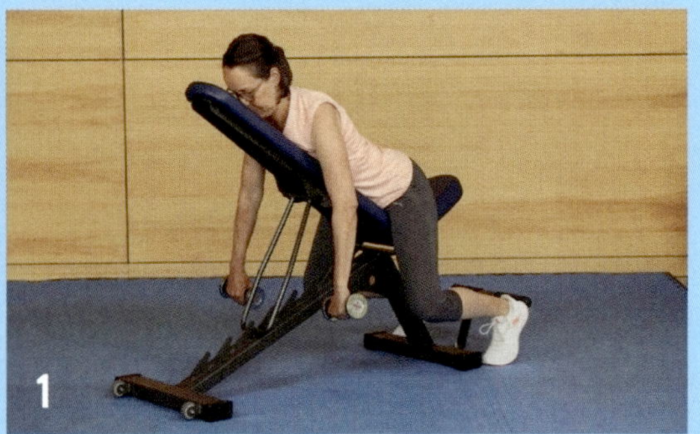

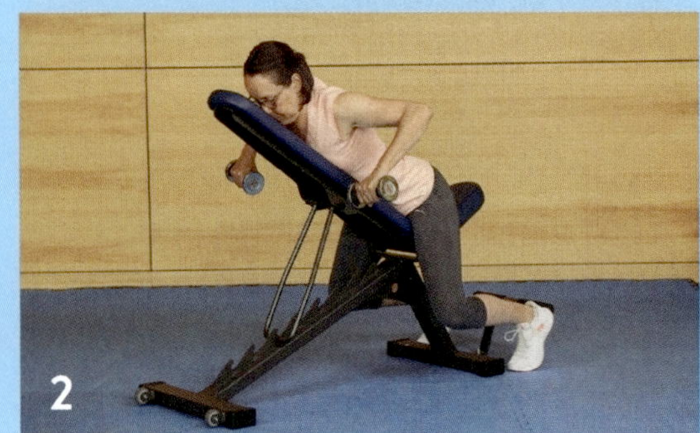

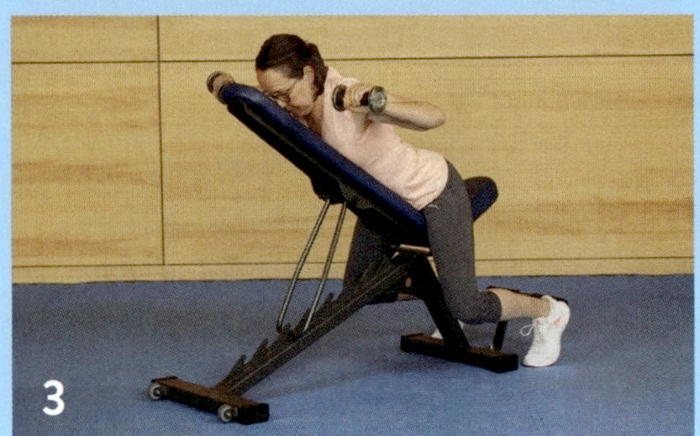

Trainingsziel: Kräftigung der oberen Rückenmuskulatur und der Muskeln im hinteren Schulterbereich. Da unser Schultergelenk maßgeblich durch Muskeln und Bänder stabilisiert wird, ist es wichtig, die Muskeln im Schulterbereich fit zu halten.

1. Legen Sie sich mit dem Bauch auf eine Schrägbank. Stellen Sie die Füße mit den Fußballen auf. Greifen Sie nun zwei Kurzhanteln, drehen Sie die Handrückseiten nach vorn und lassen Sie die Arme lang nach unten hängen.
2. Aktivieren Sie die Bauchmuskulatur und ziehen Sie die Schulterblätter zueinander. Führen Sie nun die Ellenbogen nach hinten oben. In der Endposition bilden das Schulter- und das Ellenbogengelenk in etwa eine Linie.
3. Rotieren Sie nun die Oberarme nach außen – hierbei bewegen sich die Hände in Richtung Kopf. Halten Sie diese Position einen kurzen Moment. Rotieren Sie dann die Oberarme wieder nach innen und senken Sie die Hanteln kontrolliert in die Ausgangsposition ab.

Hinweis: Achten Sie darauf, den Rumpf stabil zu halten. Spannen Sie hierzu die Bauchmuskulatur an und schieben Sie sich mit den Beinen in Richtung Kopfende der Bank. So erzeugen Sie eine gute Spannung im ganzen Körper.

Stabilitätsübungen

Seitstütz

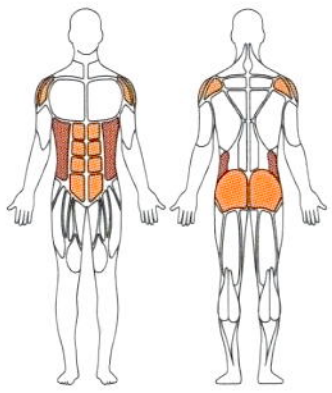

Primär beanspruchte Muskulatur: seitliche und tief liegende Bauchmuskeln
Sekundär beanspruchte Muskulatur: Schultermuskel, gerader Bauchmuskel und großer Gesäßmuskel

Trainingsziel: Kräftigung der Bauch-, Rücken- und Beckenmuskulatur. Diese helfen, das Becken und den Rumpf zu stabilisieren, und gewährleisten dadurch eine gute Haltung und ein besseres Gleichgewicht.

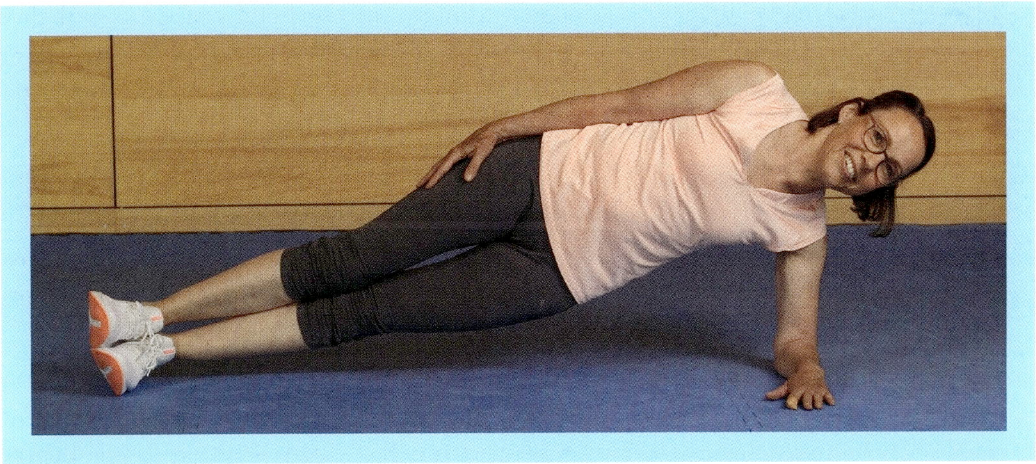

Starten Sie in der Seitenlage auf einer Matte, strecken Sie die Beine übereinander aus. Stützen Sie sich auf den Unterarm und platzieren Sie den Ellenbogen senkrecht unter der Schulter. Aktivieren Sie nun die Bauchmuskulatur und drücken Sie den Unterarm und den Ellenbogen fest in die Matte. Heben Sie die Hüfte so weit an, bis der gesamte Körper eine Linie bildet. Halten Sie diese Position.

Hinweis: Achten Sie darauf, dass das Becken nicht nach vorn oder hinten kippt. Spannen Sie das Gesäß an, um dies zu verhindern.

› Dynamisches Knieheben im Vierfüßlerstand

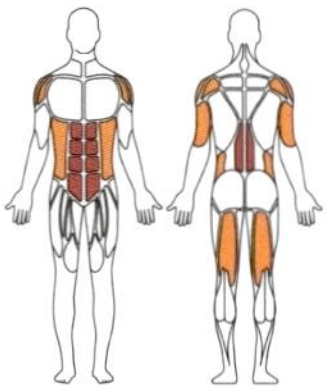

Primär beanspruchte Muskulatur: gerader Bauchmuskel und Rückenstrecker
Sekundär beanspruchte Muskulatur: seitliche und tief liegende Bauchmuskeln, Schultermuskeln, dreiköpfiger Oberarmmuskel und zweiköpfiger Muskel der Oberschenkelrückseite

Trainingsziel: Kräftigung der Bauch- und Beckenmuskulatur, Stabilisierung von Rumpf und Becken. Durch die Position im Vierfüßlerstand können Sie zudem ein besseres Gefühl für die Annäherung der Rippen an die Wirbelsäule und so die Fixierung des Rumpfes bekommen. Dieses Gefühl kann sich auf eine bessere Stabilisation in anderen Übungen, wie beispielsweise dem Kreuzheben, und auf Alltagssituationen, in denen Sie einen stabilen Rumpf benötigen – wie das Heben von Lasten –, übertragen.

1. Starten Sie im Vierfüßlerstand. Platzieren Sie die Hände unter den Schultern und die Knie unter den Hüftgelenken. Stellen Sie die Zehenspitzen auf. Spannen Sie die Bauchmuskeln an und drücken Sie die Handflächen in den Boden.
2. Heben Sie nun die Knie 2 bis 3 Zentimeter vom Boden ab, ohne dabei die Position der Arme, der Beine oder des Rumpfes zu verändern.
3. Heben Sie mit der Ausatmung den rechten Fuß vom Boden, ohne die Position des Oberkörpers zu verändern. Halten Sie die Position kurz und setzen Sie den Fuß dann wieder ab.
4. Heben Sie nun mit der nächsten Ausatmung den linken Fuß vom Boden. Halten Sie diese Position ebenfalls kurz und setzen Sie den Fuß dann wieder ab, bevor Sie erneut die Seite wechseln. Legen Sie die Knie erst dann ab, wenn Sie mit der vorgegebenen Wiederholungszahl für beide Seiten fertig sind.

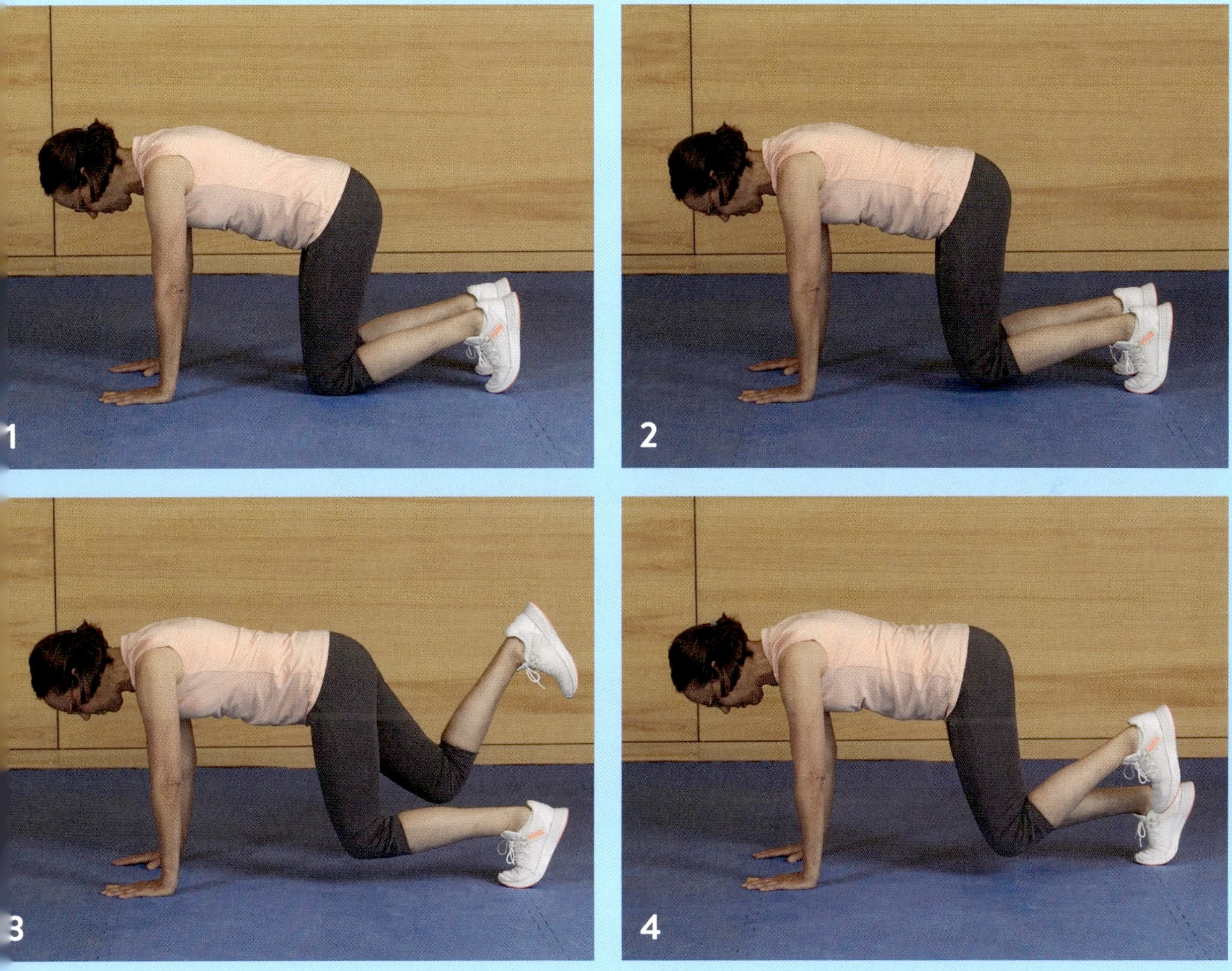
1
2
3
4

› Käfer mit Arm- und Beinbewegung

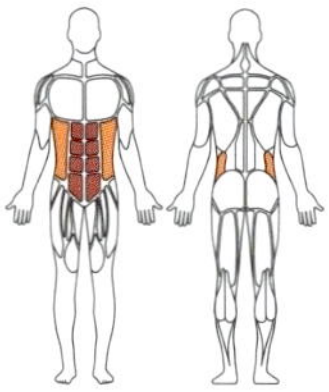

Primär beanspruchte Muskulatur: gerader Bauchmuskel
Sekundär beanspruchte Muskulatur: seitliche und tief liegende Bauchmuskeln

Trainingsziel: Kräftigung der Bauchmuskulatur. Hierbei muss die Muskulatur isometrisch arbeiten und den Rumpf sowie das Becken stabilisieren. Genau diese Funktion brauchen Sie beim Hochheben schwerer Dinge oder beim Aufstehen von einem Stuhl.

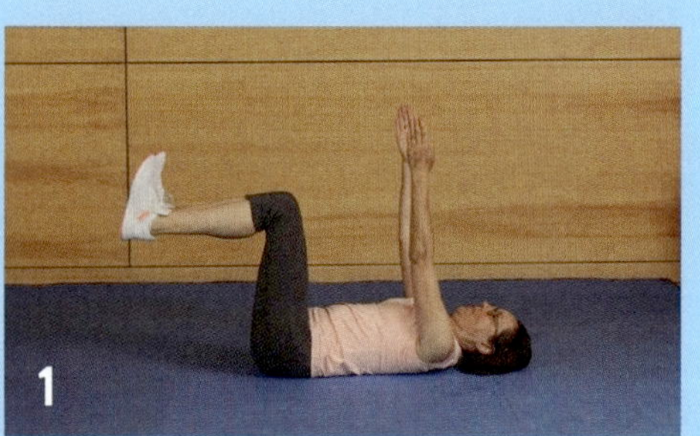

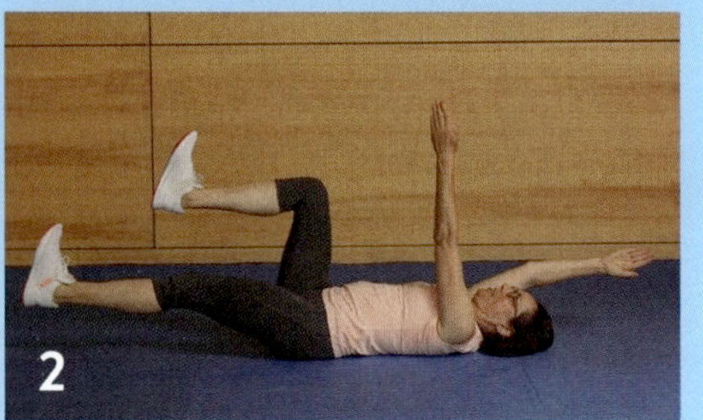

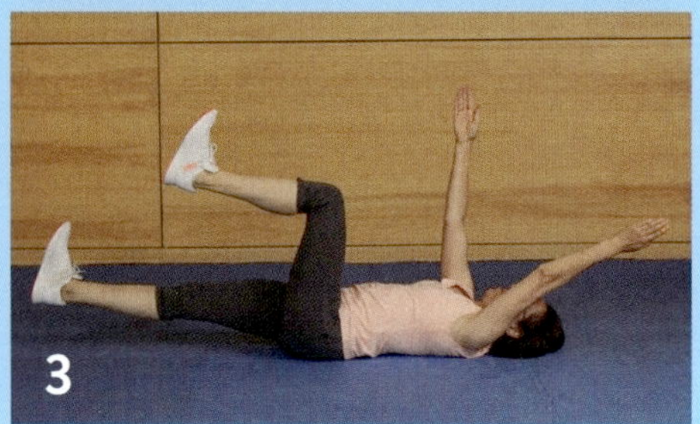

1. Legen Sie sich auf den Rücken. Ziehen Sie die Beine und Arme in einem 90-Grad-Winkel an. Die Knie sind genau über dem Becken.
2. Spannen Sie nun die Bauchmuskeln an, indem Sie den unteren Rücken fest in die Matte drücken und die Rippen in Richtung Wirbelsäule ziehen. Atmen Sie gegen die Bauchspannung ein und strecken Sie mit der Ausatmung das linke Bein nach vorn und den rechten Arm nach hinten über den Kopf. Strecken Sie Bein und Arm nur so weit, wie Sie die Bauchspannung halten können und der untere Rücken auf der Matte bleibt.
3. Führen Sie das linke Bein und den rechten Arm zurück in die Ausgangsposition und wechseln Sie zur anderen Seite – strecken Sie das rechte Bein und den linken Arm. Wechseln Sie dynamisch und im Rhythmus Ihrer Atmung von einer Seite zur anderen.

Hinweis: Halten Sie die anfänglich eingenommene Rumpf- und Beckenposition stabil. Die Rippen ziehen zur Wirbelsäule und der untere Rücken drückt in die Matte. Stellen Sie sich vor, Ihr Rumpf wäre eine Dose, die Sie mit Druck von oben (Rippen) und unten (Becken) zusammendrücken, und Ihre Arme und Beine wären an die Dose geschraubt. Bewegen Sie Arme und Beine völlig autark.

Trainingspläne für Supersenioren

Wenn Sie bereits Erfahrung mit Krafttraining gesammelt haben und sich zu den Supersenioren zählen, finden Sie hier die passenden Trainingspläne. Wir haben jeweils einen Beispielplan für das Training zu Hause und für das Training im Fitnessstudio erstellt. Jeder Plan enthält drei Trainingseinheiten, die jeweils den ganzen Körper trainieren. Einige Übungen werden mit Kurzhanteln ausgeführt. Sie können alternativ auch Wasserflaschen oder andere Gewichte, beispielsweise Kettlebells, verwenden.

In den Trainingsplänen finden Sie bei den Übungen mit Gewicht immer eine Angabe zu der empfohlenen Last in Prozent Ihrer Maximalkraft und eine Angabe zur subjektiv empfundenen Anstrengung (Skala Seite 59), die dieses Gewicht bei der geplanten Wiederholungszahl bei Ihnen hervorrufen soll. Bei Übungen ohne Zusatzgewicht ist nur eine Angabe zur subjektiven Belastung gegeben, die Ihnen helfen soll, die passende Auslastung bei besagter Übung zu finden.

Woche 1

Trainingsplan A für Supersenioren

Aufwärmen		
	Übung	Wiederholungen
1	Tiefer Ausfallschritt mit Rotation	8–10
2	Hund und Schlange	8–10
2 Runden mit 1 Minute Pause zwischen den Runden		

Bewegungsvorbereitung	
Übung	Wiederholungen
Kniebeuge am Schlingentrainer	6–8
2 Sätze mit 1 Minute Pause zwischen den Sätzen – langsame und kontrollierte Ausführung	

Trainingsplan					
	Übung	Wiederholungen	Sätze	Anstrengung	% 1RM
1	Kniebeuge mit Langhantel	8	3	7–8	75 %
2	Step-up	8	2	6–7	
3	Beinstrecken am Gerät	10	2	6–7	70 %
4	Beinbeugen am Gerät	10	2	6–7	70 %
5	Rumänisches Kreuzheben in Schrittposition	8	2	6–7	72,5 %
6	Einarmiges Rudern mit Kurzhantel	8 pro Seite	2	7–8	77,5 %
7	Schrägbankdrücken mit Kurzhanteln	8	2	7–8	77,5 %
8	Käfer mit Arm- und Beinbewegung	6 pro Seite	2	5–6	
Die Pause zwischen den Sätzen sollte 2 bis 3 Minuten betragen.					

Trainingsplan B für Supersenioren

Aufwärmen		
	Übung	**Wiederholungen**
1	Standwaage mit Knieheben	8–10
2	Tiefer Ausfallschritt mit Rotation	8–10
3	Hund und Schlange	8–10
2 Runden mit 1 Minute Pause zwischen den Runden		

Bewegungsvorbereitung	
Übung	**Wiederholungen**
Hüftbeugung mit stabilem Rumpf	6–8
2 Sätze mit 1 Minute Pause zwischen den Sätzen – langsame und kontrollierte Ausführung	

Trainingsplan					
	Übung	**Wiederholungen/ Dauer**	**Sätze**	**Anstrengung**	**% 1RM**
1	Ausfallschrittkniebeuge mit abgelegtem Fuß	8 pro Seite	3	6–7	72,5 %
2	Einbeinige Gesäßbrücke	8 pro Seite	2	6–7	
3	Beinbeugen am Gerät	8	2	6–7	77,5 %
4	Kurzhantelrudern mit Rotation	10	2	6–7	
5	Seitstütz	20 Sekunden pro Seite	2	5–6	
6	Dynamisches Knieheben im Vierfüßlerstand	6 pro Seite	2	5–6	
Die Pause zwischen den Sätzen sollte 2 bis 3 Minuten betragen.					

Trainingsplan C für Supersenioren

Aufwärmen		
	Übung	Wiederholungen
1	Hund und Schlange	8–10
2	Standwaage mit Knieheben	8–10
2 Runden mit 1 Minute Pause zwischen den Runden		

Bewegungsvorbereitung	
Übung	Wiederholungen
Kniebeuge am Schlingentrainer	6–8
2 Sätze mit 1 Minute Pause zwischen den Sätzen – langsame und kontrollierte Ausführung	

Trainingsplan						
	Übung	Wieder-holungen/ Dauer	Sätze	Anstrengung	% 1RM	Hinweise
1	Kreuzheben mit Langhantel	6	3	6–7	77,5 %	Alternativ kann das Kreuzheben mit Kettlebell ausgeführt werden
2	Step-up	6	3	6–7	75,5 %	
3	Beinstrecken am Gerät	8	2	6–7	77,5 %	
4	Einbeinige Gesäßbrücke	10 pro Seite	2	7–8		
5	Einarmiges Rudern mit Kurzhantel	10 pro Seite	2	6–7		
6	Käfer mit Arm- und Beinewegung	6 pro Seite	2	5–6		
7	Seitstütz	20 Sekunden pro Seite	3	5–6		
Die Pause zwischen den Sätzen sollte 2 bis 3 Minuten betragen.						

Woche 2

Trainingsplan A für Supersenioren

Aufwärmen		
Übung		Wiederholungen
1	Tiefer Ausfallschritt mit Rotation	8–10
2	Hund und Schlange	8–10
2 Runden mit 1 Minute Pause zwischen den Runden		

Bewegungsvorbereitung	
Übung	Wiederholungen
Kniebeuge am Schlingentrainer	6–8
2 Sätze mit 1 Minute Pause zwischen den Sätzen – langsame und kontrollierte Ausführung	

Trainingsplan					
Übung		Wiederholungen	Sätze	Anstrengung	% 1RM
1	Kniebeuge mit Langhantel	8	3	8	77,5 %
2	Step-up	8	3	6–7	
3	Beinstrecken am Gerät	10	3	6–7	70 %
4	Beinbeugen am Gerät	10	3	6–7	70 %
5	Rumänisches Kreuzheben in Schrittposition	8	2	7	75 %
6	Einarmiges Rudern mit Kurzhantel	8 pro Seite	3	7–8	77,5 %
7	Schrägbankdrücken mit Kurzhanteln	8	3	7–8	77,5 %
8	Käfer mit Arm- und Beinbewegung	6 pro Seite	2	5–6	
Die Pause zwischen den Sätzen sollte 2 bis 3 Minuten betragen.					

Trainingsplan B für Supersenioren

Aufwärmen		
	Übung	Wiederholungen
1	Standwaage mit Knieheben	8–10
2	Tiefer Ausfallschritt mit Rotation	8–10
3	Hund und Schlange	8–10
2 Runden mit 1 Minute Pause zwischen den Runden		

Bewegungsvorbereitung	
Übung	Wiederholungen
Hüftbeugung mit stabilem Rumpf	6–8
2 Sätze mit 1 Minute Pause zwischen den Sätzen – langsame und kontrollierte Ausführung	

Trainingsplan					
	Übung	Wiederholungen/ Dauer	Sätze	Anstrengung	% 1RM
1	Ausfallschrittkniebeuge mit abgelegtem Fuß	8 pro Seite	3	7–8	75 %
2	Einbeinige Gesäßbrücke	8 pro Seite	3	6–7	
3	Beinbeugen am Gerät	8	3	6–7	77,5 %
4	Kurzhantelrudern mit Rotation	10	3	6–7	
5	Seitstütz	20 Sekunden pro Seite	3	5–6	
6	Dynamisches Knieheben im Vierfüßlerstand	6 pro Seite	3	5–6	
Die Pause zwischen den Sätzen sollte 2 bis 3 Minuten betragen.					

Trainingsplan C für Supersenioren

Aufwärmen		
Übung		Wiederholungen
1	Hund und Schlange	8–10
2	Standwaage mit Knieheben	8–10
2 Runden mit 1 Minute Pause zwischen den Runden		

Bewegungsvorbereitung	
Übung	Wiederholungen
Kniebeuge am Schlingentrainer	6–8
2 Sätze mit 1 Minute Pause zwischen den Sätzen – langsame und kontrollierte Ausführung	

Trainingsplan						
Übung		Wiederholungen/ Dauer	Sätze	Anstrengung	% 1RM	Hinweise
1	Kreuzheben mit Langhantel	6	3	7–8	80 %	Alternativ kann das Kreuzheben mit Kettlebell ausgeführt werden
2	Step-up	6	3	7–8	77,5 %	
3	Beinstrecken am Gerät	8	3	6–7	77,5 %	
4	Einbeinige Gesäßbrücke	10 pro Seite	3	7–8		
5	Einarmiges Rudern mit Kurzhantel	10 pro Seite	3	6–7		
6	Käfer mit Arm- und Beinbewegung	8 pro Seite	2	6		
7	Seitstütz	20 Sekunden pro Seite	3	5–6		
Die Pause zwischen den Sätzen sollte 2 bis 3 Minuten betragen.						

Woche 3

Trainingsplan A für Supersenioren

Aufwärmen		
	Übung	Wiederholungen
1	Tiefer Ausfallschritt mit Rotation	8–10
2	Hund und Schlange	8–10
2 Runden mit 1 Minute Pause zwischen den Runden		

Bewegungsvorbereitung	
Übung	Wiederholungen
Kniebeuge am Schlingentrainer	6–8
2 Sätze mit 1 Minute Pause zwischen den Sätzen – langsame und kontrollierte Ausführung	

Trainingsplan					
	Übung	Wiederholungen	Sätze	Anstrengung	% 1RM
1	Kniebeuge mit Langhantel	6	3	7–8	80 %
2	Step-up	10	3	7–8	
3	Beinstrecken am Gerät	12	3	7	70 %
4	Beinbeugen am Gerät	12	3	7	70 %
5	Rumänisches Kreuzheben mit Langhantel	8	3	7	75 %
6	Einarmiges Rudern mit Kurzhantel	10 pro Seite	3	7–8	72,5 %
7	Schrägbankdrücken mit Kurzhanteln	10	3	7–8	72,5 %
8	Käfer mit Arm- und Beinbewegung	6 pro Seite	3	5–6	
Die Pause zwischen den Sätzen sollte 2 bis 3 Minuten betragen.					

Trainingsplan B für Supersenioren

Aufwärmen		
Übung		Wiederholungen
1	Standwaage mit Knieheben	8–10
2	Tiefer Ausfallschritt mit Rotation	8–10
3	Hund und Schlange	8–10
2 Runden mit 1 Minute Pause zwischen den Runden		

Bewegungsvorbereitung	
Übung	Wiederholungen
Hüftbeugung mit stabilem Rumpf	6–8
2 Sätze mit 1 Minute Pause zwischen den Sätzen – langsame und kontrollierte Ausführung	

Trainingsplan					
Übung		Wiederholungen/ Dauer	Sätze	Anstrengung	% 1RM
1	Ausfallschrittkniebeuge mit abgelegtem Fuß	10 pro Seite	3	7–8	72,5 %
2	Einbeinige Gesäßbrücke	10 pro Seite	3	7–8	
3	Beinbeugen am Gerät	8	3	7–8	80 %
4	Kurzhantelrudern mit Rotation	12	3	7–8	
5	Seitstütz	25 Sekunden pro Seite	3	6	
6	Dynamisches Knieheben im Vierfüßlerstand	8 pro Seite	3	6	
Die Pause zwischen den Sätzen sollte 2 bis 3 Minuten betragen.					

Trainingsplan C für Supersenioren

Aufwärmen		
Übung		Wiederholungen
1	Hund und Schlange	8–10
2	Standwaage mit Knieheben	8–10
2 Runden mit 1 Minute Pause zwischen den Runden		

Bewegungsvorbereitung	
Übung	Wiederholungen
Kniebeuge am Schlingentrainer	6–8
2 Sätze mit 1 Minute Pause zwischen den Sätzen – langsame und kontrollierte Ausführung	

Trainingsplan						
Übung		Wiederholungen/ Dauer	Sätze	Anstrengung	% 1RM	Hinweise
1	Kreuzheben mit Langhantel	8	3	8	75 %	Alternativ kann das Kreuzheben mit Kettlebell ausgeführt werden
2	Step-up	8	3	8	75 %	
3	Beinstrecken am Gerät	8	3	7–8	80 %	
4	Einbeinige Gesäßbrücke	12 pro Seite	3	8–9		
5	Einarmiges Rudern mit Kurzhantel	12 pro Seite	3	7–8		
6	Käfer mit Arm- und Beinbewegung	8 pro Seite	3	6		
7	Seitstütz	25 Sekunden pro Seite	3	6		
Die Pause zwischen den Sätzen sollte 2 bis 3 Minuten betragen.						

Woche 4

Trainingsplan A für Supersenioren

Aufwärmen		
Übung		Wiederholungen
1	Tiefer Ausfallschritt mit Rotation	8–10
2	Hund und Schlange	8–10
2 Runden mit 1 Minute Pause zwischen den Runden		

Bewegungsvorbereitung	
Übung	Wiederholungen
Kniebeuge am Schlingentrainer	6–8
2 Sätze mit 1 Minute Pause zwischen den Sätzen – langsame und kontrollierte Ausführung	

Trainingsplan					
Übung		Wiederholungen	Sätze	Anstrengung	% 1RM
1	Kniebeuge mit Langhantel	6	3	8–9	82,5 %
2	Step-up	10	4	7–8	
3	Beinstrecken am Gerät	12	2	7–8	72,5 %
4	Beinbeugen am Gerät	12	2	7–8	72,5 %
5	Rumänisches Kreuzheben mit Langhantel	8	3	7–8	77,5 %
6	Einarmiges Rudern mit Kurzhantel	12 pro Seite	3	8	72,5 %
7	Schrägbankdrücken mit Kurzhanteln	12	3	8	72,5 %
8	Käfer mit Arm- und Beinbewegung	6 pro Seite	3	5–6	
Die Pause zwischen den Sätzen sollte 2 bis 3 Minuten betragen.					

Trainingsplan B für Supersenioren

Aufwärmen		
	Übung	Wiederholungen
1	Standwaage mit Knieheben	8–10
2	Tiefer Ausfallschritt mit Rotation	8–10
3	Hund und Schlange	8–10
2 Runden mit 1 Minute Pause zwischen den Runden		

Bewegungsvorbereitung	
Übung	Wiederholungen
Hüftbeugung mit stabilem Rumpf	6–8
2 Sätze mit 1 Minute Pause zwischen den Sätzen – langsame und kontrollierte Ausführung	

Trainingsplan					
	Übung	Wiederholungen/ Dauer	Sätze	Anstrengung	% 1RM
1	Ausfallschrittkniebeuge mit abgelegtem Fuß	10 pro Seite	3	8	75 %
2	Einbeinige Gesäßbrücke	10 pro Seite	3	7–8	
3	Beinbeugen am Gerät	8	3	8–9	82,5 %
4	Kurzhantelrudern mit Rotation	12	3	7–8	
5	Seitstütz	25 Sekunden pro Seite	3	6	
6	Dynamisches Knieheben im Vierfüßlerstand	8 pro Seite	3	6	
Die Pause zwischen den Sätzen sollte 2 bis 3 Minuten betragen.					

Trainingsplan C für Supersenioren

Aufwärmen		
Übung		Wiederholungen
1	Hund und Schlange	8–10
2	Standwaage mit Knieheben	8–10
2 Runden mit 1 Minute Pause zwischen den Runden		

Bewegungsvorbereitung	
Übung	Wiederholungen
Kniebeuge am Schlingentrainer	6–8
2 Sätze mit 1 Minute Pause zwischen den Sätzen – langsame und kontrollierte Ausführung	

Trainingsplan						
Übung		Wiederholungen/ Dauer	Sätze	Anstrengung	% 1RM	Hinweise
1	Kreuzheben mit Langhantel	8	3	8–9	77,5 %	Alternativ kann das Kreuzheben mit Kettlebell ausgeführt werden
2	Step-up	8	3	8–9	77,5 %	
3	Beinstrecken am Gerät	8	3	8–9	82,5 %	
4	Einbeinige Gesäßbrücke	12 pro Seite	3	8–9		
5	Einarmiges Rudern mit Kurzhantel	12 pro Seite	3	7–8		
6	Käfer mit Arm- und Beinbewegung	10 pro Seite	2	6–7		
7	Seitstütz	25 Sekunden pro Seite	3	6		
Die Pause zwischen den Sätzen sollte 2 bis 3 Minuten betragen.						

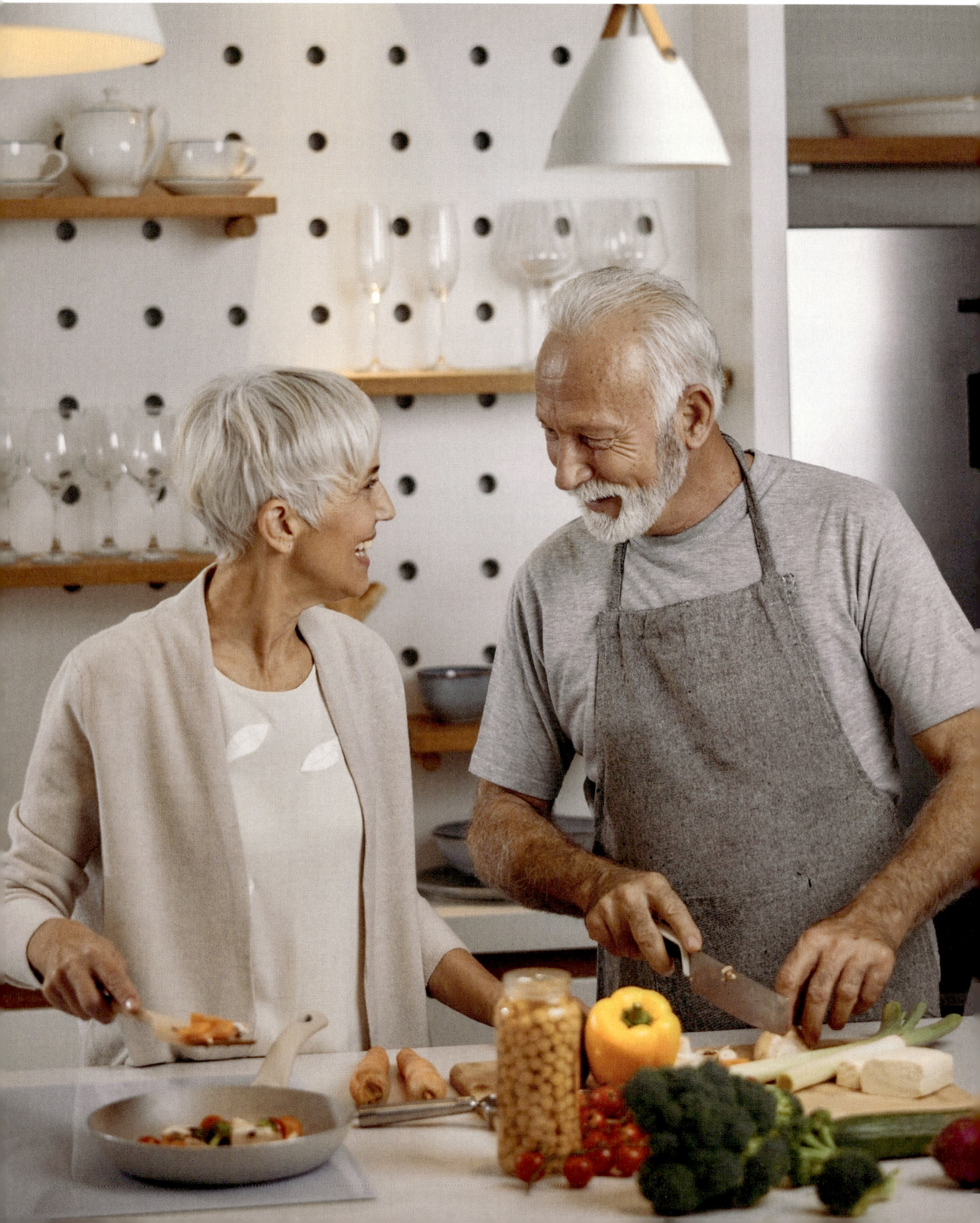

Kapitel 4

POWERNÄHRSTOFFE FÜR STARKE MUSKELN

Wie Sie mit der richtigen Ernährung Muskeln erhalten

Das Wichtigste vorweg: Man kann sich mit einer muskelaufbauenden Ernährung allein nicht zur Bodybuilderin oder zum Bodybuilder »essen«. Das funktioniert weder in jungen Jahren noch im fortgeschrittenen Alter. Krafttraining oder kräftigende Bewegungen wie das Aufstehen von einem Stuhl sind für den Erhalt der Muskelmasse und Muskelfunktion im Alter effektiver als eine muskelaufbauende Ernährung. Dennoch unterstützt die Ernährung den Erhalt sowie den Aufbau der Muskulatur und eine gesunde Ernährung senkt darüber hinaus das Risiko für Zivilisationskrankheiten wie zum Beispiel Herzinfarkt oder Diabetes.

Sie sollten daher Ihre Ernährung nicht nur in Bezug auf Muskelausbau auswählen, sondern zusätzlich zum Beispiel den Verzehr von Zucker und tierischem Fett begrenzen und genügend Gemüse und Obst essen. So wird es auch von der Deutschen Gesellschaft für Ernährung e. V. empfohlen.

Wenn Sie übergewichtig sind, dann sollten Sie zusätzlich versuchen, insgesamt weniger zu essen, um abzunehmen, damit nicht irgendwann zu schwache Muskeln einen zu schweren Körper bewegen müssen. Wenn Sie hingegen schlank sind und dazu neigen, zu wenig Appetit zu haben, empfiehlt es sich, den Appetit vor einer Mahlzeit zu stimulieren, indem Sie beispielsweise mit etwas Bewegung wie einem Spaziergang den Appetit anregen.

Protein – der wichtigste Nährstoff für die Muskulatur

Der für die Muskulatur wichtigste Nährstoff ist Protein oder umgangssprachlich Eiweiß. Protein ist der Baustoff Nummer eins für unsere Muskeln – die Trockenmasse von Muskeln besteht zu 70 Prozent daraus. Proteine werden aus 20 verschiedenen Aminosäuren hergestellt. Bei Aminosäuren unterscheidet man elf nicht essenzielle Aminosäuren, die der Körper selbst herstellen kann, von neun essenziellen Aminosäuren (Histidin, Isoleuzin, Leuzin, Lysin, Methionin, Phenyalanin, Threonin, Tryptophan und Valin), die der Körper nicht selbst herstellen kann. Letztere müssen mit der Nahrung aufgenommen werden, damit sie dem Körper in ausreichendem Maß zur Verfügung stehen. Einige Aminosäuren, insbesondere Leuzin, stimulieren die Proteinsynthese im Muskel und damit das Muskelwachstum.[59]

Nach der Nahrungsaufnahme wird das Protein während der Verdauung im Magen und Dünndarm durch proteinspaltende Enzyme zu Aminosäuren, den Bausteinen, aus denen Protein gemacht wird, aufgespalten. Diese Aminosäuren gehen dann ins Blut und werden von dort unter anderem in die Muskulatur transportiert. Die Muskulatur und andere Organe nutzen die Aminosäuren unter anderem für den Aufbau von neuem Muskelprotein durch die Muskelproteinsynthese. Jeden Tag wird etwa ein Prozent unseres gesamten Muskelproteins aufgebaut beziehungsweise ersetzt. Nach einer Krafttrainingseinheit erhöht sich die Proteinsynthese in den trainierten Muskeln von etwa einem Prozent auf zwei bis drei Prozent pro Tag. Dieser Effekt dauert ein bis zwei Tage an.[60] Dies erklärt, warum Muskeln nach dem Krafttraining und einer entsprechenden Nährstoffversorgung an Masse zunehmen, was Muskelhypertrophie genannt wird.

Wie gut ein Protein verdaut werden kann und wie viele essenzielle Aminosäuren es enthält wird mit dem Begriff »Proteinqualität« umschrieben. Ein schlecht verdaubares Protein mit wenigen essenziellen Aminosäuren hat eine schlechtere Proteinqualität als ein gut verdaubares Protein mit einem hohen Anteil an essenziellen Aminosäuren. Für die Bestimmung der Proteinqualität gibt es sogenannte Proteinqualitätsskalen. So hat zum Beispiel Reisprotein auf einer dieser Skalen eine Bewertung von 0,37, Erbsenprotein einen Wert von 0,82 und Molkenprotein einen Wert von etwa 1, wobei eine höhere Zahl eine höhere Proteinqualität bedeutet. Die Proteinqualität ist für die Proteinaufnahme relevant, denn man muss von einem Protein mit einer geringeren Proteinqualität mehr essen, um denselben Muskelaufbaueffekt zu erzielen, als von einem Protein mit einer hohen Proteinqualität.

Die richtige Proteinmenge ermitteln

Wir empfehlen eine Mindestproteinzufuhr von einem Gramm Protein pro Kilogramm Körpergewicht pro Tag. Für ältere Menschen, die ihre Muskelmasse und -funktion erhalten oder erhöhen möchten, empfehlen wir sogar 1,2 bis 1,5 Gramm pro Kilogramm Körpergewicht pro Tag.

Die Deutsche Gesellschaft für Ernährung e. V. hat 2017 die Empfehlungen für die Proteinzufuhr überarbeitet. Sie empfiehlt eine Zufuhr von 0,8 Gramm Protein pro Kilogramm Körpergewicht pro Tag für Erwachsene von 19 bis 65 Jahren. Für Erwachsene ab 65 Jahren wird ein Schätzwert von einem Gramm pro Kilogramm Körpergewicht pro Tag genannt.[61] Konkret bedeutet dies 75 Gramm Protein pro Tag, wenn Sie 75 Kilogramm wiegen. Als Anhaltspunkt: In einem Ei sind 13 Gramm Protein, in 100 Gramm Bohnen 21 Gramm Protein und in einem Liter Milch 34 Gramm Protein enthalten.

Viele Sarkopenieforscher empfehlen jedoch, mehr Protein täglich aufzunehmen, als die Deutsche Gesellschaft für Ernährung e. V. es tut. So empfahl die sogenannte Prot-Age-Gruppe, eine Gruppe von Sarkopenieforschern, für Menschen über 65 Jahre eine Proteinzufuhr von mindestens 1,2 Gramm Protein pro Kilogramm Körpergewicht pro Tag und 1,2 bis 1,5 Gramm pro Kilogramm Körpergewicht pro Tag für Menschen mit akuten und chronischen Erkrankungen.[62] Viele schaffen es allerdings nicht, täglich solche Proteinmengen zu essen. So berichtete eine Studie, dass 14 bis 30 Prozent der Senioren weniger als 0,8 Gramm pro Kilogramm Körpergewicht pro Tag an Protein zu sich nehmen und die Mehrheit, 65 bis 76 Prozent, die empfohlenen 1,2 Gramm Protein pro Kilogramm Körpergewicht pro Tag nicht erreichen.[63] In einer weiteren Studie konnte ermittelt werden, dass Sarkopeniebetroffene im Durchschnitt 158 Kilokalorieren weniger essen als Senioren ohne Sarkopenie, und Senioren, bei denen Sarkopenie diagnostiziert wurde, verzehrten anteilsmäßig auch weniger Protein als Senioren, die keine Sarkopeniesymptome zeigten.[64] Dies ist insofern ungünstig, als eine zu geringe Aufnahme von Protein den Abbau von Muskelmasse und Muskelfunktion im Alter beschleunigt. Andere Forscherinnen und Forscher empfehlen auf der Basis ihrer Daten sogar noch mehr als 1,2 Gramm Protein pro Kilogramm Körpergewicht pro Tag: So schlagen Morton und Kollegen auf der Basis der Daten von 1863 Probandinnen und Probanden, die ein regelmäßiges Krafttraining ausführen, vor, bis zu 1,6 Gramm Protein pro Kilogramm Körpergewicht täglich zu sich zu nehmen, um das Muskelwachstum zu unterstützen. Allerdings wurden in dieser Studie junge Probandinnen und Probanden untersucht.[65] Damit bleibt unklar, inwieweit diese Menge an Protein nötig ist, um ebenso das Muskelwachstum bei älteren Menschen zu unterstützen. An dieser Stelle möchten wir aber noch einmal hervorheben, dass Krafttraining und kräftigende Alltagsbewegungen, wie vom Stuhl aufzustehen, viel größere Effekte auf die Muskelmasse und Muskelfunktion haben als die Ernährung allein.

Eine wichtige Frage, die im Fitnessstudio viel diskutiert wird, ist, ob es beim Krafttraining ein muskelaufbauendes Zeitfenster gibt, in dem die Proteinaufnahme das Muskelwachstum besonders stimuliert. Manche Trainer und Trainierende vertreten die Meinung, dass man direkt nach einem Krafttraining mindestens 20 Gramm Protein aufnehmen sollte, um das Muskelwachstum zusätzlich anzuregen. Nach dem derzeitigen Stand der Forschung kann man sagen, dass das muskelaufbauende Zeitfenster sehr groß ist und dass man am besten vor, während oder nach dem Training etwa 20 Gramm Protein zu sich nehmen sollte, da 20 Gramm Protein die Proteinsynthese, also den Hauptprozess des Muskelwachstums, fast maximal stimulieren.[66]

Angaben wie »20 Gramm Protein« kann man sich nur schlecht vorstellen. Daher stellt sich oft die Frage: »Wie viel Milch, Ei oder Erbsen beinhalten nun 20 Gramm Protein?« Ein halber Liter Milch, Kefir oder Buttermilch enthält ungefähr 17 Gramm Protein, also fast genau die Menge, die wir vor, während oder nach einem Krafttraining empfehlen. Bei Proteinpulver entsprechen 20 Gramm Pulver auch etwa 20 Gramm Protein. Mageres Fleisch und Fisch bestehen ebenfalls zu einem großen Teil aus Protein. Mit 100 Gramm Hühnerbrust nehmen Sie etwa 31 Gramm Protein zu sich. Grundsätzlich können Sie tierisches Protein auch durch pflanzliche Proteine ersetzen, doch pflanzliche Proteine haben oft eine geringere Proteinqualität als tierisches Protein. Man muss dann eine größere Menge pflanzlicher Produkte zu sich nehmen, um beispielsweise auf 20 Gramm Protein zu kommen. In einem Kilogramm Kartoffeln sind zum Beispiel nur 20 Gramm Protein enthalten. Das bedeutet, dass Sie ein Kilogramm Kartoffeln essen müssten, um 20 Gramm Protein aufzunehmen. Proteinhaltiger sind Erbsen, Bohnen und Sojabohnen. So haben beispielsweise gegarte grüne Erbsen einen Proteingehalt von 70 Gramm pro Kilogramm. Wenn Sie zu denjenigen Menschen gehören, die nur wenig Appetit haben, ist es vielleicht auch eine gute Lösung, die Nahrung mit Proteinpulver zu ergänzen. Sie können beispielsweise das Pulver morgens über das Müsli streuen oder sich abends einen Proteindrink mixen. In den folgenden Tabellen geben wir Ihnen einen Überblick über den Proteingehalt verschiedener Nahrungsmittel.

Tierische Quellen – Fleisch und Fisch			
Nahrungsmittel	Protein pro 100 Gramm	Wie viel Gramm Nahrungsmittel für 20 Gramm Protein?	Hinweise
Rinderfilet	21 g	95 g	
Schweinelende	22 g	91 g	
Putenbrust	24 g	83 g	
Hähnchenbrust	24 g	83 g	
Lammkotelett	25 g	80 g	
Kabeljau	17 g	118 g	
Tintenfisch	18 g	111 g	
Lachsfilet	20 g	100 g	1,7 g/100 g Omega-3-Fettsäuren*
Garnele	20 g	100 g	
Makrele	22 g	91 g	1,3 g/100 g Omega-3-Fettsäuren*
Thunfisch	22 g	91 g	
Forelle	24 g	83 g	

** Omega-3-Fettsäuren haben viele Gesundheitseffekte, wie die Förderung der Herzgesundheit.*

Tierische Quellen – Milchprodukte und Ei			
Nahrungsmittel	Protein pro 100 Gramm	Wie viel Gramm Nahrungsmittel für 20 Gramm Protein?	Hinweise
Harzer Käse	27 g	74 g	Proteinbombe, jedoch salzig
Ei (Vollei)	13 g	154 g	
Quark	14 g	143 g	
Hüttenkäse	13 g	154 g	
Joghurt	3 g	67 g	
Milch	3 g	0,66 l	
Kefir	3 g	0,66 l	

Pflanzliche Quellen – Hülsenfrüchte, Kerne und Nüsse			
Nahrungsmittel	Protein pro 100 Gramm*	Wie viel Gramm Nahrungsmittel für 20 Gramm Protein?	Hinweise
Sojabohnen	11 g	182 g	
Kidneybohnen	22 g	91 g	
Linsen	24 g	83 g	
Kichererbsen	8 g	250 g	
Erbsen	7 g	286 g	
Grüne Bohnen	2 g	1000 g	Sehr große Menge nötig!
Pflanzenmilch, zum Beispiel aus Erbse oder Soja	3,3–3,6 g	600–625 ml	Alternativ: Pflanzenmilch aus Hafer, Kokos oder Cashewnüssen < 1 g/100 ml
Sojajoghurt	3,5 g	570 g	Alternativ: Kokosjoghurt mit 1 g Protein/100 g
Tofu	16 g	125 g	
Mandelkerne	19 g	105 g	Kalorienreich, nur kleine Portionen essen
Erdnüsse	25 g	80 g	Kalorienreich, nur kleine Portionen essen
Sonnenblumenkerne	22 g	91 g	
Kürbiskerne	24 g	83 g	
Nüsse (z. B. Walnüsse)	14 g	143 g	Kalorienreich, nur kleine Portionen essen
Pinienkerne	24 g	83 g	Kalorienreich, nur kleine Portionen essen
Leinsamen	24 g	83 g	
Chiasamen	16 g	125 g	

* *Frische Lebensmittel; bei Konserven kann der Gehalt abweichen.*

Pflanzliche Quellen – Getreide, Pseudogetreide und Kartoffeln			
Nahrungsmittel	Protein pro 100 Gramm	Wie viel Gramm Nahrungsmittel für 20 Gramm Protein?	Hinweise
Quinoa	14 g	143 g	
Amaranth	13 g	154 g	
Haferflocken	13 g	154 g	
Dinkel	15 g	133 g	Dinkelmehl ist ein relativ proteinreicher Ersatz für Weizenmehl
Reis	7 g	286 g	
Kartoffeln	2 g	1000 g	Sehr große Menge nötig!

Die Proteinzufuhr mit pflanzlichen Nahrungsmitteln decken

Im Jahr 2018 kam der Film *The Game Changers* in die Kinos, der unter Sportlerinnen und Sportlern eine große Diskussion ausgelöst hat. Im Film werden Athletinnen und Athleten porträtiert, die von einer fleischreichen auf eine rein pflanzliche Ernährung gewechselt haben und die nach wie vor muskulös und erfolgreich sind. Jedoch enthalten pflanzliche Nahrungsmittel, wie bereits angesprochen, weniger Protein und auch eine geringere Proteinqualität. Man muss daher beispielsweise 25 Gramm Pflanzenprotein statt 20 Gramm tierisches Protein aufnehmen und eher mehrere pflanzliche Proteinquellen kombinieren, um eine ähnliche aufbauende Wirkung zu erzielen. Man kann jedoch auch mit einer überwiegend oder ausschließlich pflanzlichen Ernährung im Alter die Muskelmasse erhalten, solange man Krafttraining macht.

Die wichtigsten Nahrungsergänzungsmittel

Bodybuilder-Magazine und das Internet sind voll mit Informationen zu Pulvern und Pillen, die das Muskelwachstum stimulieren sollen. Viele dieser Nahrungsergänzungsmittel funktionieren nicht und einige haben sogar negative Nebenwirkungen. Trotzdem gibt es Mittel, die insbesondere sarkopenen Menschen dabei helfen können, die Mus-

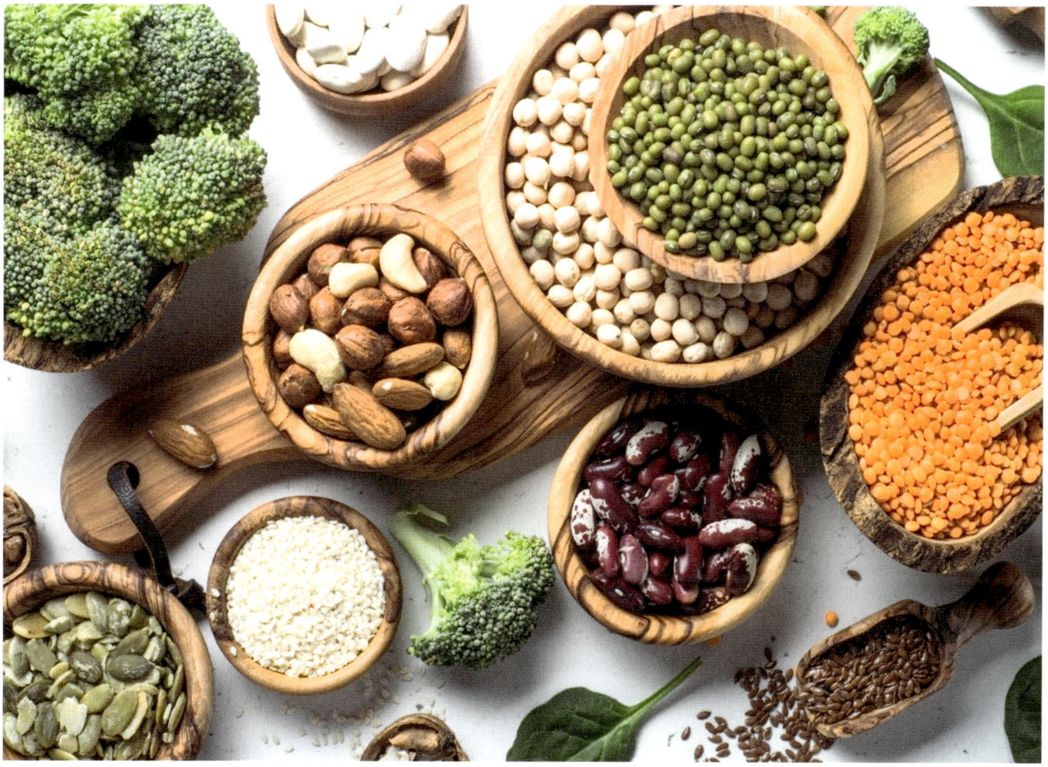

Proteine und deren Bestandteile, die Aminosäuren, lassen sich auch in pflanzlichen Lebensmitteln finden, zum Beispiel in Linsen, Erbsen und Nüssen.

kelmasse und Muskelfunktion zu erhalten. Dazu zählen Vitamin D, Kreatin, die Aminosäure Leuzin und Fischöl.

Vitamin D

Unsere Haut ist in der Lage, Vitamin D, ein fettlösliches Vitamin, zu 80 bis 90 Prozent selbst herzustellen. Wenn wir von Frühling bis Herbst etwa eine halbe Stunde täglich im Freien verbringen, dann wird ausreichend Vitamin D gebildet, das über den Winter hinweg im Körper gespeichert wird.[67] Senioren, die selten draußen sind, zum Beispiel aufgrund von Mobilitätsproblemen, haben ein höheres Risiko für einen Vitamin-D-Mangel als Senioren, die sich tagsüber viel draußen aufhalten. Da eine zu hohe Vitamin-D-Gabe zu Gesundheitsproblemen führt, sollten Sie nur dann Vitamin-D-Präparate zu sich nehmen, wenn Ihre Ärztin oder Ihr Arzt einen Vitamin-D-Mangel festgestellt hat und die zusätzliche Aufnahme von Vitamin D empfiehlt. Eine Analyse von

Studien zur Vitamin-D-Supplementation bei älteren Menschen hat jedoch ergeben, dass die Vitamin-D-Supplementation keinen Effekt auf Muskelmasse und Kraft hatte.[68] Dennoch wird davon ausgegangen, dass ein Mangel an Vitamin D das Muskelaltern beschleunigen kann und dass sich dieser Vorgang durch einen ausreichenden Aufenthalt im Freien vermeiden lässt. Eine zusätzliche Supplementation hat aber keine Effekte auf die Muskelmasse. Bis zu einem gewissen Grad kann Vitamin D über die Nahrung aufgenommen werden. Als gute Vitamin-D-Quellen gelten Ei, fetter Fisch und manche Pilzsorten.

Kreatin

Kreatin ist vor allem in Fleisch und Fisch enthalten. Es ist ein Molekül unseres Energiestoffwechsels, das gleichzeitig das Muskelwachstum ein wenig stimuliert. Unser Körper stellt Kreatin selbst her, doch mit der zusätzlichen Aufnahme von Kreatin können insbesondere Menschen, die sich vor allem pflanzlich ernähren, ihre Kreatinkonzentration in der Muskulatur erhöhen. Zusammenfassende Analysen von wissenschaftlichen Studien zeigen, dass die Kreatinsupplementation mit oder ohne Krafttraining die Muskelmasse um etwa ein Kilogramm erhöhen und die Muskelfunktion verbessern kann.[69] Daher empfehlen wir Menschen mit präsarkopenen und sarkopenen Symptomen, eine Kreatinsupplementation auszuprobieren, und zwar mit einer Dosierung von drei bis fünf Gramm Kreatin pro Tag. Eine derartige Aufnahme von Kreatin wird als unbedenklich angesehen.[70]

Leuzin

Leuzin ist eine Aminosäure, die der Körper nicht selbst herstellen kann. Sie gilt als die am meisten »muskelaufbauende« aller Aminosäuren, da Leuzin mehr als jede andere Aminosäure das Muskelwachstum stimuliert.[71] Daher stellt sich die Frage, ob man die Nahrung mit Leuzin ergänzen sollte, um Sarkopenie zu vermeiden. Analysen der wissenschaftlichen Literatur zeigen, dass eine Leuzinsupplementation die Muskelmasse und Muskelkraft ein wenig erhöhen kann.[72] Neben Leuzin werden aber auch alle anderen Aminosäuren für die Proteinsynthese gebraucht. Daher sollte man vor allem den zu Beginn dieses Kapitels beschriebenen Empfehlungen für die Proteinaufnahme für Seniorinnen und Senioren folgen (ab Seite 209). Eine zusätzliche Leuzinaufnahme ist nur sinnvoll bei Präsarkopenie, wenn Sarkopenie diagnostiziert wurde oder wenn Sie Schwierigkeiten haben, ausreichend Protein aufzunehmen, weil Sie sich beispielsweise überwiegend oder ausschließlich pflanzlich ernähren.

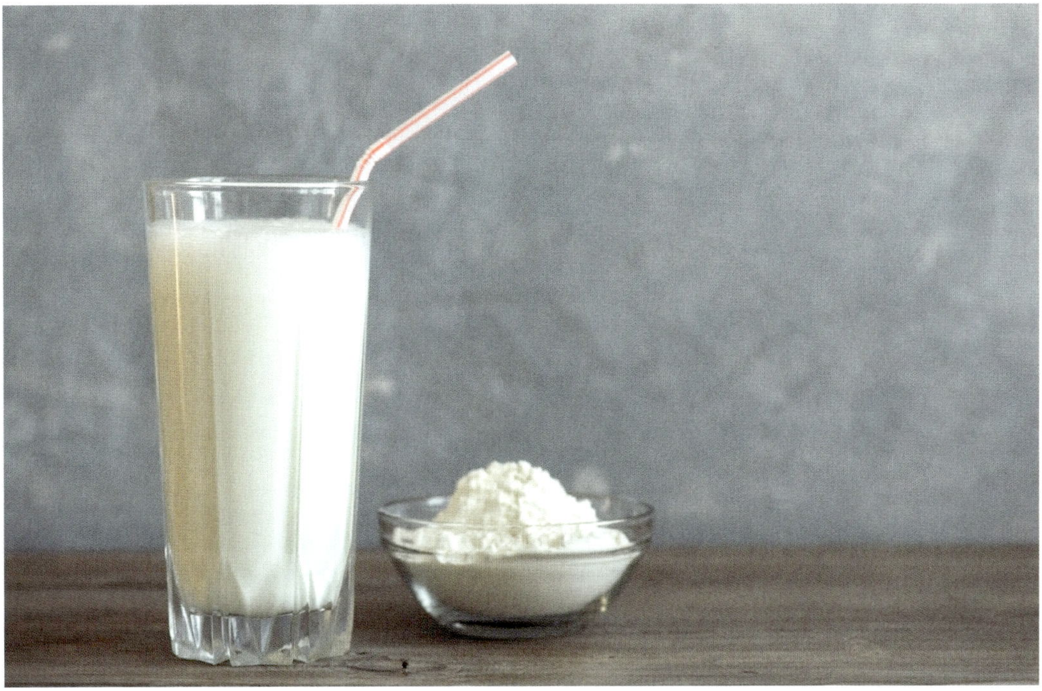

Leuzin muss mit der Nahrung aufgenommen werden. Molke-Proteingetränke beinhalten viel von dieser essenziellen Aminosäure.

Fisch, Fischöl und Algenöl

Die Deutsche Gesellschaft für Ernährung empfiehlt, in der Woche ein- bis zweimal Fisch zu essen, da unter anderem die im Fisch enthaltenen Omega-3-Fettsäuren die Zusammensetzung der Blutfette verbessern, was wiederum das Risiko für Herzinfarkt und Schlaganfall reduziert. Außerdem hemmen diese Fettsäuren Entzündungsprozesse im Körper. Dieser positive Effekt liegt darin begründet, dass insbesondere fettreiche Fische wie Lachs, Hering, Aal oder Makrele viel mehrfach ungesättigte Omega-3-Fettsäuren enthalten und dass diese Omega-3-Fettsäuren positive Gesundheitseffekte haben. Diese Omega-3-Fettsäuren werden in Eicosapentaensäure (EPA) und Docosahexaensäure (DHA) unterschieden. Sie stammen ursprünglich aus Algen und gelangen über die Nahrungskette in Fische. In einigen Kulturen wie etwa in Japan ist der Verzehr von Algen Tradition, doch man kann auch auf Fischölkapseln, Algenölkapseln und Leinsamenöl zurückgreifen, um den Bedarf an Omega-3-Fettsäuren zu decken. In der Sarkopenieforschung haben mehrere Studien den Effekt von Fischöl-

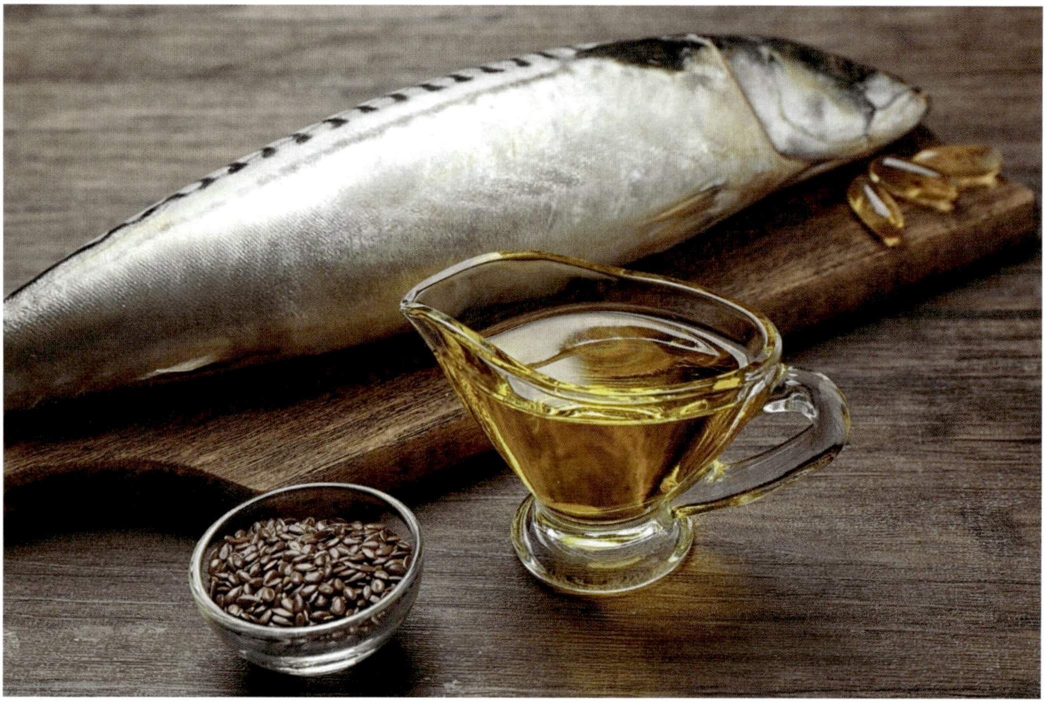

Das Fleisch von fettreichen Fischen enthält viele Omega-3-Fettsäuren. Diese gesunden Fettsäuren finden sich auch in Leinsamen und Algen.

kapseln auf die Muskulatur untersucht. Die Analysen zeigen, dass die in Fisch enthaltenen Omega-3-Fettsäuren möglicherweise die Muskelmasse erhöhen und die Muskelfunktion verbessern können.[73] Wir empfehlen daher, ein- bis zweimal pro Woche fettreichen Fisch wie Lachs, Makrele oder Hering zu essen, oder Gerichte, die Algen beinhalten. Eine zusätzliche Aufnahme von Fisch-, Algen- oder Leinsamenöl ist dann nicht notwendig.

Spezielle Getränke für Menschen mit Sarkopenie

Die Nahrungsmittelindustrie hat inzwischen auch damit begonnen, Nahrungsergänzungsmittel für Menschen mit Sarkopenie und anderen Muskelproblemen zu entwickeln. Derartige Nahrungsmittelergänzungen ergeben unserer Meinung vor allem dann Sinn, wenn Patienten unter Sarkopenie leiden und Probleme haben, genügend Protein mit der Nahrung aufzunehmen, zum Beispiel aufgrund von mangelndem Appetit, Kau- oder Verdauungsbeschwerden. Generell sollten Sie jedoch die unkontrollierte Einnahme von vielen Präparaten vermeiden, da eine (zu) hohe Aufnahme von manchen Präparaten negative Effekte mit sich bringen kann. Eine sehr hohe Aufnahme von Vitamin E ist beispielsweise mit einer erhöhten Sterblichkeit assoziiert, was eventuell daran liegen könnte, dass zu viel Vitamin E den oxidativen Stress so stark reduziert, dass Gesundheitsanpassungen an oxidativen Stress ausbleiben.[74]

Empfehlungen für die Nahrungsmittelergänzung auf einen Blick !

Eine muskelaufbauende Ernährung trägt dazu bei, Muskelmasse, Kraft und Schnellkraft zu erhalten. Wir empfehlen Folgendes:

1. Nehmen Sie täglich mindestens ein Gramm Protein pro Kilogramm Körpergewicht – also 75 Gramm, wenn Sie 75 Kilogramm wiegen – zu sich. Wir empfehlen darüber hinaus sogar, täglich 1,2 bis 1,5 Gramm pro Kilogramm Körpergewicht als Ziel, um die Muskelmasse und -funktion zu erhalten.
2. Essen Sie ein- bis zweimal pro Woche fettreichen Fisch oder Algenprodukte, da Sie damit sowohl Omega-3-Fettsäuren als auch Protein zu sich nehmen. Alternativ können Sie Fisch-, Algen- oder Leinsamenöl ergänzen.
3. Wenn Sie präsarkopen oder sarkopen sind, dann können Sie zusätzlich täglich drei bis fünf Gramm Kreatin zu sich nehmen, um die Muskelmasse zu erhalten oder sogar zu erhöhen.

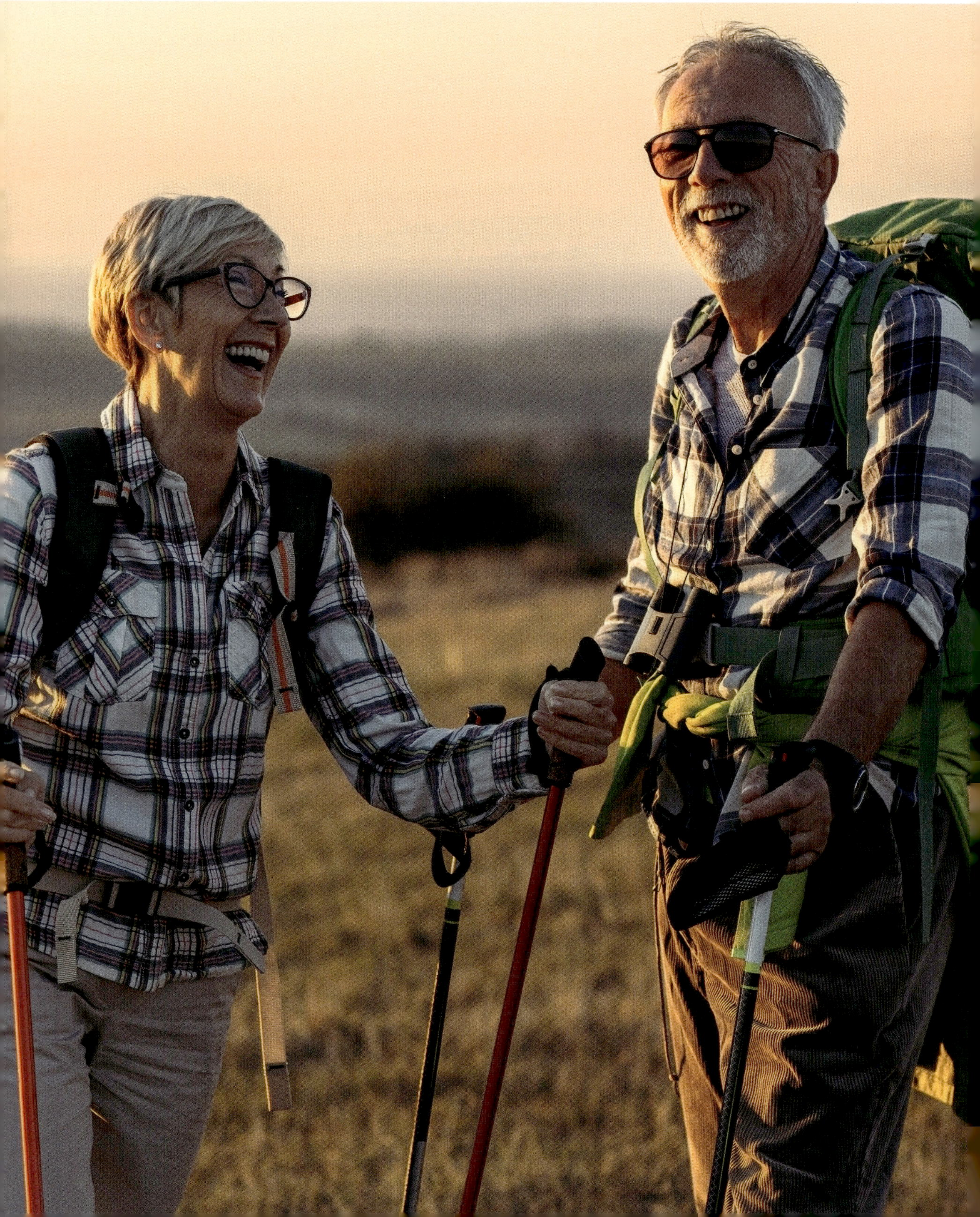

Kapitel 5

DIE WEICHEN STELLEN FÜR EINEN GESUNDEN LEBENSSTIL

Den inneren Schweinehund besiegen

Jedes Neujahr nehmen sich viele Deutsche vor, ihr Leben zu ändern: nicht mehr rauchen, weniger Alkohol trinken, ins Fitnessstudio gehen, Gewicht abnehmen, Geld sparen. Mitte Januar haben dann gefühlt 90 Prozent der Menschen ihre guten Vorsätze wieder vergessen. Ebenso werden sich hoffentlich viele Leserinnen und Leser nach der Lektüre unseres Buches vornehmen, mit Training und mit einer muskelaufbauenden Ernährung ihre Muskelmasse und -funktion zu erhalten oder zu steigern. Doch wie erreichen Sie, dass Sie Ihren Lebensstil dann auch tatsächlich ändern und sicherstellen, diesen muskelgesunden Lebensstil auch in Zukunft beizubehalten? Wie finden Sie den Weg zurück zu einem gesunden Lebensstil, wenn Sie einmal einen Monat nicht trainiert haben? In vielen Fällen wissen die meisten, was sie tun müssen, um Gesundheitsproblemen vorzubeugen. So wissen Adipositas-Patienten, dass sie weniger essen sollten, und Diabetiker, dass sie mehr Sport treiben sollten, um den Blutzuckerspiegel auf einem niedrigen Niveau zu halten. Das Problem ist jedoch, dass es viele Menschen nicht schaffen, ihren Lebensstil entsprechend zu ändern beziehungsweise ihren »inneren Schweinehund« zu besiegen. Daraus ergeben sich langfristig Beeinträchtigungen der Gesundheit. Es gibt sogar einen eigenen Wissenschaftszweig, der untersucht, welche Methoden geeignet sind, um unser Gesundheitsverhalten langfristig zu ändern. In diesem Kapitel erfahren Sie mehr über die Erkenntnisse dieser Forschung, und Sie finden konkrete Tipps, wie Sie einen gesunden Lebensstil einleiten und wie es Ihnen leicht(er)fällt, ihn beizubehalten. Positive Verhaltensweisen können Sie wie Zähneputzen zu einer Gewohnheit werden lassen.

Welche Methoden gibt es, um den »inneren Schweinehund« zu überwinden und mit dem Krafttraining und einer muskelaufbauenden Ernährung zu beginnen? Ganz trivial: Zuckerbrot und Peitsche. Wenn eine Million Euro die Belohnung für dreimal Krafttraining pro Woche und eine das Muskelwachstum fördernde, anabole Ernährung wären und zehn Jahre Gefängnis die Strafe für fehlendes Training und eine ungesunde Ernährung, dann würden 99,99 Prozent aller Menschen trainieren, sich muskelaufbauend ernähren und Sarkopenie wäre kein Problem. Jedoch sind sowohl die oben genannte Belohnung als auch die Bestrafung nicht umsetzbar und man möchte vor allem gutes Verhalten belohnen und nicht schlechtes Verhalten bestrafen. Was sind aber realistische Belohnungen, um sich dauerhaft ein neues Verhalten anzueignen? Um Methoden zu identifizieren, die Menschen dazu bringen, mehr im Fitnessstudio zu trainieren, hat die Verhaltenspsychologin Prof. Dr. Angela L. Duckworth von der University of Pennsylvania zusammen mit vielen anderen Kolleginnen und Kollegen eine sogenannte Megastudie durchgeführt. In dieser Megastudie hat das Forschungsteam die Effektivität von 54 digitalen Verhaltensänderungsprogrammen in Form von Handy-Apps auf die 4-Wochen-Trainingshäufigkeit im Fitnessstudio bei 61 293 Studiomitgliedern untersucht.[75] Das Forscherteam fand heraus, dass 45 Prozent der digitalen Verhaltensänderungsprogramme die Besuche im Fitnessstudio erhöht haben. Programme, die besonders gut funktioniert haben, waren ein 9-Cent-Amazon-Gutschein, der den Probanden angeboten wurde, wenn sie nach einem ausgelassenen Training das nächste Mal ins Fitnessstudio zurückkehrten. Außerdem erhöhte die Information, dass die Mehrheit der Amerikaner körperlich aktiv ist und immer mehr Amerikaner aktiv werden, die Besuche im Fitnessstudio, das heißt, Nationalstolz hilft auch hier.

Die Verhaltenspsychologin Angela L. Duckworth, die die Studie leitete, empfiehlt Folgendes für Menschen, die ihr Verhalten ändern möchten:[76]

- Klare Ziele: Wer sich ändern will, braucht ein Ziel! Setzen Sie sich nicht nur langfristige Ziele, sondern auch Zwischenziele, die Sie leichter oder schneller erreichen können.
- Selbsterkenntnis: Wer seine eigenen Stärken und Schwächen versteht, kann Fortschritte machen. Wer sich dessen nicht bewusst ist, hat keine Motivation, sich zu ändern. Seine eigenen Stärken und Schwächen kann man beispielsweise durch Selbstanalyse oder im Gespräch mit einem Familienmitglied oder Trainer erkennen.
- Genuss: Je mehr das Training Spaß macht, desto wahrscheinlicher ist es, dass man langfristig trainiert. Viele Menschen, die mit dem Training beginnen, haben anfangs nicht allzu viel Spaß, da das Training anstrengend und ungewohnt ist. Erfahrungsgemäß entwickelt man dann aber eine Routine, trifft Menschen, schließt neue Freundschaften und freut sich aufs Training oder zumindest auf das Treffen mit den Trainingsfreunden. Andere schätzen das gute Gefühl und die Entspannung nach dem Krafttraining. Nur eine Minderheit empfindet das Training als bittere Pille, die man täglich einnehmen muss, um einer Krankheit vorzubeugen. Wenn das der Fall ist, akzeptieren Sie es und motivieren Sie sich mit den positiven Effekten des Trainings.
- Wettbewerb: Schafft Ihr Trainingskollege oder Ihre Trainingsfreundin es, ein schwereres Gewicht bei einer Übung zu stemmen als Sie? Manche Menschen sind wettkampffokussiert. Wenn Sie auch so gestrickt sind, dann nutzen Sie Ihren Ehrgeiz und

motivieren Sie sich mit spielerischen Wettkämpfen. Wer schafft es zuerst, 50 Kilogramm beim Beinpressen zu drücken?

- **Unterstützung und Belohnungen:** Belohnen Sie sich bei jedem Meilenstein, den Sie innerhalb Ihres Trainings erreichen. Wie wäre es mit einem Kinobesuch? Schaffen Sie sich Anreize, so werden Sie Stufe um Stufe meistern –so lange, bis die neue, positive Gewohnheit zur zweiten Natur wird.

Eine weitere Strategie der Verhaltensänderung ist das sogenannte Nudging. *Nudging* ist ein Begriff aus der Verhaltensökonomie und wurde von dem Wirtschaftswissenschaftler Richard Thaler und dem Rechtswissenschaftler Cass Sunstein geprägt. Die beiden haben diesen Begriff in ihrem Buch *Nudge: Wie man kluge Entscheidungen anstößt*, das 2008 veröffentlicht wurde, erklärt.[77] Unter einem Nudge verstehen die Autoren einen Denkanstoß, mit dem das Verhalten von Menschen beeinflusst werden kann – ohne Verbote, Gebote oder Geld. Wenn Sie sich zum Beispiel Obst in Griffnähe auf das Büfett stellen, ist die Wahrscheinlichkeit höher, dass Sie zugreifen und so mehr gesundes Obst essen. Schaffen Sie sich daher eine antisarkopene Umwelt, mit Hanteln im Wohnzimmer und mit proteinreichen Speisen im Kühlschrank, um über dieses Nudging die Wahrscheinlichkeit zu erhöhen, dass Sie mit Hanteln trainieren und proteinreich essen.

Das eigene Verhalten ändern

»Jede Jeck ist anders!« Wenn Sie dieses Kölsche Sprichwort auf das Verhalten beziehen, bedeutet dies, dass Sie die für sich funktionierende Methode finden müssen, wenn Sie nach einer Strategie suchen, die Ihnen dabei hilft, Ihr Verhalten zu ändern. Vielleicht ist eine der neun folgenden Strategien und Übungen genau die richtige für Sie, die Sie dazu bewegt, mit dem Krafttraining und einer muskelaufbauenden Ernährung zu beginnen.

Strategie 1: Setzen Sie sich Ziele!

Setzen Sie sich ein Ziel! »Ich will mehr trainieren und gesünder und muskelaufbauend essen« ist jedoch zu allgemein, denn bei einem derart vage formulierten Ziel stellen sich sofort Folgefragen wie: »Wie viel muss ich mehr trainieren? Bis wann soll das Ziel erreicht werden?« Wenn Sie sich effektiv Ziele setzen möchten, dann sollten diese so konkret wie möglich sein. Hierfür hat Peter Drucker das Konzept der SMART Goals, der smarten Ziele, vorgeschlagen. Hierbei bedeutet jeder Buchstabe des Wortes SMART ein Kriterium für die Zielsetzung.

SMART Goals – smarte Ziele			
	Englisch	**Deutsch**	**Bedeutung und Beispiel**
S	specific	spezifisch	Das Ziel eindeutig definieren, zum Beispiel »dreimal 60 Minuten Krafttraining pro Woche«.
M	measurable	messbar	Das Ziel muss messbar sein, zum Beispiel »3 Kilogramm Gewicht abnehmen«.
A	achievable	erreichbar	Das Ziel sollte erreichbar sein, also nicht »in zwei Wochen von 80 auf 200 Kilogramm Beinpresse«, sondern »in vier Wochen von 80 auf 100 Kilogramm Beinpresse«.
R	reasonable, realistic	angemessen, realistisch	Das Ziel sollte realistisch sein. Schätzen Sie sich selbst realistisch ein, ohne zu übertreiben, und gehen Sie besser kleine Schritte, zum Beispiel »in vier Wochen von 80 auf 90 Kilogramm Beinpresse«.
T	time-bound	terminiert	Sagen Sie, bis wann das Ziel erreicht werden soll, zum Beispiel »bis zum 1. Mai«.

Nun zu Ihnen: Setzen Sie sich jetzt selbst ein »smartes« Ziel für Ihr Training und Ihre Ernährung. Wie oft wollen Sie pro Woche trainieren? Wie oft wollen Sie ein Gewicht pro Trainingseinheit heben? Wie viel Protein wollen Sie pro Tag essen? Bis wann wollen Sie Ihre Ziele erreicht haben?

Übung: Schreiben Sie ihr smartes Ziel auf ein Blatt Papier und kleben Sie es zum Beispiel an die Kühlschranktür, sodass Sie und alle anderen es sehen.

Strategie 2: Finden Sie einen Trainingspartner oder einen Trainer!

Trainingspartner sind hervorragende Komplizen in Sachen gute Vorsätze. Starten Sie das Anti-Sarkopenie-Trainings- und -Ernährungsprogramm mit einer Trainingspartnerin oder einem Trainingspartner. Sie werden sich nicht nur gegenseitig motivieren, sondern auch nachhaken, wenn der Trainingspartner einmal nicht zum Training kommt. Zudem können Sie sich beim Krafttraining gut unterhalten und sich insbesondere beim Training mit freien Gewichten gegenseitig sichern. Trainingspartnerinnen und Trainingspartner sind Gold wert beim Training im Fitnessstudio, beim Seniorentraining im Sportverein und auch beim Training zu Hause.

Eine weitere Möglichkeit, Unterstützung zu erhalten, ist ein Trainer, der Sie anleitet und motiviert. Sie finden sie sowohl im Sportverein bei einer Seniorentrainingsgruppe als

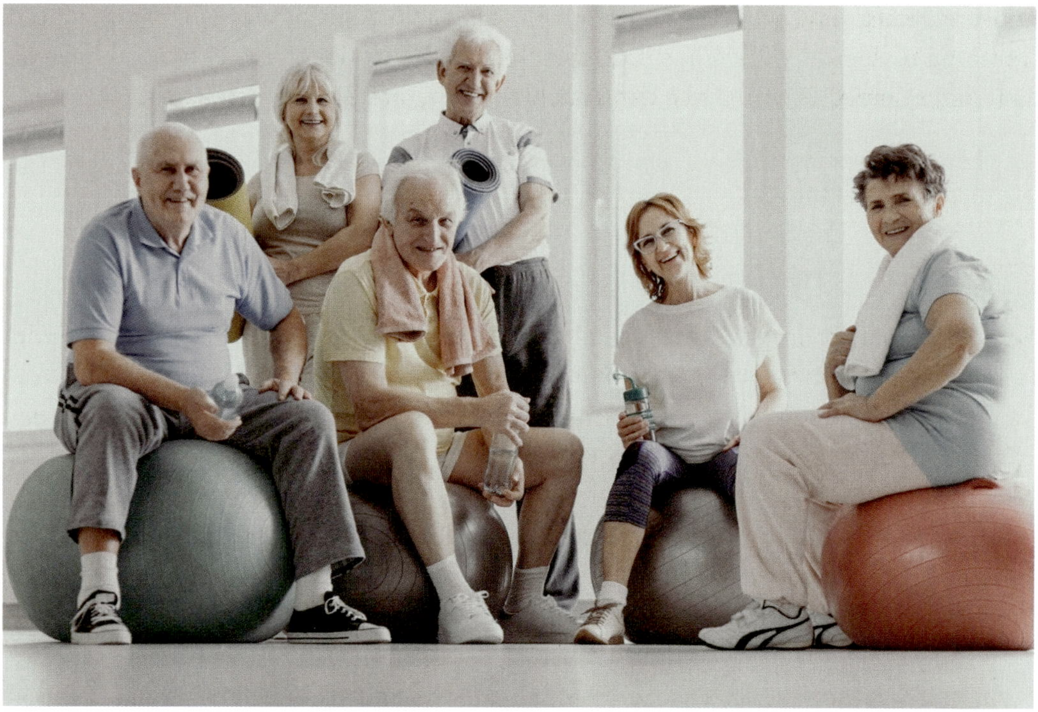

Der Mensch ist ein Gesellschaftstier. Hürden überwinden wir in der Gruppe besser als allein. So ist es auch beim Sport. Gemeinsam motivieren Sie sich gegenseitig.

auch im Fitnessstudio. Die besten Trainerinnen und Trainer sind nicht nur gute Anleiter, sondern auch Motivatoren und Gesprächspartner. Dies hilft Ihnen dabeizubleiben.

Wenn Sie ständig einen Motivator brauchen und finanziell gut gestellt sind, dann können Sie auch einen Personal Trainer anstellen, insbesondere wenn sich der Personal Trainer auch mit Anti-Sarkopenie-Training auskennt. Ein Personal Trainer kostet zwar einiges an Geld, doch vielleicht kommen Sie auch klar, wenn Sie ihn im ersten Monat öfter buchen, um mit maximaler Motivation das Anti-Sarkopenie-Training zu starten, und danach in größeren Abständen – vielleicht ein- bis zweimal pro Monat, wenn Ihnen das für regelmäßige Motivationsschübe ausreicht. Wenn Sie dadurch die Muskelalterung um fünf Jahre hinauszögern und sich jünger fühlen und aussehen, ist es Ihnen das vielleicht wert.

Übung: Fragen Sie Freunde oder Freundinnen, ob sie Lust haben, mit Ihnen ein Anti-Sarkopenie-Trainings- und -Ernährungsprogramm zu starten. Diskutieren Sie, ob Sie lieber zu Hause, im Sportverein oder im Fitnessstudio gemeinsam trainieren möchten. Vereinbaren Sie feste Trainingstage, tauschen Sie Rezeptideen aus und motivieren Sie sich gegenseitig. Es wird Ihnen dann leichterfallen, Ihre Ziele zu erreichen.

Strategie 3: Machen Sie das Anti-Sarkopenie-Training zu einem Genuss!

Bei vielen Menschen gehören Erlebnisse beim Sport zu den besonders schönen Momenten im Leben. An einem grauen Novembersonntag in einem Fitnessstudio mit einem Freund trainieren, danach in der Sauna entspannen und dann ein gesundes, proteinreiches und schmackhaftes Mittagessen einnehmen, gefolgt von einem 30-minütigen Mittagsschlaf. Sicher fühlen auch Sie sich danach viel besser, als wenn Sie nur auf dem Sofa Fernsehen geguckt und Chips gegessen hätten und durch das Dauergrau fast depressiv geworden wären. Machen Sie sich daher das Training so schön wie möglich, belohnen Sie sich und suchen Sie nach proteinreichen Rezepten, die Ihnen gut schmecken.

Übung: Überlegen Sie sich drei Dinge, die das Training schöner machen. Suchen Sie nach drei Rezepten, die viel Protein enthalten und die Ihnen schmecken. Genuss ist ein Motivationsfaktor, den Sie für Ihr Training nutzen sollten.

Strategie 4: Zuckerbrot und Peitsche

Die am Anfang dieses Kapitels erwähnte Megastudie hat gezeigt, dass kleine Belohnungen die Trainingszeit im Fitnessstudio erhöhen (Seite 223). Sie können sich für jede Trainingseinheit oder für erreichte Trainingsziele beim Krafttraining belohnen. Mögliche Belohnungen sind 5 Euro in das Sparschwein. Überlegen Sie sich aber auch Regeln, die Ihnen vorgeben, was Sie tun, wenn Sie eine Trainingseinheit auslassen. So können Sie zum Beispiel festlegen: »Bei weniger als zweimal Krafttraining pro Woche nur Nachrichten im Fernsehen und keine Filme gucken.« Generell funktionieren Belohnungen besser als Bestrafungen, daher sollten Sie vor allem mit Selbstbelohnungen arbeiten.

Übung: Formulieren Sie drei persönliche Krafttrainings- und Ernährungsziele und womit Sie sich belohnen, wenn Sie diese Ziele erreicht haben.

Strategie 5: Schreiben Sie einen Wiedereinstiegsplan!

Jeder hat ab und zu einmal einen Hänger und lässt ein Training aus, oft aus gutem Grund, beispielsweise wegen einer Erkältung. Wie stellen Sie aber sicher, dass, wenn Sie das Training ein- oder zweimal sausen lassen, daraus kein kompletter Trainingsstopp wird? Hier hilft ein Wiedereinstiegsplan, den Sie direkt zu Beginn planen. Ein Wiedereinstiegsplan sollte zunächst die Kriterien definieren, wann der Plan aktiviert wird, wie zum Beispiel »bei zwei Wochen ohne Training«. Halten Sie in Ihrem Plan fest, wie Sie wieder mit dem Training beginnen. Berücksichtigen Sie eine erneute Eingewöhnungsphase, in der Sie das Trainingsprogramm langsam auf das Vorpausenniveau erhöhen.

Übung: Schreiben Sie einen Wiedereinstiegsplan für sich selbst. Definieren Sie zunächst die Kriterien für die Aktivierung des Plann, wenn Sie einmal zwei Wochen das Krafttraining haben sausen lassen, und legen Sie dann Schritt für Schritt fest, wie Sie wieder zu Ihrer Trainings- und Ernährungsroutine zurückfinden. Planen Sie für diese Zeit auch großzügige Belohnungen ein und versuchen Sie, Menschen zu gewinnen, die Sie beim Wiedereinstig unterstützen.

Strategie 6: Identifizieren Sie Hürden und planen Sie, wie Sie diese überwinden!

Schlägt ihnen jemand etwas vor, sagen manche Menschen sofort, warum sie nicht in der Lage sind, dies zu machen. Für manche Menschen gibt es nur Hürden. Sie kommen oft nicht auf die Idee, zu überlegen, wie sie diese Hürden beseitigen oder überwinden können. Wenn Sie es schwierig finden, mit Krafttraining und einer muskelaufbauenden Ernährung zu beginnen, dann versuchen Sie, Ihre persönlichen Hürden zu identifizieren, und überlegen Sie, wie Sie diese Hürden entweder beseitigen oder überwinden können.

Übung: Beschreiben Sie drei bis fünf Hürden, die Ihnen bei einer Trainings- oder Ernährungsumstellung im Weg stehen, und überlegen Sie dann, wie Sie diese Hürden beseitigen oder überwinden können.

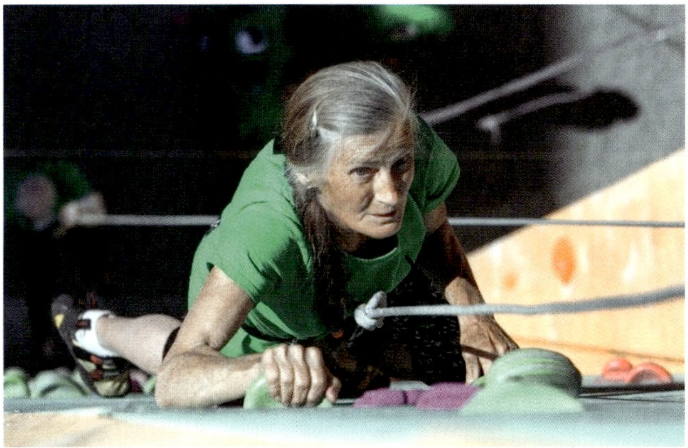

Beim Klettern muss jeder Schritt und Handgriff überlegt sein. Zweifel und mentale Hürden müssen aus dem Weg geräumt werden.

Strategie 7: Nehmen Sie an Wettbewerben teil!

Spornt es Sie an, wenn Ihre Freundin oder Ihr Freund fitter ist als Sie? Viele Menschen werden als Wettkämpferinnen und Wettkämpfer geboren und wenn ein Freund mehr Gewicht hebt oder mehr trainiert, dann motiviert Sie das vielleicht gleichzuziehen. Andere Menschen sind jedoch keine Wettkämpfer und werden durch Konkurrenz nicht motiviert.

Übung: Sind Sie ein Wettkämpfer? Wenn ja, dann überlegen Sie, ob Sie einen Freund haben, mit dem Sie zum Beispiel eine Wette abschließen, wer zuerst ein smartes Trainings- und Ernährungsziel wie »5 Zentimeter mehr Oberschenkelumfang« oder »über 15 Krafttrainingseinheiten in einem Monat« erreicht. Nutzen Sie Ihre Wettkampfmentalität zu Ihrem Vorteil.

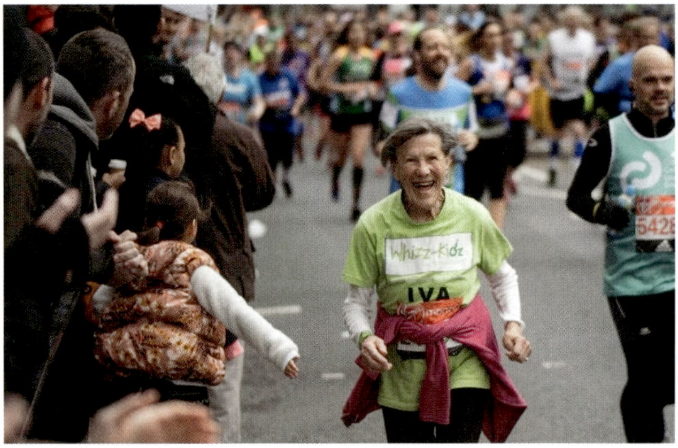

Ein Wettkampf kann uns zu Höchstleistungen motivieren. Suchen Sie sich Mitstreiter oder sehen Sie Ihr »ehemaliges Ich« als potenziellen Gegner.

Strategie 8: Nudging und eine verstärkende Umgebung schaffen

Bei Nudging geht es nicht um Gebote oder Verbote, sondern um leichte Anstöße, um die Wahrscheinlichkeit zu erhöhen, dass Sie trainieren und sich gesund ernähren. Legen Sie die Nahrungsmittel, die für Ihren muskelaufbauenden Ernährungsplan wichtig sind, im Kühlschrank griffbereit nach vorn und verwahren Sie ungesunde Nahrungsmittel wie Süßigkeiten im Keller oder lassen Sie Ungesundes gleich im Supermarkt. Legen Sie ein paar Hanteln oder einen Übungsplan neben Ihr Bett oder neben Ihren Fernsehsessel. Machen Sie Ihre Wohnung oder Ihr Haus zu einer Umgebung, in der Sarkopenie keinen Platz hat. Oder werden Sie direkt Nachbar von einem Fitnessstudio. Mit derartigen Nudgings oder positive Gewohnheiten verstärkenden Tricks in Ihrer Umgebung ist es wahrscheinlicher, dass Sie trainieren und muskelfreundlich essen!

Übung: Überlegen Sie sich fünf Ideen, wie Sie die Wahrscheinlichkeit erhöhen, dass Sie Ihre Körperkraft trainieren und muskelaufbauend essen.

Strategie 9: Selbsterkenntnis ist der erste Weg zur Besserung!

Sie möchten fortan dreimal die Woche trainieren und sich muskelaufbauender ernähren. Was für die eine einfach ist, ist für den anderen schwer. Sind Sie eine disziplinierte Spartanerin, die trotz aller Widerstände stoisch alles macht, was sie sich vornimmt, oder ein Bacchus, der bei keinem Glas Wein Nein sagen kann und für den jeder Schweißtropfen ein Graus ist? Selbsterkenntnis ist der erste Schritt zur Besserung, und das gilt auch für Training und Ernährung. Analysieren Sie sich daher selbst und planen Sie etwas, das auf Ihre Person zugeschnitten ist.

Übung: Beschreiben Sie sich selbst auf einem Blatt Papier. Fällt es Ihnen leicht, selbst gesteckte Ziele zu erreichen? Fällt Ihnen das Trainieren leicht? Können Sie diszipliniert einem Ernährungsplan folgen? Beschreiben Sie sich ehrlich im Hinblick auf Ihre Ziele und überlegen Sie, wie Sie sich am besten zum Training bewegen können.

Unterstützung durch Angehörige und Freunde

Sind Sie die Tochter oder der Sohn einer 80-jährigen Mutter oder eines 82-jährigen Vaters, deren Muskulatur schwach und langsam geworden ist? Machen Sie sich Sorgen um Stürze oder dass Ihre Mutter oder Ihr Vater eigentlich ins Altersheim sollte? Möchten Sie das vermeiden? Oder sind Sie die langjährige Freundin oder der langjährige Freund und beobachten, dass Ihr Freund oder Ihre Freundin abbaut? Haben Sie deshalb unser Buch gekauft oder hat Ihre Freundin oder Ihr Freund unser Buch gekauft, um mit Ihnen darüber zu sprechen? Oder sind Sie Pfleger, der sarkopene Menschen zum Beispiel im Altersheim besser pflegen und fördern möchte? Was auch immer Sie motiviert: Jeder von Ihnen kann Seniorinnen und Senioren dabei helfen, Sarkopenie und deren Folgen zu vermeiden.

Was Angehörige und Freunde tun können

Unterstützen Sie die betroffene Person, indem Sie zum Beispiel zusammen zum Seniorentraining gehen, einen Gutschein für ein Fitnessstudio oder für Personal-Trainer-

Stunden schenken, Krafttrainingsgeräte schenken, indem Sie das Training diskutieren oder indem Sie mit Ihrer Mutter oder Ihrem Vater erreichte Trainingsziele feiern. Bestärken Sie Ihre Mutter oder Ihren Vater, bestätigen Sie sie, dass man mit Training und anaboler Ernährung viel erreichen kann. Und wenn Sie merken, dass Ihre Mutter oder Ihr Vater aufgehört hat zu trainieren, dann planen Sie zusammen den Wiedereinstieg und ermuntern Sie sie.

Was Pfleger tun können

Viele Menschen in einem Alten- oder Pflegeheim leiden unter Präsarkopenie oder Sarkopenie. Viele Pflegerinnen und Pfleger möchten hier gerne mehr Unterstützung bieten, sind aber zu beschäftigt. Trainingseinheiten, die wenig Zeit benötigen, sind beispielsweise kleine »Trainingssnacks« wie etwa »fünfmal vor jeder Mahlzeit vom Stuhl aufstehen«. Das funktioniert bei ausreichend mobilen Personen gut. Wer eine solche Routine etablieren kann, hält den Aufwand für Betroffene und Pfleger gering. Wünschenswert wäre natürlich, wenn Anti-Sarkopenie-Maßnahmen auch vom Pflegesystem und der Politik belohnt würden und nicht nur einen Mehraufwand bedeuten. Doch vieles haben Sie selbst in der Hand – motivieren Sie sich und starten Sie in einen kraftvollen Lebensalltag.

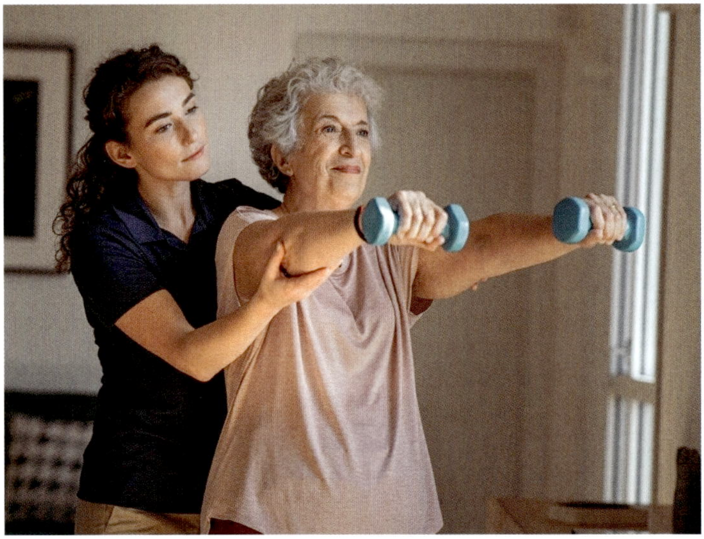

Viele ältere Menschen werden von ihren Angehörigen oder Pflegern im täglichen Leben unterstützt. Gemeinsam fällt es leichter, die Motivation aufrechtzuerhalten.

Dank

Wir bedanken uns bei allen, die uns bei der Entstehung des Buches begleitet haben. Vor allem möchten wir uns bei Birgit Dauenhauer für die Zusammenarbeit und die Beantwortung unserer vielen Fragen bedanken. Ein besonderer Dank geht an Irene und Johannes Schmitthenner sowie Ulrike Schuhmacher, unsere drei Seniorenmodels, die für unsere Übungen Modell gestanden haben. Die Fotos sind im neuen Fitnessstudio der TU München auf dem Sportcampus am Olympiapark entstanden. Ein weiterer Dank gilt den Senioren des KWA Stifts Rupertihof in Rottach-Egern in Bayern, die auf den Seiten 49 und 107 abgebildet sind. Diese Fotos sind im Zuge der Recherchen für das Thema Sarkopenie und während bereichernder Gespräche dazu entstanden. Des Weiteren möchten wir uns bei Sebastian Kaindl, dem Gründer und Cheftrainer von Kaindl Athletic System (www.kaindl-athletic-system.com) für den fachlichen Austausch und das stets offene Ohr bedanken.

Ein spezieller Dank geht an Prof. Dr. Stephan Geisler von der Deutschen Sporthochschule Köln, der zusammen mit Marie Heiber die Übungen zusammengestellt hat. Zudem hat er seine langjährige sportwissenschaftliche Erfahrung bei der inhaltlichen Überarbeitung einfließen lassen.

Und nicht zuletzt gilt ein großer Dank Prof. Dr. Hans Degens, Professor für Muskelphysiologie an der Metropolitan Universität in Manchester/Großbritannien, Dr. Marta Murgia, wissenschaftliche Mitarbeiterin im Bereich Proteomics und Signaltransduktion am Max-Planck-Institut, Dr. med. Michael Drey, Leiter der Professur für Geriatrie am Klinikum der Ludwig-Maximilians-Universität München, Dr. Monika Siegrist, wissenschaftliche Mitarbeiterin des Lehrstuhls für Präventive und Rehabilitative Sportmedizin an der Technischen Universität München, Dr. Joern Rittweger, Leiter Muskel- und Knochenstoffwechsel sowie Professor für Weltraumphysiologie der Universität zu Köln, und Sebastian Gehlert, Professor der Biowissenschaften des Sports an der Universität Hildesheim. Sie alle haben die Kapitel auf fachliche Inhalte geprüft und kommentiert.

Über die Autoren

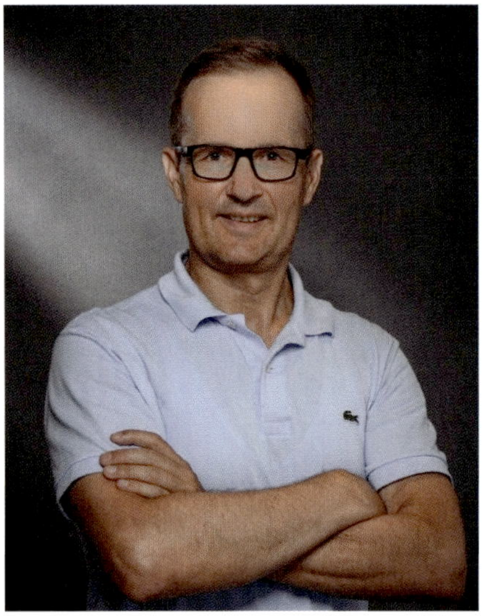

Prof. Dr. Henning Wackerhage leitet die Professur für Sportbiologie an der Technischen Universität München. Sein Forschungsgebiet ist die molekulare Sportphysiologie, die sich mit Anpassungsmechanismen an sportliches Training beschäftigt. Sein Fokus liegt dabei auf der Muskulatur und dem Fettgewebe. Zudem hat er mehrere Studien zur Sarkopenie, dem Muskelschwund im Alter, durchgeführt. Als Middle-Ager hält er sich mit Krafttraining, Radfahren und Skilanglauf fit.

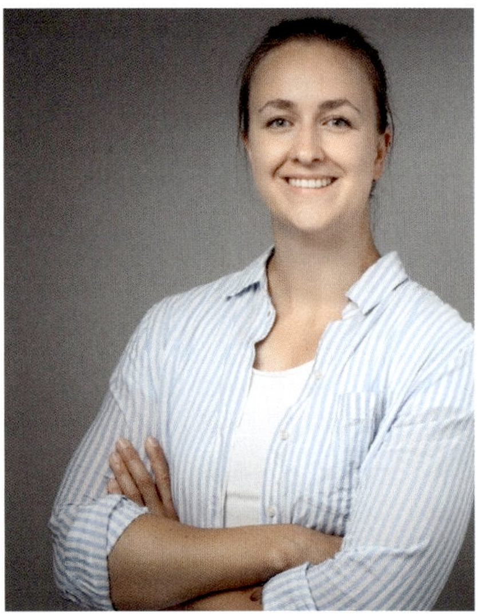

Marie Heiber ist Sportwissenschaftlerin mit dem Schwerpunkt Sportbiologie. Sie absolvierte ihr Bachelor- und Masterstudium an der Technischen Universität München. Ihr Hauptinteresse liegt auf den durch Kraft- und Ausdauertraining angeregten molekularen Anpassungen des menschlichen Körpers. Im Rahmen ihres PhD-Studiums an der Universität der Bundeswehr München forscht sie zudem vermehrt im Bereich der personalisierten Gesundheitsförderung. Ihre persönliche Leidenschaft ist der Kraftsport – seit 2018 trainiert sie am Landesstützpunkt für Kraftdreikampf in München.

Quellenverzeichnis

1 Bei einer Konferenz in Albuquerque, New Mexico, 1988. Inzwischen ist »Sarkopenie« im Forschungs- und Medizinbereich ein gängiger Begriff, der auch langsam in der Mitte der Gesellschaft ankommt. Vgl. dazu auch Rosenberg, I. H. (1997): »Sarcopenia: Origins and Clinical Relevance«, The Journal of Nutrition, 127 (5. Supplement), S. 990-991, https://doi.org/10.1093/jn/127.5.990S

2 Evans, W., Rosenberg, I. H., Thompson, J. (1991): »Biomarkers: The 10 Determinants of Aging You Can Control«, Simon & Schuster

3 Statista (o. D.): Länder mit der ältesten Bevölkerung der Welt 2022, https://de.statista.com/statistik/daten/studie/242823/umfrage/laender-mit-dem-hoechsten-durchschnittsalter-der-bevoelkerung/, zuletzt abgerufen am 2.12.2022

4 Rosenberg, I. H. (1991): »Nutrition and Aging«, in: Nutrition in the '90s, CRC Press

5 Statistisches Bundesamt Deutschland – GENESIS-Online (2. Dezember 2022): Durchschnittliche Lebenserwartung (Periodensterbetafel): Deutschland, Jahre, Geschlecht, Vollendetes Alter; www-genesis.destatis.de/genesis/online?sequenz=tabelleErgebnis&selectionname=12621-0002&zeitscheiben=16&sachmerkmal=ALT577&sachschluessel=ALTVOLL000,ALTVOLL020,ALTVOLL040,ALTVOLL060,ALTVOLL065,ALTVOLL080#abreadcrumb

6 www.destatis.de/DE/Presse/Pressemitteilungen/2021/09/PD21_459_12411.html, abgerufen am 19.12.2022

7 Rosenberg, I. H. (1997): »Sarcopenia: Origins and Clinical relevance«, The Journal of Nutrition 127 (5. Supplement), S. 990–991

8 Cruz-Jentoft, A. J., Bahat, G., Bauer, J., Boirie, Y., Bruyere, O., Cederholm, T., Cooper, C., Landi, F., Rolland, Y., Sayer, A. A. et al. (2019): »Sarcopenia: Revised European Consensus on Definition and Diagnosis«, Age and Ageing 48, S. 16–31

9 Ebd.

10 Ebd.

11 Der Name leitet sich ab von der Studie SARCORSICA (SARC) und France (F), der wiederum an den englischen Begriff »sarcopenia« für Sarkopenie angelehnt ist.

12 Drey, M., Ferrari, U., Schraml, M., Kemmler, W., Schoene, D., Franke, A., Freiberger, E., Kob, R., Sieber C. (2020): »German Version of SARC-F: Translation, Adaption, and Validation«, Journal of the American Medical Directors Association 21 (6), S. 747–751, doi: 10.1016/j.jamda.2019.12.011; Epub 21. Januar 2020, PMID: 31980396

13 Malmstrom, T. K., Morley, J. E. (2013): »SARC-F: A simple questionnaire to rapidly diagnose sarcopenia«, Journal of the American Medical Directors Association 14 (8), S. 531–532; https://doi.org/10.1016/j.jamda.2013.05.018); Validierung in den Jahren 2014 bis 2016, siehe https://ichgcp.net/de/clinical-trials-registry/NCT02486185

14 Suetta, C., Haddock, B., Alcazar, J., Noerst, T., Hansen, O. M., Ludvig, H., Kamper, R. S., Schnohr, P., Prescott, E., Andersen, L. L. et al. (2019): »The Copenhagen Sarcopenia Study: Lean Mass, Strength, Power, and Physical Function in a Danish Cohort Aged 20–93 Years«, Journal of Cachexia, Sarcopenia and Muscle 10, S. 1316–1329

15 Wind, A. E., Takken, T., Helders, P. J. M., Engelbert, R. H. H. (2010): »Is Grip Strength a Predictor For Total Muscle Strength in Healthy Children, Adolescents, and Young Adults?«, European Journal of Pediatrics, 169 (3), S. 281–287; https://doi.org/10.1007/s00431-009-1010-4

16 Silventoinen, K., Magnusson, P. K., Tynelius, P., Kaprio, J., Rasmussen, F. (2008): »Heritability of Body Size and Muscle Strength in Young Adulthood: A Study of One Million Swedish Men«, Genetic Epidemiology 32, S. 341–349

17 Ebd.

18 Lopez-Otin, C., Blasco, M. A., Partridge, L., Serrano, M., Kroemer, G. (2013): »The Hallmarks of Aging«, Cell 153, S. 1194–1217

19 Mitchell, W. K., Williams, J., Atherton, P., Larvin, M., Lund, J., Narici, M. (2012): »Sarcopenia, Dynapenia, and The Impact of Advancing Age on Human Skeletal Muscle Size and Strength; a Quantitative Review«, Frontiers in Physiology 3, S. 260

20 Cuthbertson, D., Smith, K., Babraj, J., Leese, G., Waddell, T., Atherton, P., Wackerhage, H., Taylor, P. M., Rennie, M. J. (2005): »Anabolic Signaling Deficits Underlie Amino Acid Resistance of Wasting, Aging Muscle«, FASEB Journal: Official Publication of the Federation of American Societies for Experimental Biology 19, S. 422–424

21 Ebd.

22 Feinstein, B., Lindegård, B., Nyman, E., Wohlfart, G. (1955): »Morphologic Studies of Motor Units in Normal Human Muscles«, Cells Tissues Organs 23, S. 127–142

23 McNeil, C. J., Doherty, T. J., Stashuk, D. W., Rice, C. L. (2005): »Motor Unit Number Estimates in the Tibialis Anterior Muscle of Young, Old, and Very Old Men«, Muscle Nerve 31, S. 461–467

24 McNeil, C. J., Doherty, T. J., Stashuk, D. W., Rice, C. L. (2005): »Motor Unit Number Estimates in the Tibialis Anterior Muscle of Young, Old, and Very Old Men«, Muscle Nerve 31, S. 461–467

25 Steffl, M., Bohannon, R. W., Sontakova, L., Tufano, J. J., Shiells, K., Holmerova, I. (2017): »Relationship Between Sarcopenia and Physical Activity in Older People: A Systematic Review and Meta-Analysis«, Clinical Interventions in Aging 12, S. 835–845

26 Tanaka, H., Tarumi, T., Rittweger, J. (2019): »Aging and Physiological Lessons from Master Athletes«, Comprehensive Physiology, 10 (1), S. 261–296; doi:10.1002/cphy.c180041

27 Franceschi C.; Garagnani P.; Parini P.; Giuliani C.; Santoro A. (2018): »Inflammaging: a New Immune-Metabolic Viewpoint for Age-Related Diseases«, Nature Reviews Endocrinology 14 (10), S. 576–590, doi: 10.1038/s41574-018-0059-4, PMID: 30046148

28 Linge, J., Petersson, M., Forsgren, M. F., Sanyal, A. J., Dahlqvist Leinhard, O. (2021): »Adverse Muscle Composition Predicts All-Cause Mortality in the UK Biobank Imaging Study«, Journal of Cachexia, Sarcopenia and Muscle 12 (6), S. 1513–1526

29 Harman, S. M., Metter, E. J., Tobin, J. D., Pearson, J., Blackman, M. R. (2001): »Baltimore Longitudinal Study of Aging: Longitudinal Effects of Aging on Serum Total and Free Testosterone Levels in Healthy Men«, The Journal of Clinical Endocrinology & Metabolism 86, S. 724–731

30 Wu, F. C., Tajar, A., Beynon, J. M., Pye, S. R., Silman, A. J., Finn, J. D., O'Neill, T. W., Bartfai, G., Casanueva, F. F., Forti, G. et al. (2010): »Identification of Late-Onset Hypogonadism in Middle-Aged and Elderly Men«, New England Journal of Medicine 363, S. 123–135

31 Bhasin, S., Woodhouse, L., Casaburi, R., Singh, A. B., Mac, R. P., Lee, M., Yarasheski, K. E., Sinha-Hikim, I., Dzekov, C., Dzekov, J. et al. (2005): »Older Men Are as Responsive as Young Men to the Anabolic Effects of Graded Doses of Testosterone on the Skeletal Muscle«, The Journal of Clinical Endocrinology & Metabolism 90, S. 678–688

32 Lexell, J., Taylor, C. C., Sjostrom, M. (1988): »What Is the Cause of the Ageing Atrophy? Total Number, Size and Proportion of Different Fiber Types Studied in Whole Vastus Lateralis Muscle from 15- to 83-Year-Old Men«, Journal of the Neurological Sciences 84, S. 275–294

33 Tomlinson, B. E., Irving, D. (1977): »The Numbers of Limb Motor Neurons in the Human Lumbosacral Cord Throughout Life«, Journal of Neurological Sciences 34, S. 213–219

34 Kuan, V., Fraser, H. C., Hingorani, M., Denaxas, S., Gonzalez-Izquierdo, A., Direk, K., Nitsch, D., Mathur, R., Parisinos, C. A., Lumbers, R. T. et al. (2021): »Data-Driven Identification of Ageing-Related Diseases From Electronic Health Records«, Scientific Reports 11, S. 2938

35 Dodds, R. M., Granic, A., Robinson, S. M., Sayer, A. A. (2020): »Sarcopenia, Long-Term Conditions, and Multimorbidity: Findings From UK Biobank Participants«, Journal of Cachexia, Sarcopenia and Muscle 11, S. 62–68

36 Silventoinen, K., Magnusson, P. K., Tynelius, P., Kaprio, J., Rasmussen, F. (2008): »Heritability of Body Size and Muscle Strength in Young Adulthood: A Study of One Million Swedish Men«, Genetic Epidemiology 32, S. 341–349

37 Sayer, A. A., Syddall, H. E., Martin, H. J., Dennison, E. M., Anderson, F. H., Cooper, C. (2006): »Falls, Sarcopenia, and Growth in Early Life: Findings from the Hertfordshire Cohort Study«, American Journal of Epidemiology 164, S. 665–671

38 Cruz Jentoft et al. (2019): »Sarcopenia: Revised European Consensus on Definition and Diagnosis«, Age Ageing 48 (1), Januar 2019, S. 16–31

39 Webber, S. C., Porter, M. M., Menec, V. H. (2010): »Mobility in Older Adults: A Comprehensive Framework«, The Gerontologist 50, S. 443–450

40 Rapp, K., Büchele, G., Dreinhöfer, K., Bücking, B., Becker, C., Benzinger, P. (2019): »Epidemiology of Hip Fractures: Systematic Literature Review of German Data and an Overview of the International Literature«, Zeitschrift für Gerontologie und Geriatrie 52, S. 10–16

41 Yeung, S. S. Y., Reijnierse, E. M., Pham, V. K., Trappenburg, M. C., Lim, W. K., Meskers, C. G. M., Maier, A. B. (2019): »Sarcopenia and Its Association With Falls and Fractures in Older Adults: A Systematic Review and Meta-Analysis«, Journal of Cachexia, Sarcopenia and Muscle 10, S. 485–500

42 Guadalupe-Grau, A., Fuentes, T., Guerra, B., Calbet, J. A. L. (2009): »Exercise and Bone Mass in Adults«, Sports Medicine, 39 (6), S. 439–468, doi:10.2165/00007256-200939060-00002

43 Celis-Morales, C. A., Welsh, P., Lyall, D. M., Steell, L., Petermann, F., Anderson, J., Iliodromiti, S., Sillars, A., Graham, N., Mackay, D. F. et al. (2018): »Associations of Grip Strength With Cardiovascular, Respiratory, and Cancer Outcomes and All Cause Mortality: Prospective Cohort Study of Half a Million UK Biobank Participants«, British Medical Journal 361, 8. Mai 2018, k1651

44 Ruiz, J. R., Sui, X., Lobelo, F., Morrow, J. R. Jr., Jackson, A. W., Sjostrom, M., Blair, S. N. (2008): »Association Between Muscular Strength and Mortality in Men: Prospective Cohort Study«, British Medical Journal 337, a439

45 Lee, H., Kim, I.-G., Sung, C., Jeon, T.-B., Cho, K., Ha, Y.-C., Park, K.-S., Yoo, J.-I., Kang, G. H., Kim, S. J., Kim, J.-S. (2019): »Exercise Training Increases Skeletal Muscle Strength Independent of Hypertrophy in Older Adults Aged 75 Years and Older«, Geriatrics & Gerontology International 19 (3), S. 265–270, https://doi.org/10.1111/ggi.13597

46 Fiatarone Singh, M. A. (2014): »Exercise, Nutrition and Managing Hip Fracture in Older Persons«, Current Opinion in Clinical Nutrition & Metabolic Care 17, S. 12–24

47 Kitsuda, Y., Wada, T., Noma, H., Osaki, M., Hagino, H. (2021): »Impact of High-Load Resistance Training on Bone Mineral Density in Osteoporosis and Osteopenia: A Meta-Analysis«, Journal of Bone Mineral Metabolism 39, S. 787–803; 10.1007/s00774-021-01218-1

48 Wackerhage, H., Vechetti, I. J., Baumert, P., Gehlert, S., Becker, L., Jaspers, R. T., de Angelis, M. H. (2022): »Does a Hypertrophying Muscle Fibre Reprogramme its Metabolism Similar to a Cancer Cell?«, Sports Medicine 52 (11), S. 2569–2578; 10.1007/s40279-022-01676-1

49 Sherrington, C., Fairhall, N., Kwok, W., Wallbank, G., Tiedemann, A., Michaleff, Z. A., Ng, C., Bauman, A. (2020): »Evidence on Physical Activity and Falls Prevention for People Aged 65+ Years: Systematic Review to Inform the WHO Guidelines on Physical Activity and Sedentary Behaviour«, International Journal of Behavioral Nutrition and Physical Activity 17, S. 144; 10.1186/s12966-020-01041-3

50 Fiatarone, M. A., Marks, E. C., Ryan, N. D., Meredith, C. N., Lipsitz, L. A., Evans, W. J. (1990): »High-Intensity Strength Training in Nonagenarians: Effects on Skeletal Muscle«, Jama, 263(22), S. 3029–3034

51 Jakovlev, N. N. (1967): Biochemie des Sports (auszugsweise Übersetzung von G. Baasch aus Očerki po biochimii sporta [Abriss der Sportbiochemie]), Deutsche Hochschule für Körperkultur

52 Miller, B. F., Olesen, J. L., Hansen, M., Dossing, S., Crameri, R. M., Welling, R. J., Langberg, H., Flyvbjerg, A., Kjaer, M., Babraj, J. A., et al. (2005): »Coordinated Collagen and Muscle Protein Synthesis in Human Patella Tendon and Quadriceps Muscle after Exercise«, The Journal of Physiology 567, S. 1021–1033

53 Schoenfeld, B. J., Grgic, J., Ogborn, D., Krieger, J. W. (2017): »Strength and Hypertrophy Adaptations Between Low- vs. High-Load Resistance Training: A Systematic Review and Meta-analysis«, The Journal of Strength & Conditioning Research, 31 (12), S. 3508–3523, doi:10.1519/jsc.0000000000002200

54 Izquierdo, M., Merchant, R. A., Morley, J. E. et al. (2021): »International Exercise Recommendations in Older Adults (ICFSR): Expert Consensus Guidelines«, The Journal of Nutrition, Health and Aging 25, S. 824–853, https://doi.org/10.1007/s12603-021-1665-8

55 Granacher, U., Gollhofer, A., Hortobágyi, T., Kressig, R. W., Muehlbauer, T. (2013): »The Importance of Trunk Muscle Strength for Balance, Functional Performance, and Fall Prevention in Seniors: A Systematic Review«, Sports Medicine, 43 (7), S. 627–641

56 Schoenfeld, B. J. (2012): »Does Exercise-Induced Muscle Damage Play a Role in Skeletal Muscle Hypertrophy?«, The Journal of Strength & Conditioning Research, 26 (5), S. 1441–1453; https://doi.org/10.1519/JSC.0b013e31824f207e

57 Wackerhage, H., Schoenfeld, B. J., Hamilton, D. L., Lehti, M., Hulmi, J. J. (2019): »Stimuli and Sensors That Initiate Skeletal Muscle Hypertrophy Following Resistance Exercise«, Journal of Applied Physiology 126 (1), S. 30–43

58 Gilbert, P. M., Weaver, V. M. (2017): »Cellular Adaptation to Biomechanical Stress Across Length Scales in Tissue Homeostasis and Disease«, Seminars in Cell & Developmental Biology 67, S. 141–152; https://doi.org/10.1016/j.semcdb.2016.09.004

59 Atherton, P. J., Smith, K., Etheridge, T., Rankin, D. und Rennie, M. J. (2010): »Distinct Anabolic Signalling Responses to Amino Acids in C2C12 Skeletal Muscle Cells«, Amino Acids 38, S. 1533–1539

60 Miller, B. F., Olesen, J. L., Hansen, M., Dossing, S., Crameri, R. M., Welling, R. J., Langberg, H., Flyvbjerg, A., Kjaer, M., Babraj, J. A. et al. (2005): »Coordinated Collagen and Muscle Protein Synthesis in Human Patella Tendon and Quadriceps Muscle after Exercise«, The Journal of Physiology 567, S. 1021–1033

61 Deutsche Gesellschaft für Ernährung e. V. (2017): »Referenzwerte Protein«, https://www.dge.de/wissenschaft/referenzwerte/protein/, zuletzt abgerufen am 12.12.2022

62 Bauer, J., Biolo, G., Cederholm, T., Cesari, M., Cruz-Jentoft, A. J., Morley, J. E., Phillips, S., Sieber, C., Stehle, P., Teta, D., Visvanathan, R., Volpi, E., Boirie, Y. (2013): »Evidence-based Recommendations For Optimal Dietary Protein Intake in Older People: A Position Paper From the PROT-AGE Study Group«, Journal of the American Medical Directors Assocíaction 14, (8), S. 542–559

63 Hengeveld, L. M., Boer, J. M. A., Gaudreau, P., Heymans, M. W., Jagger, C., Mendonça, N., Ocké, M. C., Presse, N., Sette, S., Simonsick, E. M., Tapanainen, H., Turrini, A., Virtanen, S. M., Wijnhoven, H. A. H., Visser, M. (2020): »Prevalence of Protein Intake Below Recommended in Community-dwelling Older Adults: A Meta-analysis Across Cohorts From the PROMISS Consortium«, Journal of Cachexia Sarcopenia and Muscle 11 (5), S. 1212–1222

64 Santiago, E. C. S., Roriz, A. K. C., Ramos, L. B., Ferreira, A. J. F., Oliveira, C. C., Gomes-Neto, M. (2021): »Comparison of Calorie and Nutrient Intake Among Elderly With and Without Sarcopenia: A Systematic Review and Meta-analysis«, Nutrition Reviews, 79, (12), S. 1338–1352

65 Morton, R. W., Murphy, K. T., McKellar, S. R., Schoenfeld, B. J., Henselmans, M., Helms, E., Aragon, A. A., Devries, M.C., Banfield, L., Krieger, J. W., Phillips, S. M. (2018): »A Systematic Review, Meta-analysis and Meta-regression of the Effect of Protein Supplementation on Resistance Training-induced Gains in Muscle Mass and Strength in Healthy Adults«, British Journal of Sports Medicine 52 (6), S. 376–384

66 Cuthbertson, D., Smith, K.; Babraj, J., Leese, G.; Waddell, T., Atherton, P., Wackerhage, H., Taylor, P. M., Rennie, M. J. (2005): »Anabolic Signaling Deficits Underlie Amino Acid Resistance of Wasting, Aging Muscle«, FASEB Journal : official publication of the Federation of American Societies for Experimental Biology 19, (3), S. 422-424

67 Es gibt hier viele wissenschaftliche und populärwissenschaftliche Publikationen. Die Dauer hängt von Kleidung und Hauttyp ab, daher ist diese Vorgabe als Anhaltspunkt zu verstehen, der individuell angepasst werden sollte. https://www.apotheken-umschau.de/mein-koerper/haut-und-haare/vitamin-d-711907.html

68 Prokopidis, K., Giannos, P., Katsikas Triantafyllidis, K., Kechagias, K. S., Mesinovic, J., Witard, O. C., Scott, D. (2022): »Effect of Vitamin D Monotherapy on Indices of Sarcopenia in Community-Dwelling Older Adults: A Systematic Review and Meta-Analysis«, Journal of Cachexia, Sarcopenia and Muscle 13, S. 1642–1652, https://doi.org/10.1002/jcsm.12976

69 Devries, M. C.; Phillips, S. M. (2014): »Creatine Supplementation During Resistance Training in Older Adults-a Meta-Analysis«, Medicine and Science in Sports and Exercise 46, (6), S. 1194–1203; Forbes, S. C., Candow, D. G., Ostojic, S. M., Roberts, M. D. und Chilibeck, P. D. (2021): »Meta-Analysis Examining the Importance of Creatine Ingestion Strategies on Lean Tissue Mass and Strength in Older Adults«, Nutrients 13, (6), S. 1912

70 Kreider, R. B., Kalman, D. S., Antonio, J., Ziegenfuss, T. N., Wildman, R., Collins, R., Candow, D. G., Kleiner, S. M., Almada, A. L., Lopez, H. L. (2017): »International Society of Sports Nutrition Position Stand: Safety and Efficacy of Creatine Supplementation in Exercise, Sport, and Medicine«, Journal of the International Society of Sports Nutrition 14, S. 18; 10.1186/s12970-017-0173-z

71 Atherton, P. J., Smith, K., Etheridge, T., Rankin, D., Rennie, M. J. (2010): »Distinct Anabolic Signalling Responses to Amino Acids in C2C12 Skeletal Muscle Cells«, Amino Acids 38, S. 1533–1539

72 Martínez-Arnau, F. M., Fonfría-Vivas, R., Buigues, C., Castillo, Y., Molina, P., Hoogland, A. J., van Doesburg, F., Pruimboom. L., Fernández-Garrido, J., Cauli, O. (2020): »Effects of Leucine Administration in Sarcopenia: A Randomized and Placebo-controlled Clinical Trial«, Nutrients, 12 (4), S. 932

73 Bird, J. K., Troesch, B., Warnke, I., Calder, P. C. (2021): »The Effect of Long Chain Omega-3 Polyunsaturated Fatty acids on Muscle Mass and Function in Sarcopenia: A Scoping Systematic Review and Meta-Analysis«, Clinical Nutrition ESPEN 46, S. 73–86; Cornish, S. M., Cordingley, D. M., Shaw, K. A., Forbes, S. C., Leonhardt, T., Bristol, A., Candow, D. G., Chilibeck, P. D. (2022): »Effects of Omega-3 Supplementation Alone and Combined with Resistance Exercise on Skeletal Muscle in Older Adults: A Systematic Review and Meta-Analysis«, Nutrients 14, S. 2221, https://doi.org/10.3390/nu14112221

74 Miller, E. R. III., Pastor-Barriuso, R., Dalal, D., Riemersma, R. A., Appel, L. J., Guallar, E. (2005): »Meta-Analysis: High-dosage Vitamin E Supplementation May Increase All-cause Mortality«, Annals of Internal Medicine 142, S. 37–46, 10.7326/0003-4819-142-1-200501040-00110; siehe auch https://www.medizin-transparent.at/vitamin-e-schutz-oder-bedrohung/#:~:text=In%20der%20Studiengruppe%2C%20die%20synthetische,fr%C3%BChzeitig%20zu%20sterben%20%5B2%5D

75 Milkman, K. L., Gromet, D., Ho, H., Kay, J. S., Lee, T. W., Pandiloski, P., Park, Y., Rai, A., Bazerman, M., Beshears, J., Duckworth, A. L.et al. (2021): »Megastudies Improve the Impact of Applied Behavioural Science«, Nature 600 (7889), S. 478–483

76 Haas, M. (2021): »Wie bringt man Menschen dazu, ihr Verhalten zu ändern?«, Süddeutsche Zeitung Magazin (München). Online abrufbar unter https://sz-magazin.sueddeutsche.de/die-loesung-fuer-alles/wie-bringt-man-menschen-dazu-ihr-verhalten-zu-aendern-85973, zuletzt abgerufen am 11.12.2022

77 Thaler, R. H., Sunstein, C. R. (2010): »Nudge: Wie man kluge Entscheidungen anstößt«, Ullstein

Sachregister

Übungsregister

Übungen für präsarkopene und sarkopene Senioren

Übungen für durchschnittlich fitte Senioren

Übungen für Supersenioren